Hagen van Beeck

Zauber der Düfte

Hagen van Beeck

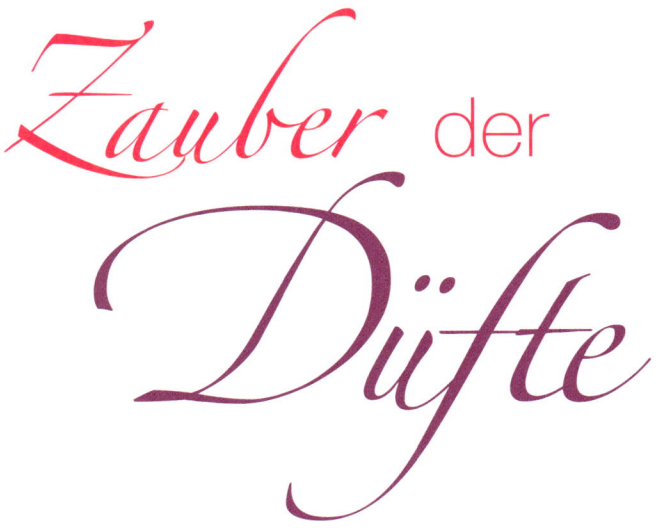

Gewinnung, Wirkung & Anwendung

SILBERSCHNUR VERLAG

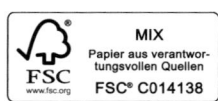

Alle Rechte vorbehalten.
Außer zum Zwecke kurzer Zitate für Buchrezensionen darf kein Teil dieses Buches ohne schriftliche Genehmigung durch den Verlag nachproduziert, als Daten gespeichert oder in irgendeiner Form oder durch irgendein anderes Medium verwendet bzw. in einer anderen Form der Bindung oder mit einem anderen Titelblatt als dem der Erstveröffentlichung in Umlauf gebracht werden. Auch Wiederverkäufern darf es nicht zu anderen Bedingungen als diesen weitergegeben werden.

© Copyright Verlag »Die Silberschnur« GmbH

ISBN: 978-3-89845-431-5

1. Auflage 2014

Gestaltung: XPresentation, Güllesheim; unter Verwendung eines Motivs von © Floydine, www.fotolia.com
Druck: Finidr, s.r.o. Cesky Tesin

Verlag »Die Silberschnur« GmbH · Steinstr. 1 · 56593 Güllesheim
www.silberschnur.de · E-Mail: info@silberschnur.de

Folg' in deinem Leben deiner Lust,
leg' Myrrhe auf dein Haupt,
kleide dich in schönes Leinen,
von reichen Düften voll durchtränkt,
der Götter wahre Gaben ...

Imhotep

Jetzt entwusch sie zuerst mit Ambrosia
jede Befleckung ihrem reizenden Wuchs
und salbt' ihn mit lauterem Öle,
fein und von ambrosischer Kraft,
von würzigem Dufte durchbalsamt;
welches auch, kaum nur bewegt im
ehernen Hause Kronions, Erde sogleich
und Himmel mit Wohlgerüchen umhauchte ...

Homer

Hinweis

Ätherische Öle sollten Sie innerlich eingenommen nur unter Anleitung einer erfahrenen Therapeutin oder eines Therapeuten anwenden. Alle Ratschläge und Rezepte in diesem Buch wurden von dem Autor sorgfältig geprüft und erprobt. Trotzdem kann keine Haftung übernommen werden. Die im Buch beschriebenen Verfahren können eine Behandlung durch Ärzte oder Heilpraktiker bei ernsthaften gesundheitlichen Problemen nicht ersetzen.

Essenzen sind wertvolle Geschenke der Natur. Sie sollten mit Achtung verwendet werden. Wir sollten sie gebrauchen, aber nicht verbrauchen.

Inhalt

1. Allgemeines	9
2. Warum die Pflanzen ätherische Öle produzieren	14
3. Eine Rosmaringeschichte	18
4. Intermezzo: Über morphogenetische Felder	20
5. Aus welchen Pflanzenteilen die ätherischen Öle gewonnen werden	24
6. Die beliebtesten ätherischen Öle	26
7. Intermezzo	35
8. Die Wirkungen ätherischer Öle	36
9. Wie funktioniert das Riechen eigentlich?	40
10. Intermezzo: Die ›Wolfsgeschichte‹	47
11. Die Duftgenealogie	51
12. Intermezzo: Duftende Erinnerungen	54
13. Über die Aromalampe	57
14. Die Gewinnung, Wirkung und Anwendung der einzelnen ätherischen Öle	59
15. Intermezzo: Über den Tod	128
16. Die Botschaften der Pflanzen	133
17. Intermezzo: Duftpsychologie	138

18. Die Destillation: Der Alambic	141
19. Intermezzo: Warum jede Blüte anders duftet	145
20. Über den Lavendel	150
21. Eine Nacht mit einem Lavendeldestillateur	154
22. Intermezzo	163
23. Lavendelmischungen	165
24. Die Herstellung der ätherischen Öle 1	167
25. Intermezzo: Über Bachblüten	173
26. Die Herstellung der ätherischen Öle 2	178
27. Intermezzo: Warum die Schalenfrüchte Schalen haben	180
28. Der kontrolliert biologische Anbau	186
29. Warum manche Düfte aphrodisierend wirken	189
30. Liebesdüfte	197
31. Mischungen zum Arbeiten	202
32. Mischungen für den Wohnbereich	204
33. Parfüms in Eigenregie	208
34. Ätherische Öle aus esoterischer Sicht	219
35. Intermezzo: Yin und Yang	223
36. Mit den Gestirnen gehen	226
37. Schlankheitskur mit ätherischen Ölen	246
Anmerkungen	262
Literaturhinweise	263
Bildnachweise	264
Über den Autor	265

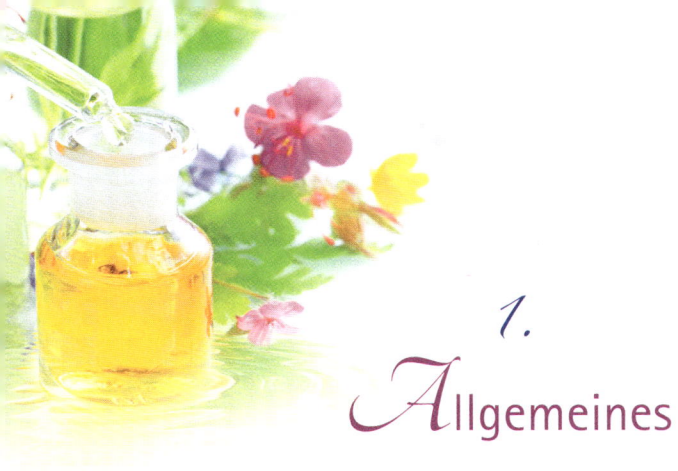

1. Allgemeines

In Untersuchungen über menschliche Verhaltensweisen und möglicherweise auch von Ihnen selbst wurde der Geruchssinn bisher vielleicht zu gering bewertet, obwohl es eine Erfahrungstatsache ist, dass Gerüche die Kraft haben, Erinnerungen auszulösen. Ferner haben die meisten Menschen das Gefühl, dass Gerüche, ob angenehm oder unangenehm, ihr seelisches Befinden beeinflussen. Bestimmte Düfte versetzen uns in Hochstimmung, wecken unser kreatives Potenzial, muntern auf oder haben gar aphrodisierende Wirkung. Andere Gerüche wiederum beruhigen, lösen depressive Zustände oder sogar Angst aus – je nachdem, womit wir sie in Verbindung bringen. Manche Düfte sollen sogar einen geheimnisvollen Ursprung haben.

Pater Pio, ein italienischer Mönch, der Stigmata (die Wundmale Christi) an sich trug, soll, je nach Gemütslage, einen intensiven Duft von Veilchen, Rosen oder Zyklamen ausgeströmt haben. Die Gläubigen nannten diesen Duft den *Geruch der Heiligkeit*.

Es stellt sich die Frage, wie eng diese Verbindung zwischen Düften und Gefühlen ist. Wie wir auf bestimmte Gerüche reagieren, hängt unter anderem von unseren Erfahrungswerten ab.

Hätten Nonnen schon immer Moschusduft ›getragen‹, verbänden wir diesen Geruch möglicherweise mit ›Keuschheit‹, und gäbe es eine schöne Blume, die wie Benzin röche, würden wir sicherlich gerne an Tanksäulen und Benzinkanistern schnuppern.

Seit einiger Zeit wächst außerhalb der Schulmedizin das Interesse an den psychophysischen Auswirkungen von Gerüchen auf Kranke. Naturheiler griffen zunächst die alte ›Kunst der Aromatherapie‹ wieder auf, die sich heute zunehmender Beliebtheit erfreut.

Die Anwender der Aromatherapie behaupten, Gerüche könnten Stimmungen verändern, und dieser Wandel lasse sich für therapeutische Zwecke nutzen.

Die Aromatherapie führt Gefühlsveränderungen herbei, die sowohl die geistige als auch die körperliche Verfassung positiv beeinflussen können.

Man sollte jedoch nicht davon ausgehen, mit Duftstoffen Infektionskrankheiten heilen zu können – allerdings sind bei stressbedingten Krankheiten oder weitverbreiteten Leiden wie Migräne, Menstruationsbeschwerden und Bronchitis, die vielfach psychosomatische Ursachen haben, schon sehr schöne Erfolge erzielt worden.

Die Düfte frischer Blumen, Blätter, Wurzeln, Harze, wie man sie in ätherischen Ölen findet, spielen in der Aromatherapie eine entscheidende Rolle. Die Griechen zum Beispiel ordneten den Göttinnen und Göttern in ihrem Pantheon jeweils eine bestimmte Blume zu, weil sie glaubten, an den Eigenschaften der Gottheiten teilhaben zu können, wenn sie den Duft der ihr gewidmeten Pflanze einatmeten.

So war dem Kriegsgott *Ares* der Mohn geweiht, und man glaubte fest daran, dass *Tapferkeit in denjenigen floss, der den Duft des Mohns einatmete*.

Heute weiß man, dass fast jeder Duft eine spezifische Wirkung ausübt – sei es eine gute oder eine schlechte. Einige Aromatherapeuten stützen sich dabei auf die mittelalterliche *Signaturenlehre*.

Diese Signaturenlehre geht davon aus, dass Form, Farbe, Aroma oder andere Merkmale einer Pflanze auf ihre ›geheimen‹ Kräfte schließen lassen. Ähnlichkeiten zwischen ›Signatur‹, das heißt den Kennzeichen einer Pflanze, und verschiedenen Körperteilen beziehungsweise Organen verraten uns, welcher Körperteil oder welches Leiden mit dieser Pflanze behandelt werden kann.

Die herzförmigen Blätter der Melisse zeigen an, dass diese Pflanze bei Herzkrankheiten helfen soll. Das Lungenkraut oder das Leberblümchen er-

1. Allgemeines

hielten ihre Namen nach den Organen, deren Form den Blättern in etwa ähnelt, und sie sollen bei den entsprechenden Erkrankungen helfen.

Das Veilchen wird in der Signaturenlehre als ›scheue‹ Pflanze angesehen, da es seine Blüten zwischen den Blättern versteckt. Sein Duft, so glaubt man, führt zur inneren Ruhe und Ausgeglichenheit. Der Geruch der Chrysanthemen löst angeblich im Menschen mystische Stimmungen aus, richtet seine Gedanken auf das Jenseits und fördert seine übersinnlichen Fähigkeiten, während das Aroma der Kornblumen bei Alkoholkater und ähnlichem Unwohlsein hilft. Der Duft des Enzians gilt als kräftiges und harmloses Antidepressivum, das einige in der herkömmlichen Psychiatrie verwendeten Medikamente bestens ersetzen kann. Den leicht pfefferartigen Geruch der Kapuzinerkresse hält man für ein Aphrodisiakum, der Duft roter Rosen soll poetische Regungen und der des Eisenkrauts allgemeine Kreativität wecken können. Der bekannte Arzt *Paracelsus* sagte hierzu: »Die Natur zeichnet ein jeglich Gewächs, so von ihr ausgeht, zu dem es gut ist.« Und: »Es ist kein Ding in der Natur, das geschaffen oder geboren ist, es offenbart denn seine Gestalt auch äußerlich; denn das Innerliche arbeitet stets zur Offenbarung.«

> »Die Natur zeichnet ein jeglich Gewächs, so von ihr ausgeht, zu dem es gut ist.«
>
> Paracelsus

Weiterhin wird die Zuordnung bestimmter Pflanzen zu den Planeten ebenfalls als Signaturenlehre bezeichnet, da die Planeten den Pflanzen das Signum verleihen. Doch davon später mehr.

Man wusste also von alters her, *dass* ›es‹ funktioniert, aber man wusste nicht, *wie* und *warum* ›es‹ funktioniert. Die ›Kräuterkundigen‹, die ›weisen Frauen‹ und ›Hexen‹, fanden heraus, dass die Heilpflanzen in den Tagen um Vollmond herum viele Wirkstoffe enthalten, und pflegten die Heilkräuter in Vollmondnächten zu sammeln.

Nun, ich habe zunächst auch gelächelt, aber später wurde mir der Grund klar: Um überhaupt wachsen zu können, produziert jede Pflanze ätherische

Öle. Nachdem die Pflanze ihren Wachstumsschub gemacht hat, werden die Reste ausgeschieden. Da es aber in den Tagen um oder nach Vollmond häufig regnet und die Pflanzen das ›wissen‹, stehen sie in Erwartung des Regens, den sie für ihren Wachstumsschub benötigen, ›in vollem Saft‹.

Wenn Sie also das nächste Mal nach einem erfrischenden Sommerregen einen Waldspaziergang machen, achten Sie bitte mal darauf: Die meisten Pflanzen haben einen Wachstumsschub bekommen und sind dabei, die Reste der für das Wachstum benötigten Substanzen auszuscheiden. Diese Ausscheidungen empfinden wir meistens als ›angenehm duftend‹ und ›aufbauend‹ für Physis und Psyche – einer der Gründe, weshalb sich dieser Geruch positiv auf unsere Gemütslage auswirkt.

Das, was bei Pflanze, Mensch und Tier gleichermaßen wirkt, soll sich, wie namhafte Forscher behaupten, in unserem fünf Milliarden Jahre alten Gehirn genetisch weitervererben!

> »Es ist kein Ding in der Natur, das geschaffen oder geboren ist, es offenbart denn seine Gestalt auch äußerlich; denn das Innerliche arbeitet stets zur Offenbarung.«
>
> Paracelsus

Seit Urzeiten musste sich der Mensch, kaum dass er ein Gehirn besaß, mit geschärften Sinnen im Wald bewegen. Der Wald bot Nahrung, aber der Mensch war auch Nahrung für andere Lebewesen.

Der Geruchssinn vermittelte und vermittelt dem Körper wesentliche Informationen, zum Beispiel die, ›im Wald zu sein‹. Durch den Geruchssinn ›weiß‹ der Körper, dass er im Wald ist, und durch das ›genetische Wissen‹ weiß er auch, dass im Wald mannigfaltige Gefahren lauern; also wird er Vorsorge treffen, indem er zum Beispiel Adrenalin und Endorphin ausschüttet, wie es auch bei dem Duft frisch geschnittenen Grases der Fall ist.

Wieso wirkt der Duft geknickten oder geschnittenen Grases eigentlich belebend?

1. Allgemeines

Das ist eine sogenannte ›genetische Urinformation‹, denn in Zeiten, in denen sich das Gehirn entwickelte, kam niemand auf die Idee, seine Energie und Zeit damit zu verschwenden, ›Rasen zu mähen‹. Das geknickte oder abgerissene Gras musste einen anderen Grund haben, nämlich den, dass vor kurzem ein recht großes Tier hier entlanggekommen war, vielleicht ein Feind? Möglicherweise ein Beutetier? In jedem Fall war es angebracht, Vorsorge zum Kampf oder zur Flucht zu treffen, sich zu bewegen, aktiv zu sein!

Wenn wir jetzt mal einen kleinen Vorgriff zu den Wirkungen der ätherischen Öle machen, werden wir feststellen, dass die Essenzen, die aus Hölzern, Blättern, Nadeln und Zweigspitzen gewonnen werden, meistens aufbauend und aktivierend wirken; es muss natürlich ›etwas‹ da sein, eine Basis, ein Fundament, auf dem Sie aufbauen können: Ihre Grundeinstellung zum Leben, Ihre ganz persönliche Philosophie!

Vielleicht finden Sie Freude daran zu erkennen, dass vieles nach gleichen Gesetzmäßigkeiten abläuft und es sehr interessant ist, diese Gesetzmäßigkeiten zu erkennen.

Wir nennen allgemein die Pflanzen ›Unkraut‹, deren Wert wir noch nicht erkannt haben, und wir bezeichnen das als Chaos, dessen Gesetzmäßigkeit wir noch nicht erfasst haben ...

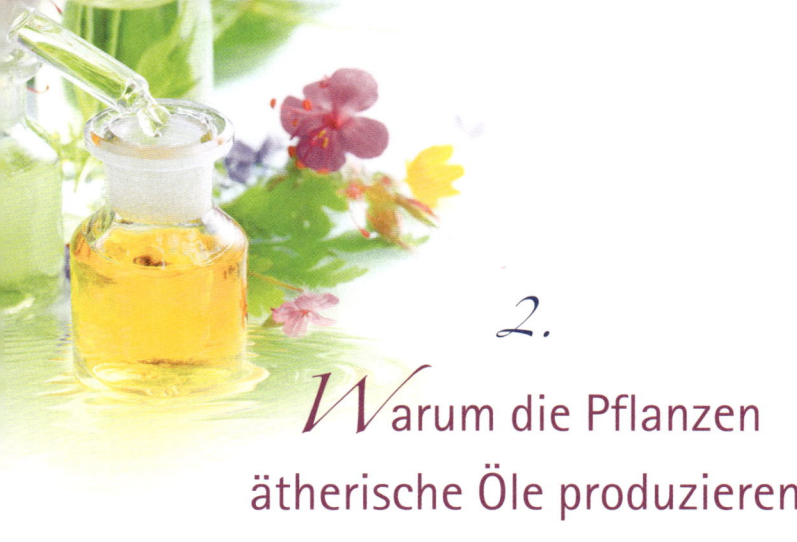

2. Warum die Pflanzen ätherische Öle produzieren

Nach W. Treibs[1] besteht die physiologische Rolle der *Terpene* und *Aromaten*, also der Hauptinhaltsstoffe der ätherischen Öle, in der Lieferung von Verbrennungsenergie für biochemische Synthesen, die bei ihrer Bildung frei werden. Nach ihrer Ablagerung sind die Öle trotz ihres noch hohen Energiegehalts *Exkrete*, also als am Stoffwechsel nicht mehr beteiligte Schlacken.

Nachdem die Pflanze die ätherischen Öle in den Ölzellen beziehungsweise den Ölbehältern deponiert hat, können diese Öle nicht wieder resorbiert werden, das heißt, die Pflanzen können einmal produziertes Öl nicht mehr zurückentwickeln.

Neben dieser primären Aufgabe haben die ätherischen Öle noch einige Sekundäraufgaben, die sich wiederum je nach Ablagerungsort unterscheiden.

In den Blüten dienen sie als Merkzeichen für die Bienen. In den vegetativen Teilen der Pflanzen fungieren sie als Schutzvorrichtung gegen Transpiration, gegen Fraß durch kleine, greuliche Tiere und gegen Infektion durch Pilze und Bakterien. In der Tat wurden bei vielen Ölen desinfizierende (zum Beispiel Orange), antibakterielle (zum Beispiel Immortelle) und antiseptische (zum Beispiel Rosmarin) Wirkungen nachgewiesen.

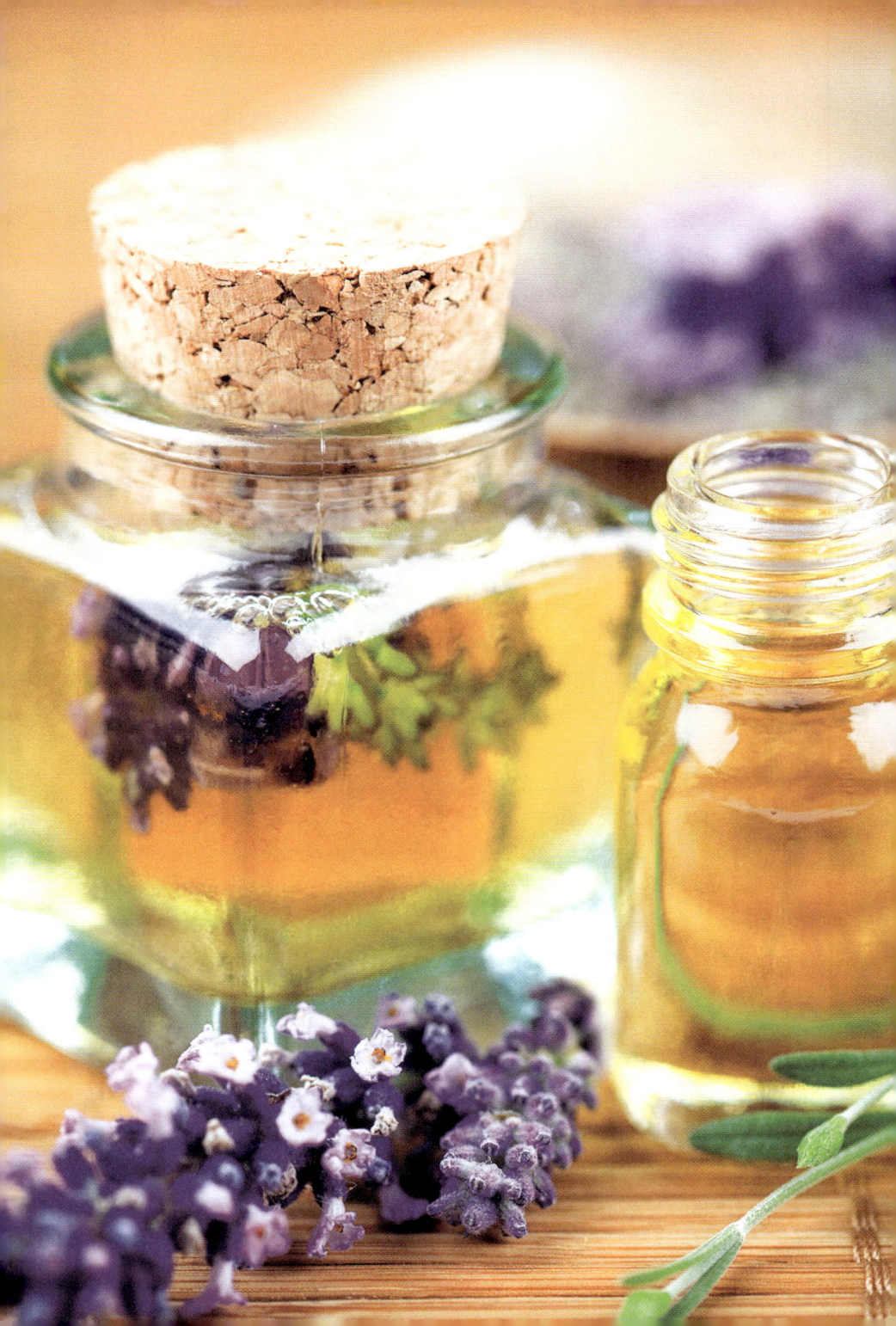

In den unterirdischen Teilen der für die Aromatherapie nutzbaren Pflanzen entwickeln sich ebenfalls Stoffe, die Mikroorganismen abwehren und manchmal sogar wachstumshemmend auf Nachbarpflanzen wirken.

Beim Vetiver, dem *Öl der Ruhe*, sind es diese Stoffe, die einen beruhigenden Einfluss auf den Menschen ausüben.

Die ätherischen Öle werden jedenfalls im Protoplasma von *Sekretzellen* gebildet, die die Pflanze sowohl als *exogene Drüsen* (äußere Drüsen) als auch als *endogene Drüsen* (innere Drüsen) bildet.

Fenchel und Anis lagern ihr Öl in den interzellularen Zwischenräumen in ihrem Gewebe, und wenn sich die Zellen voneinander entfernen, formen sich winzige Kanäle voller Öl.

Manche Pflanzengattungen, wie zum Beispiel der Zimtbaum, besitzen spezielle Öl- oder Harzzellen. Orangen und Zitronen bilden Ölreservoirs, wenn sich die Wände der Zellen, die das Öl absondern, langsam zersetzen. Andere Pflanzen wie Rosmarin oder Salbei haben feine, mit Öldrüsen versehene Härchen oder Schuppen auf ihrer Oberfläche.

Endogene Drüsen werden aus Einzelzellen, den *Ölzellen*, *Sekretlücken* oder röhrenähnlichen *Sekretgängen*, den sogenannten *Drüsenepithelen*, gebildet. Diese Drüsen sind im Pflanzengewebe eingeschlossen und geben das ätherische Öl in die *Interzellularräume* ab.

Während der Wachstumsphase lösen sich die Epithelzellen und weitere umgebende Zellen auf und geben das Öl ab, bis nur noch eine durch eine mehr oder weniger dicke Außenhülle zusammengehaltene Ölschicht übrig bleibt.

Wenn Sie eine Orangenschale scharf biegen, zerstören Sie diese Außenhülle und das ätherische Öl spritzt heraus.

Die *exogenen* Drüsen sind plasmareiche, haarige *Sekretzellen*, die sogenannten *Drüsenschuppen*, aus denen das gebildete ätherische Öl durch die Zellwände austritt. Durch die äußere *Epidermisschicht*, die *Cuticula*, wird das Öl zunächst am Ausfließen gehindert. Erst bei Überfüllung oder mechanischer Beanspruchung – wenn sich eins der erwähnten gräulichen Tiere anschickt, die Pflanze zu fressen – platzt diese Schicht, und das Öl wird ausgeschieden.

Sie können das Öl freisetzen, wenn Sie zum Beispiel Minzeblätter knicken oder zwischen den Fingern reiben. Nachdem Sie die Öle auf diese Weise freigesetzt haben, werden sich die Blätter etwas klebrig anfühlen.

Minze ist natürlich nicht jederfraus oder jedermanns Sache, aber auf den Menschen wirkt Minze allgemein kühl und erfrischend, Tiere hingegen lehnen Minze ab.

Das Tier, das einmal an der Minze geknabbert hat, wird diese Pflanze in Zukunft meiden.

Aber kehren wir wieder zu uns Menschen zurück …

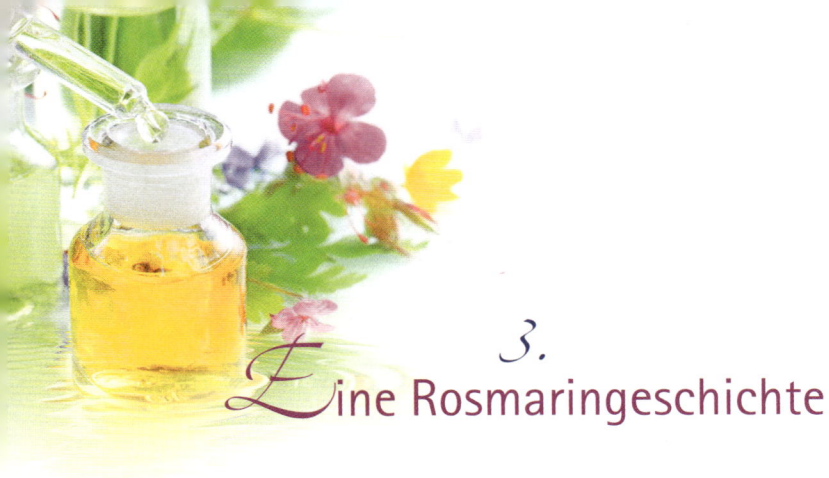

3. Eine Rosmaringeschichte

Als im 17. Jahrhundert in Frankreich die Pest an jede Haustür pochte und grausame Ernte hielt, gab es zahlreiche Spitzbuben, die die Häuser der Verstorbenen ausplünderten. Die meisten steckten sich dabei an und starben – nicht dabei eine Bande von vier Strolchen. Wie durch ein Wunder blieben sie von der Pest verschont, obwohl sie halb Marseille leergeklaut haben sollen, und trugen das verseuchte Diebesgut zu den Hehlern, die wiederum sich und andere ansteckten.

Aber die Strolche wurden schließlich gefasst und zum Tode verurteilt. Man versprach, sie allerdings zu begnadigen, wenn sie verraten würden, wie sie es geschafft hatten, sich in einer pestverseuchten Umgebung nicht anzustecken und ihrem üblen Treiben nachzugehen.

Nach anfänglichem Zögern verrieten die Spitzbuben ihr Geheimnis, das sie mal von einem ›Kräuterweiblein‹ erhalten hatten, denn man war ja zu der Zeit nicht gerade zimperlich, wenn es darum ging, Antworten auf bestimmte Fragen zu bekommen.

Dieses ›Geheimnis‹ wurde später als »Essig der vier Räuber« bekannt. Normaler Weinessig wurde als Basis benutzt, hinzu kamen natürlich Rosmarin, Angelikawurzel, Salbei, Minze und sicher – weil es sich um französische Schurken handelte, aber nicht nur deshalb – auch Lavendel.

Fortan wurde der *Essig der vier Räuber* benutzt, um sich selbst, Häuser, Hab und Gut vor der Pest zu schützen.

3. Eine Rosmaringeschichte

Dieser Essig dürfte also viele Menschenleben gerettet haben, und es stimmt zumindest nachdenklich, dass besagtes Kräuterweiblein vor Gericht gezerrt wurde, weil sie den Räubern das Rezept dieses Essigs verraten hatte. Ob und wozu sie damals verurteilt wurde, konnte ich leider nicht in Erfahrung bringen, aber man sprang, wie gesagt, mit den Delinquenten, besonders mit Frauen, in der ›guten alten Zeit‹ nicht gerade zimperlich um.

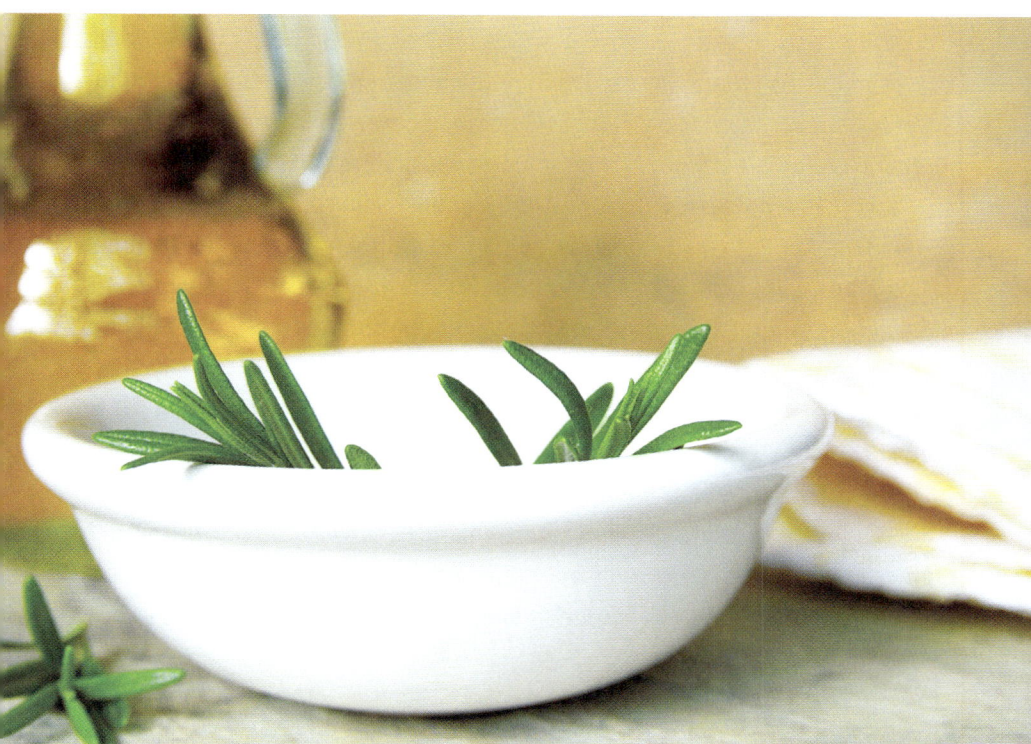

4. Intermezzo: Über morphogenetische Felder

Die Kirche wusste den Duft des Weihrauchs schon immer zu ihren Gunsten einzusetzen. Wenn Sie den berauschenden Weihrauchduft einatmen, womöglich noch vermischt mit den Dämpfen der Bienenwachskerzen, können Sie sich möglicherweise einer gewissen mystischen Regung nicht erwehren.

Namhafte Verhaltensforscher, Psychologen, Genforscher und Therapeuten behaupten, dass diese Fähigkeit tief im ›genetischen Wissen‹ des Menschen verwurzelt ist; oder ist da noch etwas anderes?

Einige Psychologen, C. G. Jung und Sigmund Freud zum Beispiel, sprechen von dem *Kollektiven Unbewussten*. Dieses Kollektive Unbewusste geht davon aus, dass bestimmte Symbole in Mystik, Mythologie, Alchemie und Astrologie bildhafte Aussageweisheiten der ganzen Menschheit darstellen. Zahlreiche Kulturkreise haben unabhängig voneinander die gleichen Symbole entwickelt. Diese Strukturelemente werden als *Archetypen* bezeichnet und genau solche Archetypen finden wir bei den Düften wieder.

Auch wenn die Empfindungen bei den unterschiedlichen Gerüchen individuell verschieden sind, wird kaum jemand bei dem süßlichen Aasgeruch eines verendeten Lebewesens in Verzückung geraten – ebenso wenig wie Rosenduft bei normalen Menschen einen Brechreiz hervorrufen wird.

4. Intermezzo: Über morphogenetische Felder

Was die Psychologen Kollektives Unbewusstes nennen, bezeichnen die Esoteriker als *Das Weltgedächtnis*. Dieses Weltgedächtnis hat zum Beispiel der Flieger Dieter Dengler ›angezapft‹, als er im Jahr 1966 über dem Dschungel Vietnams abgeschossen wurde und in Gefangenschaft geriet.[2] Er konnte fliehen, war genötigt, sich durchzuschlagen und sich von Früchten, Beeren, Blättern und Wurzeln zu ernähren. Zwar erhielten die Flieger eine Überlebensausbildung, aber die war sehr lasch gehandhabt worden und lag auch schon lange zurück. Dengler konnte sich an keine Pflanze, an keine Frucht erinnern, wohl aber erinnerte er sich daran, dass einige Beeren, Früchte und sogar Wurzeln für Menschen schädlich, ja sogar giftig sind!

Dengler roch also an jeder Frucht oder Beere, bevor er sie zu sich nahm. Er ließ sich von dem Geruch sagen, ob diese Frucht, diese Beere ›gut‹ für ihn war.

Was nun der Esoteriker als ›Weltgedächtnis‹ und der Psychologe als ›Kollektives Unbewusstsein‹ bezeichnet, nennt der Naturwissenschaftler und Philosoph Rupert Sheldrake *morphogenetische Felder*.

Nach Sheldrakes Hypothese lernt die Natur gewissermaßen von sich selbst und ›baut‹ das nächste Lebewesen ein bisschen vollkommener als das vorherige. Sie sammelt so Erfahrungen und verankert sie in den Genen (natürlich muss sich die ›Natur‹ in diesem Sinne nach einer – von wem oder was auch immer vorgegebenen – höchsten Qualität richten). Auf diese Weise entstehen Instinkte. Diese Informationen werden im limbischen System des Gehirns niedergelegt, auf das der Geruchssinn zuerst wirkt.

Da dieses bei vielen Lebewesen der gleichen Art gleichzeitig passiert, kommt es zu der sogenannten *morphischen Resonanz*, also zum Gleichklang der Strukturen. Nach dieser These der ›Formbildungskräfte‹ existiert eine Art ›veränderliches Kraftfeld‹, das sich in Einzellebewesen durch morphische Resonanz als normales Erinnerungsvermögen offenbart.[3]

Im Fall des Weihrauchs wäre es also so, dass die Kirche im Lauf der Zeit ein so gewaltiges morphogenetisches Feld aufgebaut hat, dass jeder, der erstmalig Weihrauch einatmet, mystische Regungen verspürt, weil viele andere bei dem Duft des Weihrauchs auch von derartigen Regungen berührt wurden und werden.

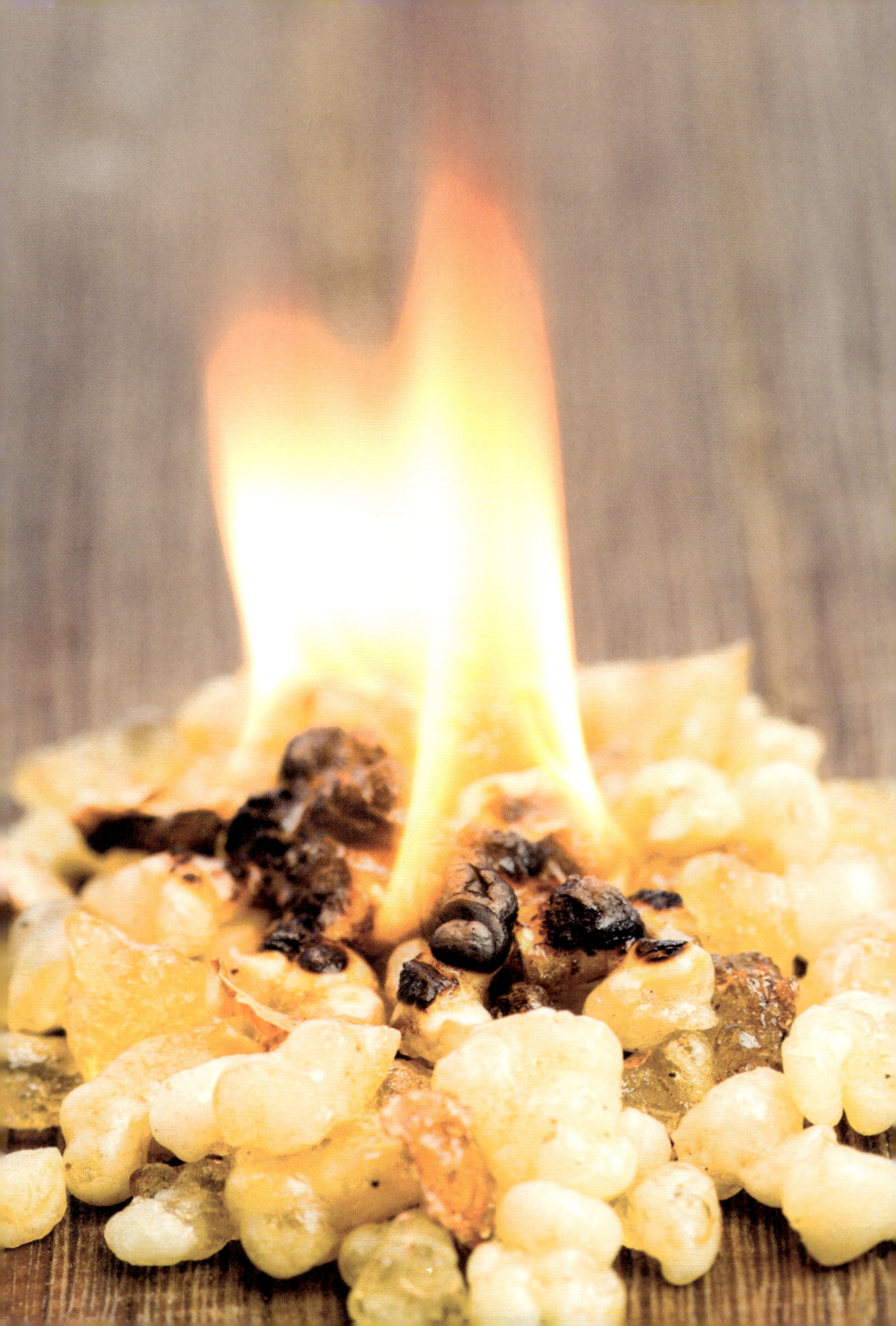

4. Intermezzo: Über morphogenetische Felder

Wie dem auch sei – bewiesen ist die These noch nicht, aber sie würde eine Menge zum Verständnis beitragen. So auch zu der Tatsache, dass Gerüche auch erotische Gefühle hervorrufen. Hiervon profitiert nicht zuletzt die Kosmetikindustrie, aber auch in Läden, in denen es ›angenehm duftet‹, ist Vorsicht geboten. Langzeitstudien zeigen, dass ›das Geld locker in der Tasche sitzt‹, wenn durch Wohlgerüche eine Atmosphäre von Vertrauen geschaffen wird, und der noch heute gebräuchliche Spruch »Den oder die kann ich nicht riechen« lässt darauf schließen, wie bedeutsam der Geruchssinn für unser Wohlbefinden, für Sympathie und Antipathie ist.

Mehr als wir gemeinhin bereit sind zu glauben, spielt unsere Nase, unser Geruchssinn, eine wichtige Rolle als Sinnesorgan, und wir suchen – mehr oder weniger unbewusst – zur Erholung und Entspannung Orte aus, die eine Vielfalt von ›Gutriechendem‹ zu bieten haben; nicht umsonst saß man in der ›guten, alten Zeit‹ abends gemeinsam unter der Dorflinde.

Wälder, Parks oder Gärten bieten eine Fülle der verschiedensten Wohlgerüche, die uns beleben, entspannen und mit denen wir alles, was mit Frühling, Aufbau und Erneuerung zu tun hat, verbinden. Wohl niemand kann sich an einem Ort erholen oder kreativ arbeiten, der anstelle von schönen Gerüchen mit ›Gestank‹ aufwartet.

Wir können uns zwar in den seltensten Fällen einen Garten an den Arbeitsplatz, ins Krankenzimmer oder den Wohnraum holen, aber wir brauchen durch die Verwendung ätherischer Öle und die dafür gefertigten Aromalampen nicht auf anregende oder entspannende Düfte zu verzichten.

Nun gut. Jetzt sind wir endlich an der Stelle angekommen, an der wir ein bisschen über *schöne Düfte* plaudern können, doch vorher sollten wir uns schnell mal Nachfolgendes anschauen.

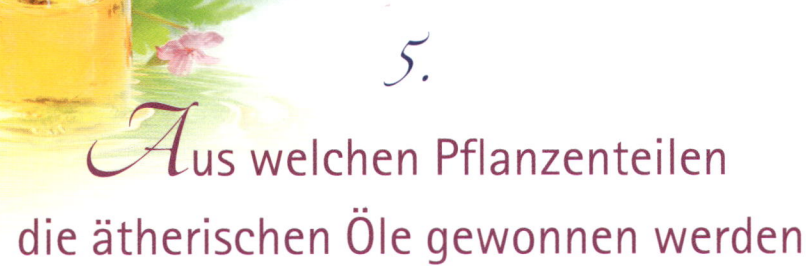

5. Aus welchen Pflanzenteilen die ätherischen Öle gewonnen werden

Blüten: Arnika, Cananga, Immortelle, Jasmin, Kamille, Mairose, Neroli, Rose, Tuberose, Ylang-Ylang

Knospen: Nelke

Samen: Anis, Fenchel, Kardamom, Karottensamen, Koriander, Moschus, Vanille

Nadeln: Fichte, Kiefer, Thuja, Zypresse (auch die Früchte)

Blätter: Bay, Cajeput, Cistrose, Citronella, Eukalyptus, Lorbeer, Niaouli, Patchouli, Petitgrain (auch unreife Früchte), Pfefferminze, Teebaum, Wintergrün

Rispen oder ganze Pflanze: Geranium, Lavendel, Lemongras

Kraut: Basilikum, Beifuß, Bohnenkraut, Estragon, Majoran, Melisse, Muskatellersalbei, Myrte, Palmarosa, Rosmarin, Salbei, Thymian, Ysop

Wurzeln: Angelika, Baldrian, Ingwer, Narde, Vetiver

Rinde: Cascarilla, Cassia, Zimt (auch Blätter und Blüten)

Holz: Kampfer, Rosenholz, Sandelholz, Zeder

Harz: Benzoe (Styrax), Myrrhe, Weihrauch

Fruchtschalen: Bergamotte, Limette, Mandarine, Orange, Zitrone

Scheinfrüchte: Wacholder (auch Holz)

»Welchen Duft muss ich nehmen«, werden Sie jetzt fragen, »um mich so richtig wohlzufühlen, um mich endlich aufzuraffen, die Fenster zu putzen, kreativer zu werden, gegen meine Depressionen anzugehen und so weiter?« Nehmen Sie doch einfach den Duft, der Ihnen gefällt.

Ich beginnne jetzt mit einem Schnelldurchgang.

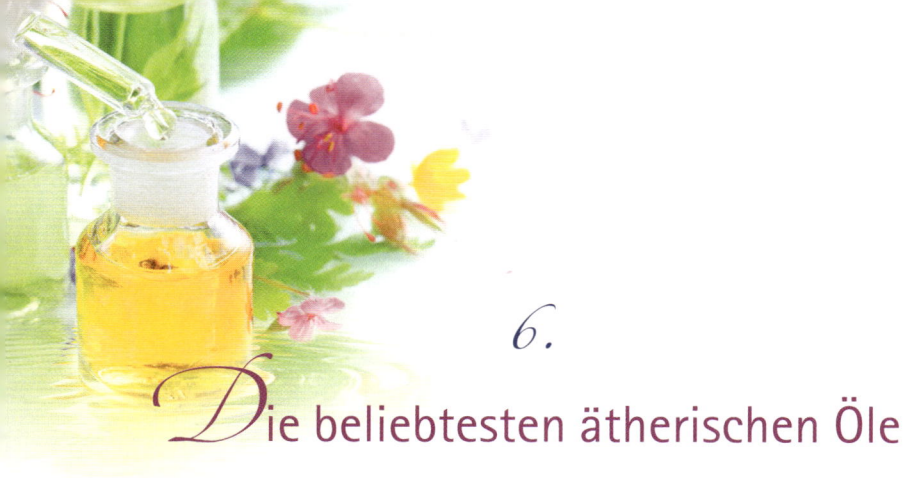

6.
Die beliebtesten ätherischen Öle

Angelikawurzel Die Angelikawurzel wird auch *Engelwurz* oder *Waldengelwurz* genannt. Ihr Duft wirkt stabilisierend, aufbauend und ist hilfreich bei Mutlosigkeit und Entscheidungsschwäche.

Anis Das nach Lakritz duftende Aroma wirkt anregend und wärmend – während kalter Wintertage verbreitet Anis im Zimmer eine gemütliche Atmosphäre.

Baldrian Das ›klassische‹ Beruhigungsmittel. Der süß-moderige Duft des Baldrian-Öls vermittelt Ruhe und Entspannung für Körper und Seele.

Basilikum Das nahezu klassische Nervenberuhigungsmittel, das aber trotzdem aufmunternd wirkt. In der Ruhe liegt die Kraft des Basilikums, sein angenehm würziger Duft wirkt lindernd bei geistiger Erschöpfung.

Bay Dieser Duft motiviert zu neuen, kreativen Taten und regt den Unternehmungsgeist an. Ein beliebter Duft für Menschen, die Entscheidungen fällen.

Benzoe Dieser männliche Duft, gewonnen aus dem Harz der Benzoebäume, gibt ein Gefühl der Wärme und des Schutzes gegen äußere Einflüsse.

6. Die beliebtesten ätherischen Öle

Bergamotte Erfrischende und stimmungsaufhellende Wirkung. Aktiviert die Lichtkräfte und stärkt das Vertrauen in sich selbst.

Bohnenkraut Der strenge, lederartig-würzig-männliche Duft wirkt anregend auf den Körper und stimulierend auf den Geist. Als Basis für sinnliche Duftmischungen ist Bohnenkraut wegen seiner aphrodisierenden Note sehr beliebt.

Cajeput Auch bekannt als *Buchsbaum* oder *Myrtenheide*. Ein beliebter Duft für »Kopfarbeiter«, weil dieser Duft die Konzentration fördert.

Cananga Ein Duft wie Ylang-Ylang, jedoch eine Spur herber, wilder und ungezähmter. Das tut jedoch seiner inspirationsfördernden Wirkung keinen Abbruch.

Eisenkraut Ein sehr feines, zitronenartiges Aroma, das erfrischend, inspirierend, sogar kreativitätsfördernd wirkt.

Eukalyptus Sehr frischer Duft. Eukalyptus desinfiziert die Raumluft, wirkt ausgleichend, stabilisiert und hilft bei Ermüdung und Erschöpfung.

Geranie Der Duft der Geranie hat eine aufmunternde Wirkung. Menschen, die seelisch ständig beunruhigt sind, finden ihre Ausgeglichenheit wieder.

Jasmin Ein schwerer, blumiger, süßlicher Duft, der jedoch niemals aufdringlich wirkt. Jasmin ist einer der empfindlichsten und feinsten aller Düfte mit wärmenden und öffnenden Eigenschaften. Dieser Duft unterstützt die Fähigkeit zur Hingabe und erschließt unsere Herzen für die Schönheit.

Kamille Der scharfe, süß-aromatische Geruch, der entfernt an Äpfel erinnert, ist ein altbewährtes Antistressmittel, das vor allem von Frauen sehr geschätzt wird.

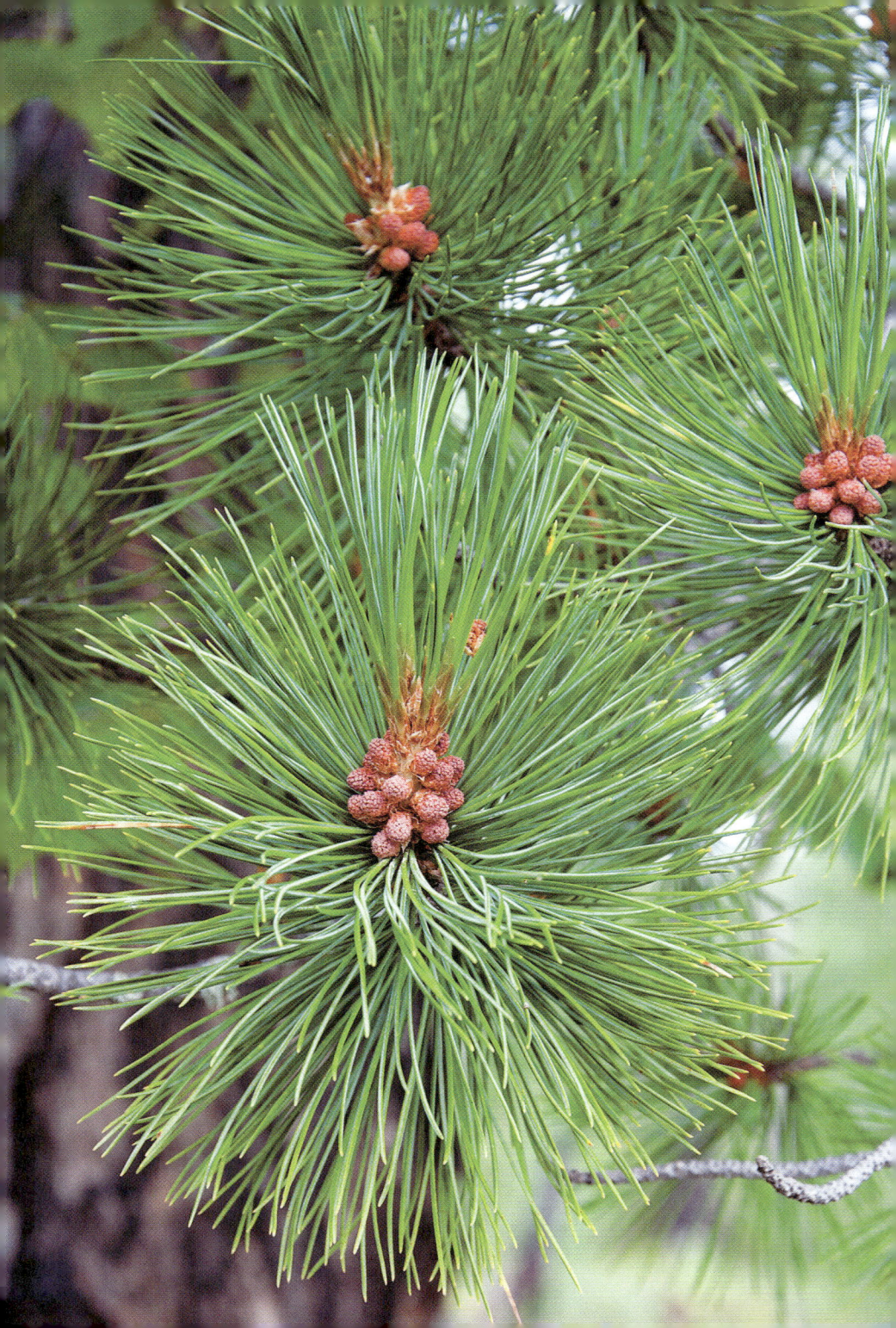

6. Die beliebtesten ätherischen Öle

Kamille, römisch Die beruhigende, entkrampfende Wirkung der Kamille – selbst bei großer Aufregung und sogar Nervenkrisen – ist seit jeher bekannt. Ein angenehm frischer, süßlicher Duft, der auch ›schlechten Träumen‹ entgegenwirkt.

Koriander Ein leicht-würziger, süßlicher Duft mit anregender Wirkung auf Körper und Geist.

Kiefer Der Duft der Kiefernnadel und der Latschenkiefer lässt den Eindruck eines Gebirgswaldes vor uns entstehen, von einem frischen Bach durchzogen und von Gnomen und Elfen bewohnt.

Lavendel Ein lieblicher, klarer, frischer Duft von beruhigender, wärmender, herb-süßer Wirkung wie die Berghänge und Hochtäler der Provence zur Mittagszeit. Ein Duft gegen extreme Stimmungen, gegen Melancholie und Depression.

Lemongras Der ideale Duft für Autofahrer und Menschen, die konzentriert wach bleiben müssen. Lemongras erzeugt Optimismus, frische Energie und motiviert zu hehren Taten.

Lemone Wirkt reinigend und erfrischt die Raumluft, fördert Konzentration und Tatkraft.

Limette Ein spritzig-frischer, kontrastreicher Duft, der seine Erotik hinter selbstverständlicher Leichtigkeit verbirgt. Die Wirkung ist aromatisierend und erfrischend, anregend und belebend.

Lorbeer Der Duft von Ruhm und Ehre. Der milde Kräuterduft mit fruchtiger Note stimuliert die vitalen Funktionen des Geistes und des Körpers.

Majoran Ein angenehm würziger Duft, der wärmend auf Körper und Seele wirkt und bei Trauer und Einsamkeit hilft.

Mandarine	Duftet kräftig und zugleich würzig. Das Lieblingsöl vieler Kinder und der Duft der ewigen Jugend. Die Wirkung ist ausgleichend und beruhigend. Dieser Duft bringt uns wieder ins Lot.
Melisse	Ein sehr zarter, zitrusartiger, eleganter Duft. Melisse wirkt beruhigend, doch zugleich aufbauend. Menschen, die aus der Ruhe ihre kreativen Kräfte schöpfen, schätzen diesen Duft. Ideal für die Anwendung in der Aromalampe zur Verbesserung des Raumklimas.
Muskatellersalbei	Der Lieblingsduft vieler Künstler. Aber nicht nur neben der Staffelei vermittelt dieser Duft harmonisierende, hingebende Leichtigkeit, auch Manager schätzen diesen Duft mittlerweile.
Myrte	Die Blüten der Myrte scheinen die Wärme und Schönheit der mediterranen Sonne in sich gespeichert zu haben. Die Wirkung ist klärend und reinigend harmonisierend für den ganzen Tag oder die Nacht.
Narde	Schon im Altertum war dieses Öl ein äußerst kostbares Salböl, aber auch heute noch weiß man diesen erdverbundenen Duft, der hilft, das innere Gleichgewicht zu finden, zu schätzen. Narde harmonisiert das geistig-seelisch-körperliche Zusammenspiel der Kräfte.
Nelken	Strenges, würziges Aroma, bringt Entspannung und Gelassenheit. Wir lassen los auf geistiger und materieller Ebene. Der Geruch der Nelke ist zwar nicht jederfraus oder jedermanns Sache, aber die lästigen Insekten nehmen Reißaus.
Niaouli	Der ideale ›Feierabendduft‹. Wegen seiner entspannenden, beruhigenden Wirkung führt Niaouli zu angenehmer, wohltuender Stimmung und bereitet uns vor auf die Faszination

6. Die beliebtesten ätherischen Öle

der Nacht. Aber dann sollte Neroli seinen Platz in der Aromalampe einnehmen ...

Neroli Eines der besten Antidepressiva, ein beruhigendes Öl von süßlichem, dennoch trockenem Duft, dem eine leicht hypnotische Wirkung nachgesagt wird. Schon im Altertum wusste man Neroli als Aphrodisiakum zu nutzen.

Orange Entspannender, freundlicher Duft, der nicht nur von Kindern und unserem ehemaligen Bundeskanzler Helmut Kohl geschätzt wird. Er wirkt harmonisierend und beruhigend.

Palmarosa Ein sanftmütiger Duft, voller Vertrauen und doch verführerisch und anregend. Dezent wie die Begleitmusik für das erste Glas Wein, das erste Gespräch zum Kennenlernen und vielleicht noch etwas mehr ...

Patchouli Ein sinnlicher, naturverbundener Geruch. Dieser Duft von Erde, Wald und Holz schützt vor negativen, depressiven Stimmungen. Doch Vorsicht! Gemeinsam mit sinnlichen Duftnoten kann Patchouli zum Beginn brodelnder Leidenschaft führen ...

Pfefferminz Der Duft der ›Kopfarbeiter‹. Nüchtern, sachlich, unerotisch. An Schreibtisch, Computer oder Zeichenbrett hilft der dominierende Duft der blühenden Pfefferminzpflanze, Nase und Kopf frei zu machen. Hilfreich bei geistiger Erschöpfung und kühlend an heißen Tagen.

Rose Einer der klassischen ›Frauendüfte‹, schon Kleopatra soll ihn benutzt haben, und die alten Griechen waren der Meinung, die Rose stamme aus dem Blut des Adonis. Rosenöl hilft gegen Depression oder Trauer, nervöse Spannung, Eifersucht, Frigidität und Impotenz.

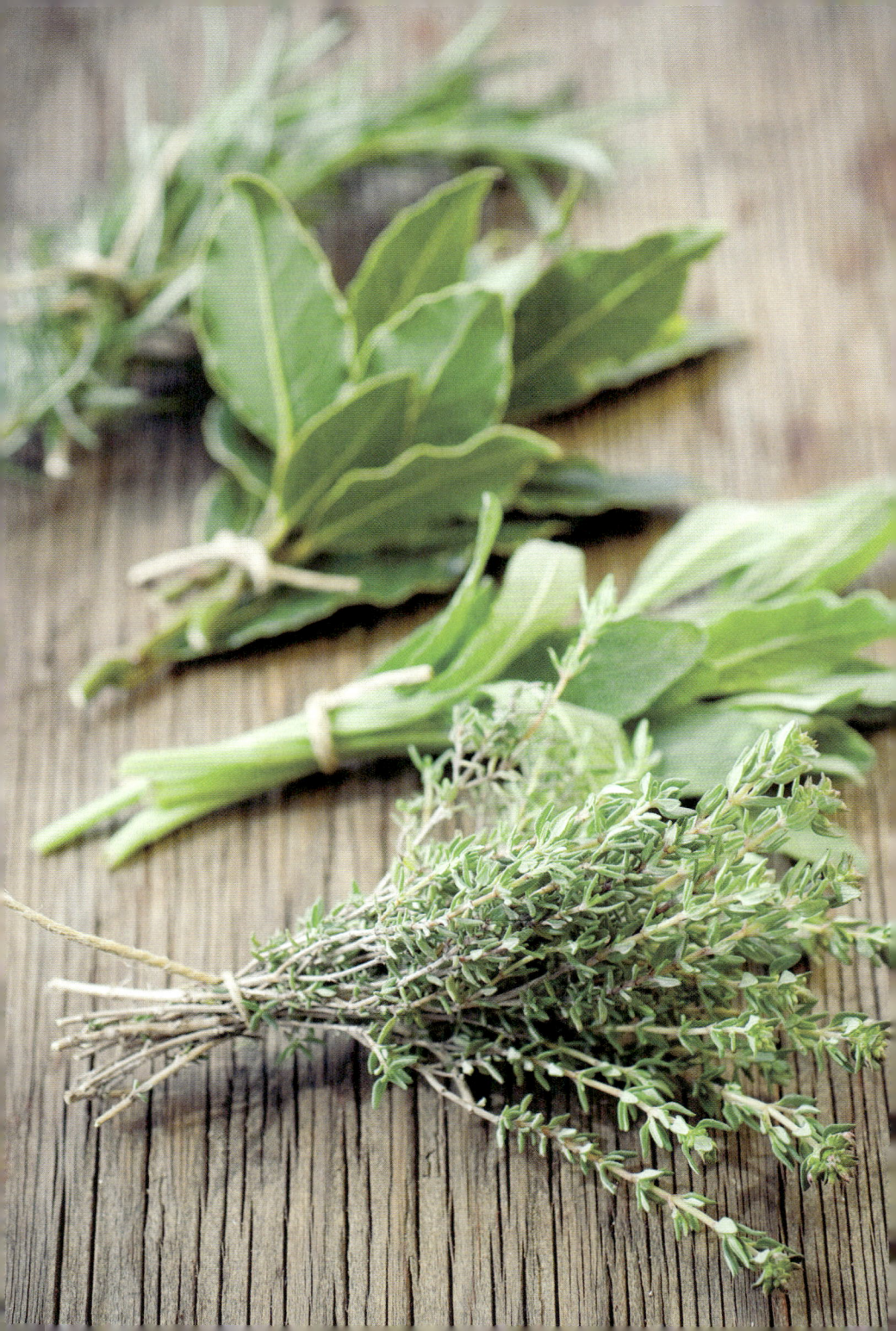

6. Die beliebtesten ätherischen Öle

Rosenholz Herber Holzduft, mit süßlichem Rosenbouquet kombiniert. Angenehm für Massagen und Entspannung. Dieser Duft bringt neue Energie und steigert das Wohlbefinden.

Rosmarin Herb und anregend. Ein Duft, der bei Erschöpfung hilft. Er wirkt aktivierend, stimulierend und weckt die Lebensgeister.

Salbei Ein leicht süßlicher Duft, der an Muskatellerwein erinnert. Dieser Duft wirkt euphorisierend, hebt die Stimmung und macht neugierig. Worauf wohl?

Sandelholz Ein herber, aber doch unaufdringlicher maskuliner Duft, der gegen Depressionen wirkt, die zu sexuellen Schwierigkeiten führen. Sandelholz hilft zudem gegen nervöse Anspannung und Schlaflosigkeit.

Thymian Dieser Duft hilft, geistige und körperliche Schwächegefühle zu überwinden. Da das Leben nicht nur aus Siegen besteht, hilft Thymian, eine vorläufige Niederlage wegzustecken und diese Erfahrung für die Zukunft positiv zu nutzen.

Vetiver Das Öl der Ruhe. Der erdige, warme und tiefe Duft, an Waldboden nach erfrischendem Sommerregen erinnernd, wirkt stark regenerierend und aufbauend bei Stress und Nervosität.

Weihrauch Der durchdringende Duft des Weihrauchs und seine Fähigkeit, die Atmung zu vertiefen, sind nützlich bei der Meditation. Weihrauch hilft dem Menschen bei der Erkenntnis, welchen Weg er einschlagen soll.

Wacholder Das kraftvolle, fruchtige Aroma unterstützt Meditation und Gedankentiefe. Seine beruhigende, entspannende und doch aufbauende Wirkung hilft, die ausgetretenen Pfade der Konventionen zu verlassen.

Ylang-Ylang *(Die Blüte der Blüten)* Der Duft der Meditation und Inspiration. Beflügelt die Phantasie und Kreativität.

Zedernholz Ein milder Duft, warm und holzig. Seine Wirkung ist beruhigend und stärkt das Gemüt.

Zitrus Ein anregender Duft, der zudem die Luft vom Tabakrauch reinigt. Anregend und erfrischend.

Zypresse Ein Duft so machtvoll wie dieser Baum; besänftigend und die Kreativität in Bahnen lenkend, was die Ergebnisse der folgenden Taten so dauerhaft werden lässt wie Zypressen.

Jetzt – um zwei Uhr morgens am Computer vor der summenden Festplatte und zu klassischer Musik von Bach aus dem Radio habe ich eine Aromalampe mit Rosmarin neben mir stehen.

Ich mag es, nachts zu schreiben und mich in einen angenehmen Duft und schöne Musik zu hüllen. Möglicherweise wird es bei Ihnen anders sein, vielleicht mögen Sie den Geruch von Rosmarin nicht, arbeiten lieber vormittags und können Bach nicht ab.

Das ist völlig in Ordnung, solange Sie dabei glücklich sind und niemand deswegen weint. Ich meine, dass es der Sinn der Aromatherapie ist, sich wohlzufühlen und daraus Kraft für das *eigene* Leben zu schöpfen.

7. Intermezzo

So mag ich es: In einem Schaukelstuhl sitzen, rechts eine Kanne Tee und links eine Aromalampe mit angenehmem Duft, und einen richtig schönen Schmöker lesen! Momentan bevorzuge ich dabei Vetiver, vor einiger Zeit war es Eukalyptus und ich weiß nicht, was es demnächst sein wird. Patchouli hatte ich lange nicht mehr, vielleicht mit etwas Pfefferminz oder Orange dabei? Auf Mischungen möchte ich später noch zurückkommen.

Ebenso bietet sich die Aromatherapie an, um ›unangenehme‹ Arbeiten, die aber getan werden müssen, etwas schöner zu gestalten.

Gaby zum Beispiel fühlt sich nur mit frisch gewaschenen Haaren richtig wohl. Da sie aber ihre Haare bis zum Gürtel hat wachsen lassen, ist es eine aufwendige Prozedur, die Haare zu waschen, zu pflegen und zu kämmen.

Gaby sucht sich jeden Morgen einen anderen Duft für ihr Badezimmer aus, legt sich eine Kassette mit schöner Musik ein und pflegt ungefähr eine Stunde lang nahezu rituell ihre Haare. Diese Stunde ›investiert‹ Gaby gerne, um den Rest des Tages zu leben oder zu ›erleben‹.

Nun, das ist Gabys Start in den Tag. Ihr Mann joggt im Wald, ihr Nachbar schwimmt eine Runde, seine Frau schläft lieber länger und ihr Bruder liest morgens gerne und ausgiebig Zeitung. Warum auch nicht?

Aromatherapie ist nicht das Alleinseligmachende.

Wer aber Freude an Düften hat, interessiert sich bestimmt für das folgende Kapitel.

8. Die Wirkungen ätherischer Öle

Wirkung	Öl
aktivierend	Bay, Minze, Koriander, Muskatellersalbei, Rosmarin, Wintergrün
anregend	Eisenkraut, Eukalyptus, Geranie, Sandelholz, Ylang-Ylang
aphrodisierend	Geranium, Jasmin, Neroli, Rose, Sandelholz, Ylang-Ylang
aufbauend	Angelikawurzel, Basilikum, Melisse, Muskatellersalbei, Vetiver
aufmunternd	Limette, Rosmarin, Geranie
ausgleichend	Geranie, Lavendel, Mandarine, Majoran
belebend	Orange süß, Petitgrain, Zitrone, Koriander
befreiend	Eukalyptus, Majoran
beruhigend	Baldrian, Benzoe, Geranium, Kamille, Lavendel, Mandarine, Melisse, Rosenholz, Zedernholz
besänftigend	Muskatellersalbei, Palmarosa, Zypresse
betörend	Cananga

8. Die Wirkungen ätherischer Öle

Wirkung	Öl
entspannend	Baldrian, Majoran, Niaouli, Rosenholz, Vetiver, Ylang-Ylang
erfrischend	Citronella, Bergamotte, Blutorange, Eisenkraut, Minze, Eukalyptus, Lavendel, Lemongras, Limette, Wintergrün, Zitrone
erheiternd	Limette, Orange süß, Petitgrain
erotisierend	Sandelholz
harmonisierend	Cajeput, Geranium, Muskatellersalbei, Myrte, Orange süß
inspirierend	Eisenkraut
klärend	Koriander, Basilikum
kühlend	Minze, Eukalyptus
motivierend	Eukalyptus, Lemongras, Palmarosa, Koriander
stabilisierend	Angelikawurzel, Bergamotte
stärkend	Geranium, Koriander
stimmungsaufhellend	Zypresse, Bergamotte
stimmungsausgleichend	Benzoe
stimulierend	Rose, Rosmarin, Ylang-Ylang
wärmend	Zimtrinde
wohltuend	Majoran, Eukalyptus
verführerisch	Jasmin

Hilfreich bei	Öl
Abgeschlagenheit	Rosmarin
Antriebslosigkeit	Eukalyptus
Appetitlosigkeit	Koriander
Depressionen	Bergamotte, Lavendel, Neroli, Rose
Entscheidungsschwäche	Angelikawurzel
Geistiger Erschöpfung	Basilikum, Pfefferminz
Konzentrationsschwäche	Eukalyptus, Lemongras, Ysop
Meditation	Wacholderbeere, Weihrauch, Ylang Ylang, Zimtrinde
Migräne	Kamille, Majoran, Rosmarin
Müdigkeit	Lemongras, Rosmarin
Nervosität	Lavendel, Rose, Sandelholz
Innerer Sammlung	Weihrauch
Schlaflosigkeit	Basilikum, Kamille, Lavendel, Majoran, Muskatellersalbei, Neroli, Sandelholz
Mangel an Selbstvertrauen	Jasmin
Stress	Kamille
Stimmungsschwankungen	Lavendel, Myrte, Teebaum, Zedernholz
Unlust	Bay

8. Die Wirkungen ätherischer Öle

Vor einigen Jahren, als ich begann, die Aromatherapie zu entdecken, interessante Düfte einzuatmen, was mir seitdem ein nahezu sinnliches Vergnügen bereitet, kam irgendwann mal der Punkt, an dem ich mich fragte:

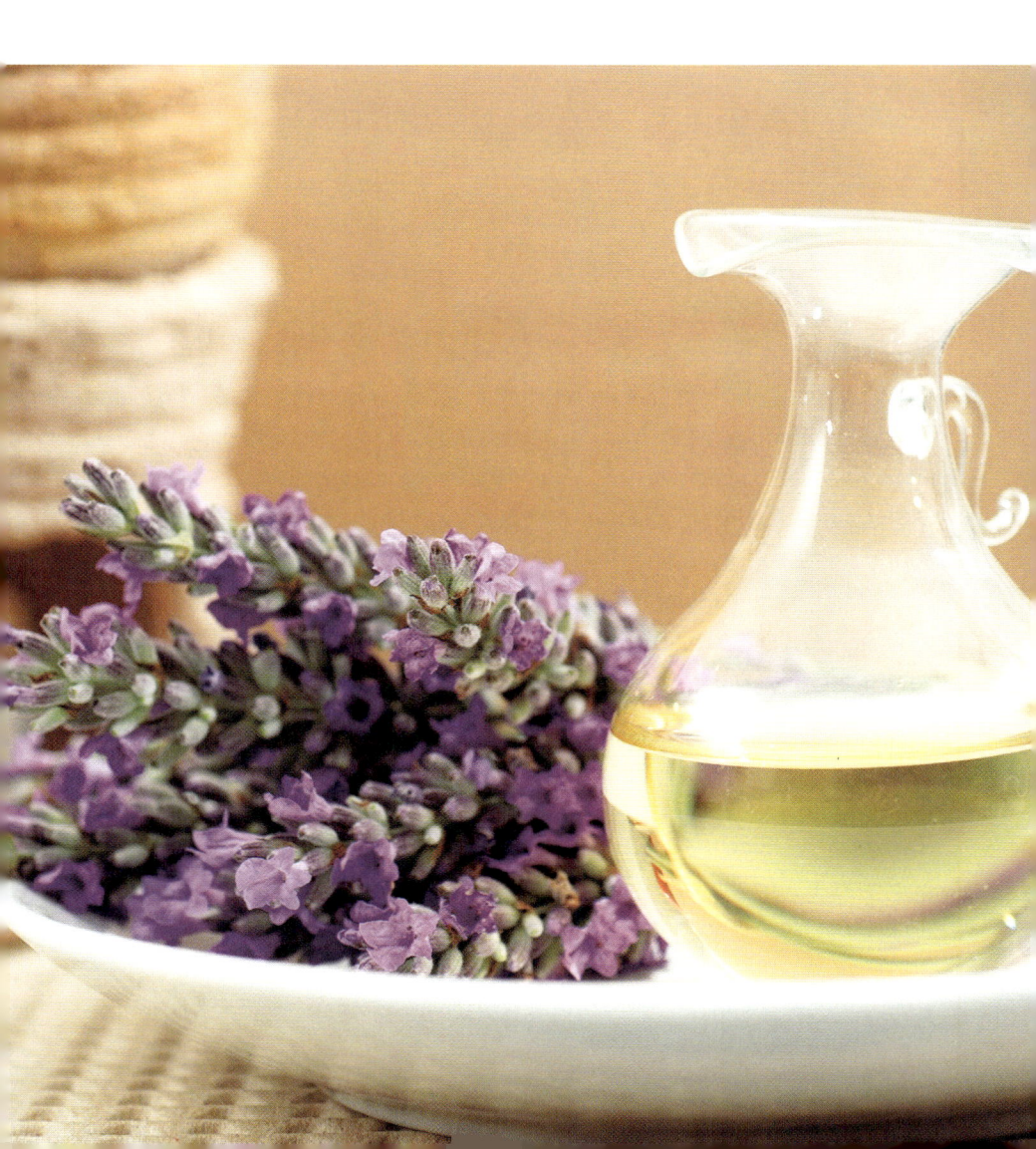

9.
Wie funktioniert das Riechen eigentlich?

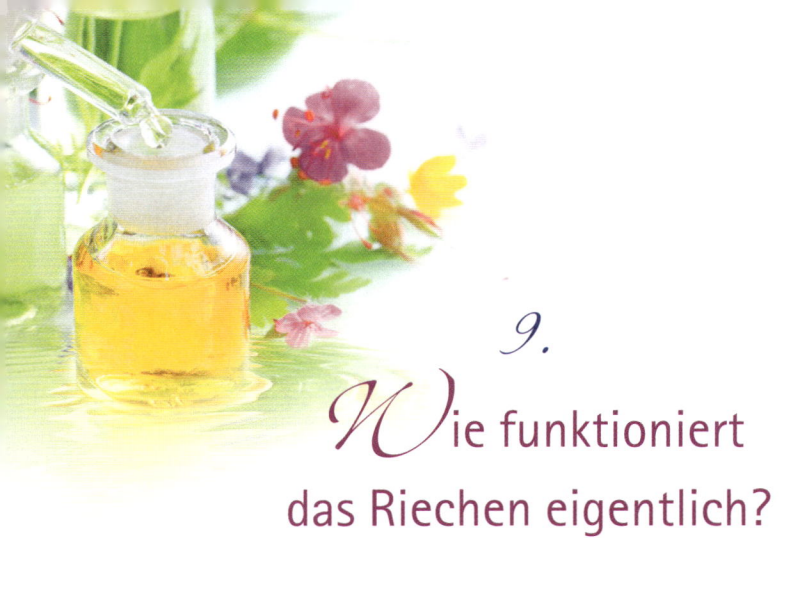

Nun, die Grundvoraussetzung für einen ›Geruch‹ ist, dass der ›Stoff‹ wasserlösliche Moleküle an die Luft abgibt, d. h. Gerüche müssen ›flüchtig‹ (ätherisch) sein, damit wir sie wahrnehmen können.

Erst wenn sich diese kleinen Teilchen einer chemischen Verbindung in den Riechschleimhäuten der Nase auflösen, melden die Nervenleitungen das, was wir als ›Geruch‹ erkennen. Das ›Wahrnehmen‹ geschieht natürlich im Nasenraum, dem *Riechkolben*, mit der interessanten lateinischen Bezeichnung »Bulbus olfactorius«.

Der Nasenraum bildet ein trapezförmiges Zelt, das durch die Nasenscheidewand in zwei Kammern und durch drei Muscheln in vier Kanäle unterteilt ist. Diese engen Durchlässe erwärmen die Luft.

Beim normalen Atmen wird der unterste Kanal bevorzugt, erst beim sogenannten ›Schnüffeln‹ entstehen Luftwirbel, die die Geruchspartikel, nachdem sie in das eine oder andere Nasenloch hineingeflogen sind, bis in die oberen Regionen des Riechepithels tragen. Sobald die Strömung besonders in den oberen Teilen nachlässt, versiegt die Geruchsempfindung.

Bevor also *Geruch* ›gemeldet‹ wird, laufen erst chemische Prozesse ab: Riechzellen mit feinen Härchen, auf denen Eiweißmoleküle sitzen, die *Rezeptoren* oder *Chemorezeptoren* in der Nasenschleimhaut, binden bestimmte

9. Wie funktioniert das Riechen eigentlich?

Moleküle der Riechstoffe an sich. Die Oberfläche der Rezeptoren wird von den sogenannten *Dendriten* gebildet, den Enden der Nervenzellen.

Je nach Perspektive kann man diese Nasenschleimhaut als Teil des Gehirns betrachten, das aus diesem etwas herausragt, oder als eigenständiges Sinnesorgan, das sehr dicht dran sitzt, oder aber auch als einzigen Teil des Gehirns, der ›freiliegt‹.

Die Dendriten sind tentakelähnliche Fühler, mit denen jede einzelne Zelle wahrnimmt, was die andere aussendet. Der Dendrit schwimmt in einer wässrigen Lösung, die den Rezeptorkontakt vermittelt. Wenn sich also ein Duftmolekül auf einem Rezeptor niederlässt, sendet der Dendrit einen elektrischen Impuls an die folgende Rezeptorzelle.

Diese Riechzellen erneuern sich laufend, wobei die jungen Zellen *lernfähig* sind. Bis sie einen neuen Geruch erkannt haben, reagieren sie wahllos, während sich die älteren Zellen bereits spezialisiert haben und nur auf bekannte Düfte reagieren.

Stellen wir uns diesen Vorgang doch einfach mal wie Schlüssel und Schloss vor. Jeder Geruch besitzt einen speziellen Schlüssel, einen ›Code‹, und wenn dieser Schlüssel in das Schloss des Rezeptoren passt, wird dieser Rezeptor aktiviert und sendet die ›Botschaft‹ weiter.

Die Informationen aus der Nase werden jedoch *nicht* sofort an den ›Denkapparat‹ in der *Hirnrinde* gemeldet. Die Geruchssignale wandern von der Riechschleimhaut mit ihren etwa 10.000.000 (in Worten: zehn Millionen!) Riechzellen über den sogenannten Riechkolben direkt in das *limbische System*, das bei der Entwicklung des menschlichen Gehirns viel früher entstanden ist als die Hirnrinde, das eigentliche ›Denkgehirn‹.

Das limbische System steuert angeborenes und erworbenes Verhalten – diese *›Programmauswahl‹* ist Ursprungsort von Trieben, Motivation und Emotion und wird in der Psychologie *Innenwelt* genannt.

Vom limbischen System wird auch der Ausdruck von Emotionen wie Angst, Wut, Zorn, Unlust, Freude und Glück gesteuert, was für die soziale Umgebung eine wichtige Signalwirkung besitzt (umgekehrt sind Gerüche als Signale aus der Umgebung eng mit dem Verhalten verknüpft).

An diesem Punkt wird also die Erkenntnis »Den oder die kann ich nicht riechen« ausgelöst, doch damit ist die Geruchsinformation noch lange nicht am Ende ihres Bestimmungsortes angekommen.

Der *Hypothalamus* des Gehirns zweigt Informationen für sich ab. Der Hypothalamus ist das ›Steuerzentrum‹ für alle vegetativen Prozesse (Energie- und Wasserhaushalt, Kreislauf- und Atemfunktion, Hormon- und Insulinproduktion), für den Organismus sowie für den Schlaf-Wach-Rhythmus und das Ausschütten und Einsammeln der Neurotransmitter (die kommen gleich dran) sowie für die Zirbeldrüse. Damit ist dieser Teil des Gehirns das wichtigste Integrationsorgan zur Regelung des *inneren Milieus* des Menschen.

Weiterhin ist der Hypothalamus für die Steuerung des Nebennierenmarks zuständig, das unter anderem die NNM-Katecholamine *Adrenalin* und *Noradrenalin* ins Blut abgibt. Jetzt kommt endlich das *sensorische Gedächtnis,* das in der Hirnrinde sitzt, das *Bewusstsein,* ins Spiel. Das Bewusstsein beinhaltet unter anderem: gerichtete Aufmerksamkeit, Abstrahierungsfähigkeit, die Fähigkeit, Vorgänge zu verbalisieren, und das Vermögen, aus Erfahrungswerten Pläne zu erstellen und neue Zusammenhänge herzustellen.

Obwohl noch kein Mensch weiß, wie ein Gedanke aussieht, wissen wir mittlerweile, dass das Gehirn aus Milliarden von Nervenzellen besteht, die ständig untereinander Informationen in Form elektrischer Impulse austauschen – also miteinander ›reden‹. Jede dieser Zellen ist mit Tausenden anderer Nervenzellen über *Dendriten* verbunden. Eine ›Nachricht‹ läuft als Folge elektrischer Impulse in den Dendritenfasern entlang. Diese Impulse treffen sich in den Zellkernen und verlassen sie wieder in einer anderen Faser, dem *Axon.* In dem Axon fließen die elektrischen Signale weiter, bis sie an das Ende der Zelle, zur *Synapse,* gelangen.

An dieser Stelle streckt sich der Zelle die nächste Dendrite entgegen. Damit die Signale jedoch in die nächste Dendrite gelangen können, müssen sie erst den ›synaptischen Spalt‹ überwinden. Obwohl dieser Spalt nur etwa einen Hunderttausendstel Millimeter breit ist, kommt der Impuls erst rüber, wenn die *Neurotransmitter* aktiviert sind.

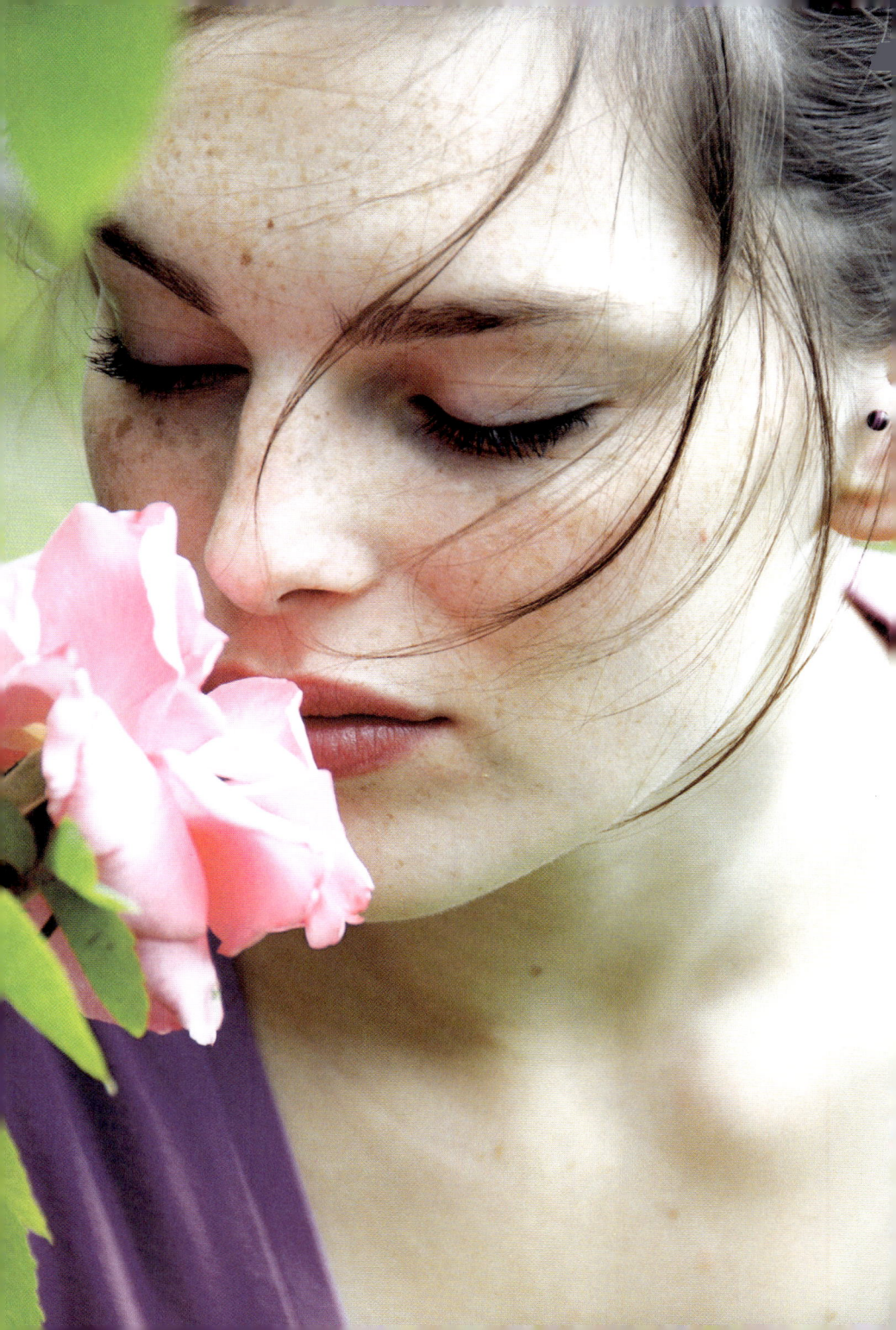

Diese Neurotransmitter, eine ›Spezialchemiekalie‹, werden dann ›in den synaptischen Spalt ausgeschüttet‹, wenn ein Impuls von der ersten Zelle die Synapse erreicht. Diesen synaptischen Spalt stellen wir uns doch einfach mal als einen Schalter vor. Wenn sich Neurotransmitter ›in‹ dem synaptischen Spalt befinden, wird die Information ›durchgeschaltet‹, befinden sich keine Neurotransmitter im synaptischen Spalt, steht der ›Schalter‹ auf *Aus*.

Nun brauchen die Moleküle nur noch weniger als eine Tausendstel Sekunde, bis sie die Neurotransmitter ausgeschüttet und wieder in die Synapse zurückgesogen haben, nachdem der Impuls durch ist.

Dieser Impuls findet nun an der gegenüberliegenden Zellwand ein passendes Spezialmolekül, verbindet sich mit ihm kurzzeitig und löst auf diese Weise in dem Dendriten der Zelle einen Impuls aus.

Da es im Hirn einige Billionen Synapsen gibt, erklingt laufend, auch im Schlaf, ein erst im Tode endendes ›Konzert‹ von Impulsen; ständig werden Neurotransmitter ausgeschüttet, um Impulse zu übertragen, und wieder eingesammelt.

Sekundenbruchteile, nachdem die Rezeptoren in der Nase einen als anregend bekannten ›Geruch‹ gemeldet haben, gerät dieses Konzert in leichte ›Disharmonie‹, und es laufen im System Mensch einige Prozesse ab:

Das Stresshormon *Adrenalin* kann in bestimmten Fällen auf den sechs- bis siebenfachen Wert steigen. Ebenso wie das Adrenalin wird auch das *Noradrenalin* ins Blut abgegeben. Grob ausgedrückt dienen Adrenalin und Noradrenalin dazu, gespeicherte chemische Energiereserven (Fett, Glykogen) zu mobilisieren, die Glukoseaufnahme in den Zellen zu fördern und so der vermehrt tätigen Muskulatur ausreichend ›Brennstoff‹ (Fettsäuren, Glukose) zur Verfügung zu stellen.

Gleichzeitig wird das Blut etwas dünner, damit es umso besser in die feinen Äderchen des Gehirns gelangen kann. Das Gehirn wird auf diese Weise stärker durchblutet, und der Mensch kann besser denken, vermehrt Eindrücke aufnehmen und Entscheidungen fällen, aber auch die Libido wird bei bestimmten Düften angesprochen – aber das kommt später bei den Liebesdüften.

9. Wie funktioniert das Riechen eigentlich?

Zunächst ist da auch noch die Sache mit den ›Botenstoffen‹ oder den ›Hormonen‹ – von dem griechischen *horman*, ›antreiben‹, abgeleitet.

Schaltzentrale für alle hormonellen Organe ist der bereits erwähnte Hypothalamus im Zwischenhirn mit der bohnenförmigen *Hypophyse*, die an ihm ›hängt‹, daher auch der Name *Hirnanhangsdrüse*. An diese gehen auch die Rückmeldungen (das Feedback) der kontrollierten Organe.

Nachdem die Nervenleitungen also Geruch gemeldet haben, läuft auch hier ein Prozess ab. Angenommen, die Hypophyse will der Schilddrüse »befehlen«, ein bestimmtes Hormon abzusondern, um den Phosphathaushalt der Nieren zu regulieren. Dieser ›Strafbefehl‹ wird nicht über eine ›direkte Verbindung‹ – eine Dendritenleitung – weitergegeben, sondern hormonell über ein *glandotropes*, ein speziell auf Drüsen wirkendes Hormon.

Dieses Hormon wird in das Blut abgegeben und ›schwimmt‹ so lange mit, bis es einen passenden ›Empfänger‹ findet. Wie bei den Geruchsmolekülen können wir uns das als Schlüssel-und-Schloss-Prinzip vorstellen. In diesem Fall hat die Schilddrüse die entsprechenden Rezeptoren, sie empfängt die Nachricht. Die Schilddrüse mobilisiert daraufhin die Botenstoffe, die ebenfalls auf dem Blutweg in die Nieren gelangen. Dort wird diese hormonelle Botschaft an die Zellen weitergegeben. Die Zellen verändern nun den Stoffwechsel des Menschen; die Phosphatproduktion steigt an.

Inzwischen haben die Hormone der Schilddrüse auch den Hypothalamus erreicht. Er registriert ihre Anwesenheit und sondert daraufhin wieder spezielle ›übergeordnete‹ Hormone ab. Diese Botenstoffe teilen der Schilddrüse nun mit: ›Keine weiteren Endhormone mehr ausstoßen.‹

Dieser Vorgang dauert natürlich länger als der Weg über die Dendritenleitungen, das ist die Erklärung dafür, dass manche Duftstoffe oder Medikamente erst nach einer Weile anschlagen.

So sind in unserem Organismus ständig Dutzende von verschiedenen Hormonen unterwegs. Wie viele es überhaupt gibt, kann bis heute noch niemand mit Sicherheit sagen, aber die Spezialisten forschen eifrig. Professor Friedmund Neumann von der Deutschen Gesellschaft für Endokrinologie meinte hierzu, sicherlich bewusst ein wenig übertrieben: »So etwa alle sechs Wochen kommt ein neues Hormon hinzu.«

Diese Hormone, so scheint es, brauchen wie Sie und ich ein geeignetes ›Betriebsklima‹, um ihre Arbeit ordentlich tun zu können.

Der momentane Seelenzustand entsteht in Bereichen des Gehirns, die der normalen Schaltzentrale übergeordnet sind – einer der Gründe, weshalb ein Duft, den Sie nicht mögen, aromatherapeutisch nicht so recht wirksam ist. Diese hierarchische Struktur schließt aus, dass Menschen ›zu willenlosen Opfern‹ der Hormone werden. Die chemischen Boten wirken zwar als Verstärker unserer Handlungen, ordnen sie aber nicht an!

Um diese interessanten Vorgänge aus anderer Perspektive zu verdeutlichen und zu zeigen, was Gerüche in uns und mit uns so alles anrichten können, ist es mal wieder Zeit für ein …

# 10. Intermezzo: Die ›Wolfsgeschichte‹

Ach, ja, höre ich Sie jetzt seufzen, ›nun kommt das Ding mit den Sexuallockstoffen und den Aphrodisiaka!‹

Klar, das kommt auch noch, später, aber vorher verdeutlichen wir uns noch, dass der Geruchssinn in erster Linie ein *Warn-und-Locksinn* ist, der aber nur eine ungenaue Lokalisierung der Reizquelle zulässt.

Selbst im Schlaf stellen wir fest, dass ›da etwas ist, was anders riecht‹ – eine für den Menschen wichtige Überlebensfunktion.

Gehen wir doch mal zurück in das ›Frühstadium des Menschen‹ und stellen uns eine Sippe ›Höhlenmenschen‹ schlafend in der Höhle vor. Nach unserem heutigen Empfinden wird es in dieser Höhle ›fürchterlich stinken‹, aber alle sind bei diesem Geruch eingeschlafen, alles ist normal.

Doch dann, irgendwann zwischen Mitternacht und Morgen, nähert sich ein Wolf, ein Feind des Menschen.

Dieser Wolf verbreitet natürlich eine ›tierische Ausdünstung‹, einen ›wolfsspezifischen Geruch‹. Dieser wolfsspezifische Geruch wird nun in die Höhle und in die Nasen der schlafenden Menschen dringen. In dem noch schlafenden ›System Mensch‹ beginnen jetzt vorsorglich diverse Prozesse anzulaufen: Zunächst werden einige Rezeptoren in der Nase aktiviert, die bisher, auch im Schlaf, ›in Bereitschaft gestanden hatten‹. Das Limbische System sendet nun die ›Information‹ *Geruchsänderung* in Form von elektrischen Impulsen an das Gehirn, was im noch schlafenden ›System Mensch‹ einige Prozesse anregt: Das Stresshormon *Adrenalin* steigt auf den sechs- bis siebenfachen Wert. Ebenso wie das Adrenalin wird auch das *Noradrenalin* ins Blut abgegeben. Gleichzeitig wird das Blut etwas dünner, um so besser in die feinen Äderchen des Gehirns zu gelangen. Das Gehirn wird auf diese Weise vermehrt durchblutet, und der Mensch kann, wie beschrieben, besser denken, vermehrt Eindrücke aufnehmen und Entscheidungen fällen.

Noch schläft der Mensch, aber der Hypothalamus trifft schon eine Entscheidung: Zunächst erhöht er die Herzfrequenz in Erwartung des Umstandes, dass sich der Mensch gleich vermehrt bewegen wird, wofür er seine Muskeln braucht. Weil für deren Koordination wiederum viel ›Gehirnkapazität‹ nötig sein wird, ›zapft‹ der Hypothalamus sozusagen Kapazitäten ab, die eigentlich für die Steuerung des *vegetativen Nervensystems* zuständig sind, was dazu führen kann, dass ›man vor Angst in die Hose macht‹, eigentlich eine ganz normale Reaktion unter Stress.

In diesem Stadium kann man natürlich auch ›kalte Füße‹ im wahrsten Sinne des Wortes bekommen, denn jetzt wird viel Blut im Gehirn gebraucht, und das kann in diesem Stadium aus Händen und Füßen abgezogen werden.

Aber bei einer selbstständigen Entscheidung des Menschen sind wir noch lange nicht. Noch schläft der Mensch, aber inzwischen werden schon vorsorglich *Endorphine* ausgeschüttet. Diese Endorphine sind opiumähnliche Substanzen, die im Gehirn produziert werden, das Schmerzempfinden herabsetzen und das Immunsystem aktivieren. Diese Substanzen haben wahrscheinlich die Aufgabe, den Menschen auf einen Unfall vorzubereiten und ihn für eine Verletzung zu wappnen.

Jetzt sind wir an dem Punkt angekommen, an dem der Mensch langsam aufwacht und sich auch der Körpergeruch ändert – der sogenannte ›Angstschweiß‹ tritt auf.

Die Erhöhung der Herzfrequenz zieht eine Erhöhung der Körpertemperatur nach sich, was eine vermehrte Schweißabsonderung zur Folge hat. Durch den erhöhten Adrenalingehalt und die vermehrte Ausschüttung der Endorphine

10. Intermezzo: Die ›Wolfsgeschichte‹

ändert sich auch die Zusammensetzung des Schweißes – man kann also riechen, ob der Mensch unter Stress steht.

Das wird mit Sicherheit auch der Wolf wahrnehmen, der bekanntermaßen einen sensibleren Geruchssinn besitzt! Inzwischen ist der Mensch wach geworden und sammelt erst mal Informationen.

Ab jetzt sind die Augen die wichtigste Informationsquelle, und es laufen zunächst zahlreiche ›Unterprogramme‹ ab, bis der Mensch den Wolf als solchen – also als Feind – erkannt hat.

Jetzt steht die Entscheidung an: kämpfen oder flüchten? Als kleine Entscheidungshilfe kommt nun noch mal der Geruchssinn ins Spiel: Ein ›satter‹ Wolf wird aus dem Rachen anders riechen als einer mit leerem Magen. Sicher weiß unser Höhlenmensch aus Erfahrung, dass ein hungriger Wolf angriffslustiger ist als ein satter, der nur zufällig vorbeikam. Aber jetzt hat der Geruchssinn seinen Dienst getan, für die nun folgende Entscheidung ist der Mensch selbst verantwortlich ... bis er, wie auch immer seine Entscheidung ausgefallen sein mag, in die Höhle zu seiner Partnerin zurückkehrt; und die wird ihm – auch durch ihren Körperduft – verraten, ob er eine ›Belohnung‹ verdient hat.

Und nun wiederum liegt es an ihm, ob er sich angezogen oder abgestoßen fühlt ... aber darauf werde ich, wie gesagt, später zurückkommen.

Es ging mir nur darum, kurz zu schildern, was Gerüche in unserem Körper in Gang setzen können, aber bleiben wir doch noch bei den Düften, was für unsere heutige Zeit viel interessanter ist.

Unser Bewusstsein vergleicht also mit bekannten Gerüchen und unterscheidet in zahlreichen Abstufungen zwischen ›angenehm‹ und ›widerlich‹, wobei Lernprozesse und Erinnerungen eine erhebliche Rolle spielen.

Man vermutet allerdings, dass der Mensch auf sieben Geruchshauptgruppen besonders anspricht: Kampfer, Moschus, Blüten, Pfefferminz, Äther, stechende beißende Gerüche und Aasgeruch.

Wenn also ›Geruch‹ gemeldet wird, läuft wiederum ein Prozess ab: Das Bewusstsein ›vergleicht‹ mit bekannten Düften und schaltet gleichzeitig den ›Speicher‹ ›Erfahrungswerte‹ ein.

Erinnern Sie sich bitte einmal an Ihre letzte Weinprobe. Sie haben sicher zuerst ›mit der Nase gekostet‹ und dabei geprüft, ob der Rebensaft einen falschen Beigeruch hat oder ein harmonisches Bouquet verströmt. Gleichzeitig lief schon hier das Programm ›Erfahrungswerte‹ an. Sie haben sicher mit bekannten Düften verglichen und versucht, den Duft zu beschreiben.

Wenn Sie den Duft als *voll* oder *rund* bezeichnet haben, wird er in Ihrer Nase viele Rezeptoren aktiviert haben, im Gegensatz zu einem *leeren* Wein, der an Wasser denken lässt und wenig Rezeptoren anspricht.

Da es aber keine zwei Menschen gibt, die die exakt gleiche Anzahl an Rezeptoren besitzen, und demnach jeder Gerüche etwas unterschiedlich auffasst, haben wir *gelernt*, dass Zitrus oder Minze zwischen den Fingern zerrieben *frisch* duften, Tabak *brenzlig* und altes Laub *faulig*.

Vermeidung und **Anziehung** werden durch *Gestank* und *Düfte* hervorgerufen.

Für die Duftpsychologie – da mache ich mal einen kleinen Vorgriff – haben die Parfümeure (unter Ausschluss der Warnfunktionen) die verschiedenen Lockfunktionen untersucht und sind auf die sogenannte *Duftgenealogie* gekommen.

Das Schwergewicht liegt in dieser Skalierung auf dem ›Ausdruck‹ der Düfte.

11. Die Duftgenealogie

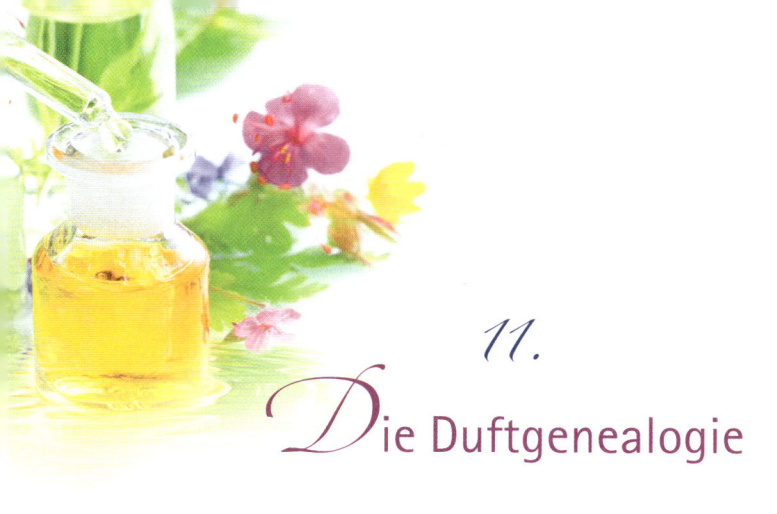

Art	Rohstoff u. A.	Ausdruck
orientalisch	Ambra, Sandelholz	*warm* *sinnlich*
asiatisch	Patchouli-Pflanze	*trocken-würzig*
Blumen	Rose, Flieder, Hyazinthe	*anmutig* *weiblich*
Farnkraut	Farne, Lavendel	*vital* *sportlich*
Gewürz	Jasmin, Würzstoffe	*exotisch* *extravagant*
Holz	Zedern-, Sandelholz	*kraftvoll* *männlich*
Hesperiden	Hesperiden, Bergamotte	*kühl* *elegant*
Wasser	Zitrus, Moos	*frisch* *erregend*

Intermezzo

Da wir gerade bei der ›Duftpsychologie‹ sind, fällt mir an dieser Stelle eine historische Anekdote ein. Zuvor verrate ich im Zusammenhang mit der Duftgenealogie die Zusammensetzung des **Eau de Cologne**.

Also:

30 ml	Lavendelöl
30 ml	Zitronenöl
7 ml	Zimtöl
5000 ml	70%iger Alkohol
30 ml	Bergamotteöl
30 ml	Orangenblütenöl
7 ml	Rosmarinöl

In diesem ›Wasser‹ soll Napoleon I. förmlich geschwelgt und es zeitweise auch getrunken haben, nachdem er sich von Josephine getrennt hatte.

Josephine jedoch bevorzugte in Zeiten der Gemeinsamkeit den Geruch von Moschus; stets umwehte sie eine Wolke dieses aphrodisischen Duftes, was Napoleon I. nicht unbeeindruckt ließ.

Nebenbei bemerkt, einige Tage, bevor Napoleon I. von dem einen oder anderen Feldzug oder sonstigem Staatsgeschäft heimkam, pflegte er einen reitenden Boten vorauszuschicken, der die Nachricht »Nicht waschen, ich komme!« überbrachte.

Ob es nun pure Bosheit war, duftende Rache oder nur ein ›Abschiedsgeschenk‹, sei einmal dahingestellt, jedenfalls hinterließ Josephine ihre ›Duftmarken‹, indem sie die Tapeten des Lustschlösschens Malmaison mit Moschus parfümieren ließ.

Napoleon I. jedenfalls, noch immer in heißer Liebe zu Josephine entbrannt, suchte dieselbe mit der beruhigenden Wirkung des Lavendels zu löschen.

Die Historiker bezweifeln allerdings, dass es ihm je gelang, sich aus den duftenden Fängen Josephines zu befreien …

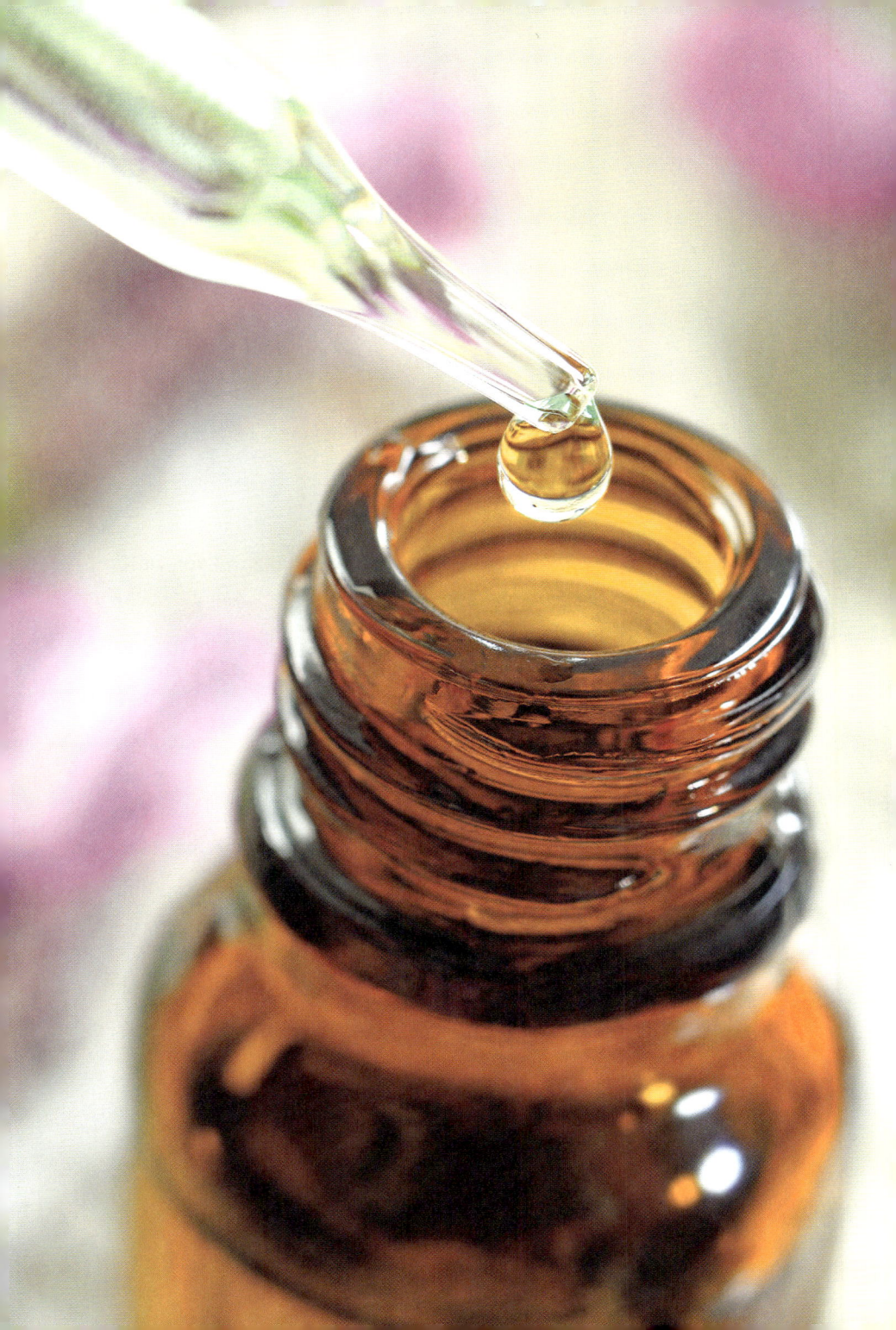

12. Intermezzo: Duftende Erinnerungen

Nun ja, möglicherweise sind Sie auch nicht ganz frei von Dufterinnerungen, und wenn Sie sich jetzt zurücklehnen und noch mal die Sache mit dem Hypothalamus und dem limbischen System überdenken, kann ich mir vorstellen, dass bei manchen Menschen über Düfte und Gerüche *Erinnerungen aus vorigen Leben* aufsteigen.

Ich habe einige Nächte über diese Zusammenhänge recherchiert und lange nachgedacht, bis mir die Idee für die ›Wolfsgeschichte‹ kam, seltsamerweise in dem Moment, in dem unsere Katze *Rosalie* zu mir kam, sich auf meinen Schoß setzte und mich mit dem Kopf anstieß ... Oder lag es daran, dass ich Eukalyptus in der Aromalampe hatte?

Und noch etwas fiel mir auf: Ich hatte schon etwas ›vorgearbeitet‹ und die Sache mit der Wasserdampfdestillation geschrieben. Als ich also über dieses Destillationsverfahren recherchierte, fiel mir fast wie von selbst die Geschichte mit dem Parfümeurgesellen ein, der irgendwo in Frankreich auf freiem Feld Lavendel destillierte.

Ich habe diese Geschichte in der ersten Person geschrieben und an einem meiner ›Schnupperabende‹ vorgelesen. Einer der Zuhörer war der Ansicht, dass ich mal ein solcher Geselle gewesen sein müsse, weil ich sonst unmöglich eine derartige Geschichte hätte schreiben können ...

12. Intermezzo: Duftende Erinnerungen

Aber so weit brauchen Sie natürlich nicht zu gehen. Versuchen Sie doch einfach mal, sich den Geruch von Anis vorzustellen, von Motoröl, von Wald, Lavendel oder frischem Kaffee. Mit Anis verbinde ich den Weihnachtsmarkt, zu dem mich meine Oma immer mitnahm, als ich noch ein kleiner Junge war. Es gab dort immer diese wunderbaren schwarzen Anisbonbons …

Zu Motoröl habe ich auch eine schöne Erinnerung: Vor etlichen Jahren habe ich mit einem Freund zusammen ein altes Schiff restauriert. In dem Schiff befand sich ein alter Dieselmotor, Baujahr 1933! Wir haben Kolben gezogen, mühsam Ersatzteile beschafft, neue Dichtungen geschnitten, die Einspritzpumpen nachgeschliffen und, und, und … Können Sie sich vorstellen, was es für ein Erfolgserlebnis war, als dieser Motor wieder lief? Wie wunderbar das warme Motoröl duftete?

Sie werden möglicherweise mit dem Geruch von Wald etwas Schönes verbinden, angenehme Spaziergänge, den Gesang der Vögel und den Geruch von Holz und Laub. In mir weckt es Erinnerungen an endlose Spaziergänge und an Fragen von Fräulein Lieblich, meiner damaligen Biolehrerin, wie: ›Was ist das für ein Baum?‹ ›Was für eine Wurzel hat der?‹ ›Wie lange trägt er Laub?‹ ›Was, das interessiert dich nicht?‹ ›Das muss man doch wissen!‹ ›Das ist doch so schön!‹

Und dann musste ich Blätter, Farne und sonstiges Gestrüpp nach Anweisung von Fräulein Lieblich ausreißen, musste bestimmen, trocknen, pressen, abzeichnen, einen Aufsatz darüber schreiben und sehen, wie ich das Zeugs wieder loswurde, ohne etwas schmutzig zu machen, denn sonst hätte ich Krach mit meiner Mutter bekommen.

Nein danke, da träufele ich mir lieber Vetiver oder Thuja in die Aromalampe und mische etwas Orange, Limette oder Ylang-Ylang dazu!

Was Lavendel betrifft, da tauchen vor meinem geistigen Auge stets die faltigen Mundwinkel meiner ehemaligen Englischlehrerin auf, die nur Extreme kannte; es gab bei ihr nichts zwischen stinkfaul und absolut fleißig.

Eine Zwischenbemerkung sei mir an dieser Stelle erlaubt: Ich habe festgestellt, dass manche Menschen keine ›Zwischentöne‹ kennen, nur in Extremen formulieren und leben. Solche Menschen werden der Aromatherapie allerdings kaum irgendwelche Sympathien entgegenbringen.

Nun gut. Ich muss ja nicht unbedingt Lavendel in meine Aromalampe **tropfen**, niemand kann einen dazu zwingen, einen bestimmten Duft zu **mögen** oder abzulehnen – auch noch so viele Bücher über Aromatherapie **nicht**, die meistens gleich am Anfang betonen, dass man doch vegetarisch und von sogenannter Vollwertkost leben soll. Warum eigentlich?

Mir kommt das immer sehr dogmatisch und trendbestimmt vor. Für Menschen, die es glücklich macht, das umzusetzen, was sich andere ausgedacht haben, mag das zutreffen, aber darauf komme ich später zurück.

Bei Kaffee jedenfalls fällt mir immer ein richtig schönes Frühstück ein, mit *ham and eggs*, Honig- und Marmeladenbrötchen, Schwarzbrot und geräucherter Mettwurst – und viel Kaffee!

Nach solch einem Frühstück kann der Tag ja nur gut werden, ich begegne den Mitmenschen freundlicher, und irgendwie kommt das zurück.

Ihnen fällt möglicherweise etwas Angenehmes bei dem Geruch von Pferdeställen ein, bei Leder oder bei dem Duft eines bestimmten Tabaks, wie meiner Freundin Elaine, die immer feuchte Augen bekommt, wenn sie einen bestimmten Pfeifentabak riecht, weil ihre erste große Liebe Pfeifenraucher war ...

Ich hoffe, Sie verzeihen mir die kleine Abschweifung, aber ich habe gerade Petitgrain in der Aromalampe.

13. Über die Aromalampe

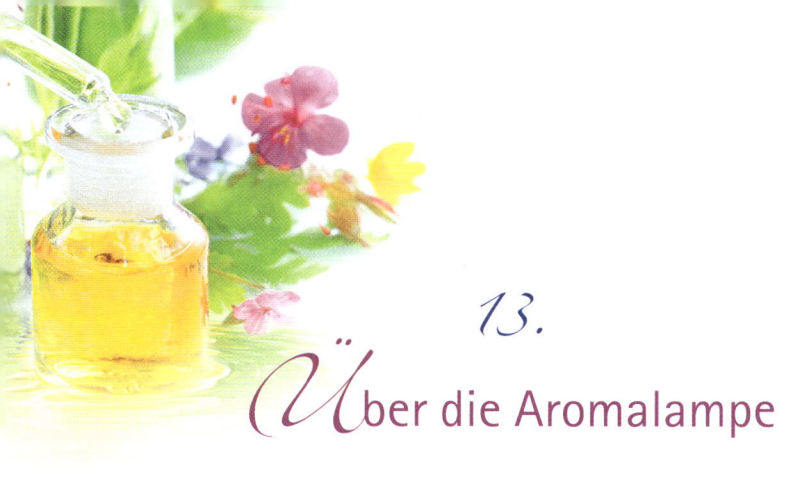

Bevor ich detaillierter auf die gängigen ätherischen Öle eingehe, möchte ich noch ein paar Worte über die Aromalampe verlieren. Ich habe mir mal eine aus einer 0,33l Bierdose gemacht und kam mir wie ein Banause vor, als ich dann Sandelholzöl darin verdunstete.

Die ›klassische‹ Aromalampe besteht allerdings aus Steingut oder Keramik und sollte möglichst hoch gebrannt sein. Bei Brenntemperaturen unter 1000°–1100° C können (müssen nicht, je nach verwendeter Glasur) zum Beispiel Kadmiumdämpfe frei werden, wenn man sie in Gebrauch nimmt.

Auf der sicheren Seite sind Sie, wenn Sie Terrakotta oder Metall wählen, Letzteres ist leider recht teuer, wenn es nicht gerade die erwähnte Bierdose ist.

Weiterhin sollten Sie darauf achten, dass sich die Flamme der Kerze nicht zu dicht unter der Schale befindet, die mit Wasser gefüllt als Träger des ätherischen Öls dient. Sieben bis acht Zentimeter Abstand gelten als ›Faustregel‹, und das kommt bei der Bierdose genau hin. Da Sie aber kaum einen Zollstock mit in den Laden nehmen werden, wenn Sie eine ›ordentliche‹ Aromalampe zu erwerben gedenken, und Sie vielleicht auch gerade keine Bierdose dabei haben, knicken Sie doch einfach Mittel- und Ringfinger ein, legen den Daumen drauf und spreizen Sie Ihren Zeige- und kleinen Finger ab.

So haben Sie das ungefähre Maß, denn wenn die Flamme der Kerze zu dicht unter der Wasserschale brennt, wird das Wasser zu heiß, das Öl verbrennt und dann stinkt's.

Die Dosierung hängt natürlich von der Größe des Raumes und des verwendeten Öls ab.

Öle aus Blüten duften recht intensiv, sind aber auch schneller flüchtig als die sogenannten ›schweren‹ Öle aus Hölzern – doch dazu später mehr. Für meine Aromalampe neben Schaukelstuhl oder Computer nehme ich ca. zehn Tropfen Blütenöl oder, wenn mir der Sinn nach Sandelholz steht, etwa fünfzehn Tropfen davon. Wenn überhaupt, mische ich erst in der Aromalampe, weil die Öle, wie erwähnt, in unterschiedlichen Geschwindigkeiten *verdunsten*, aber darauf möchte ich später zurückkommen, wenn es um die ›*Duftkompositionen*‹ geht – zunächst betrachten wir noch mal eingehender die ätherischen Öle und ihre Gewinnung.

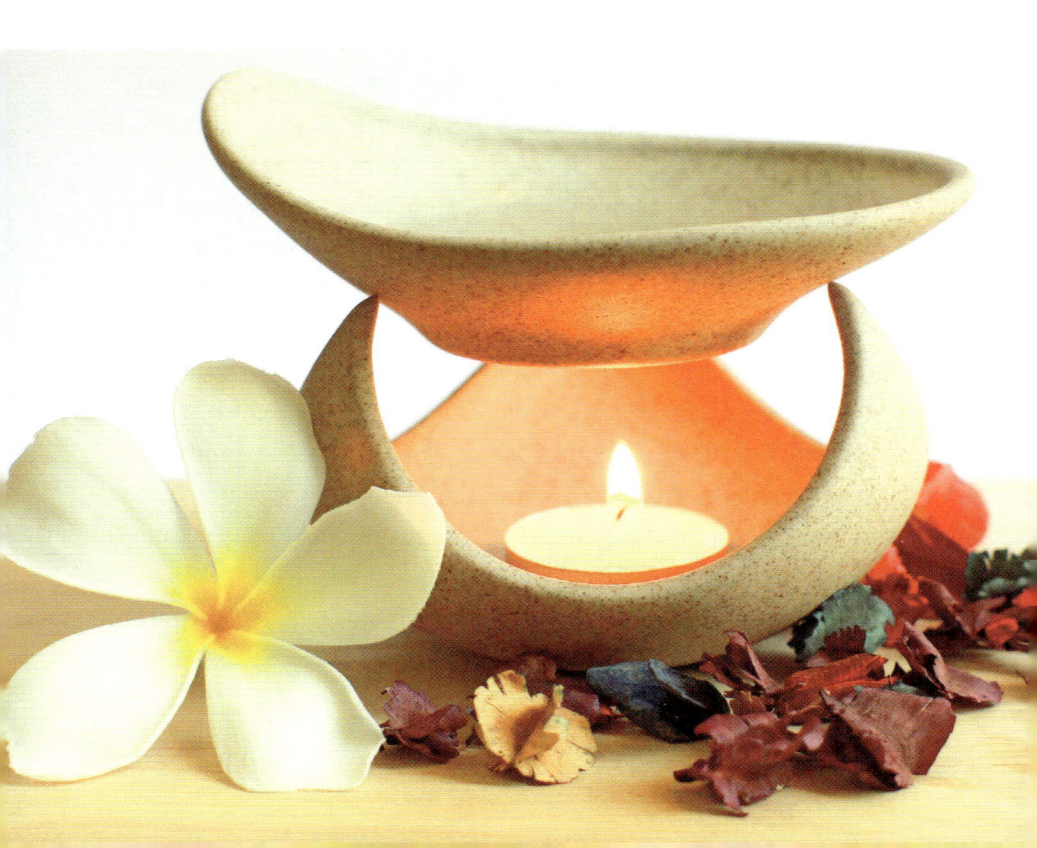

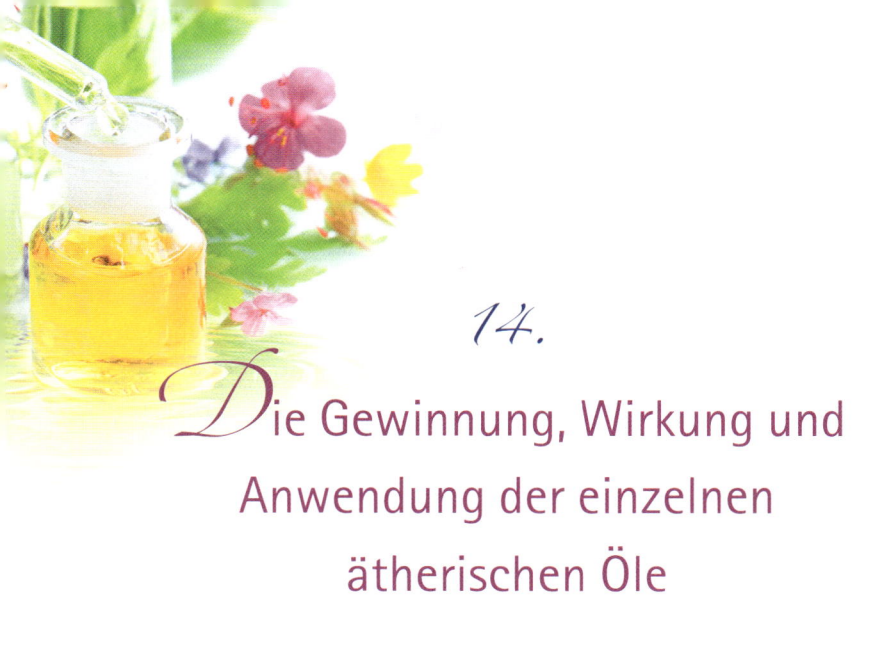

14. Die Gewinnung, Wirkung und Anwendung der einzelnen ätherischen Öle

Angelikawurzel

Auch *Engelwurz, Brustwurz, Waldbrustwurz, Heiligenbitter, Geistwurz, Waldengelwurz* oder gar *Erzengelwurz* genannt. Angelika gehört zu den wenigen Produkten, die aus unseren Breiten ins Morgenland exportiert wurden, als man auf den alten Handelsstraßen Gewürze wie Muskat und Pfeffer meistens gen Westen transportierte.

Schon in Pestzeiten wurde die *Angelika* vielfach von Ärzten auf den Mundschutz geträufelt, um sich vor Ansteckung zu schützen – sicher der Grund, weshalb der *Engelwurz* auch als Mittel gegen böse Zauberei verwendet wurde. Heute eignet sich *Angelika* zur Vorbeugung in Grippezeiten. Mancher Magenbitter verdankt seine wohltuende Wirkung den vitalisierenden Kräften der *Angelika*.

Angelika gehört zur Familie der Doldenblütler. Das Gewächs kann bis zu drei Meter hoch werden und einen armdicken, rostbraunen Stengel entwickeln, der allerdings sehr anfällig für Insektenbefall ist. In der Natur ist sie nur noch in wasserreichen Gebirgsschluchten, an Flussufern und in feuchten Wiesen zu finden. Die Essenz der *Angelika* wird durch Wasserdampfdestillation der Wurzeln gewonnen. Sie duftet sehr aromatisch, etwas pfefferig mit erdigem Charakter.

Angelikaöl hilft bei jeder Art von Schwäche und ist eine Hilfe für alle, die unter undefinierten Ängsten leiden und Aufbaukräfte für Leib und Seele benötigen. In Ruhe und Konzentration genossen, fördert Angelika die Standfestigkeit und lässt einen die innere Stärke der eigenen Individualität entdecken.

Anwendung: *Der Duft wirkt aufbauend für das eigene Ego und hilft, Entscheidungen zu treffen.*

Anis

Die alten Griechen verwendeten *Anis*, um schlechten Träumen entgegenzuwirken, und der Mathematiker Pythagoras behauptete sogar, dass man ›nicht verschleppt werden könne, wenn man sich an einer *Anispflanze* festhalte‹. Doch das wird der Entdecker des pythagoräischen Lehrsatzes wohl im übertragenen Sinne gemeint haben.

Bevor die Phönizier das Geld erfanden, dienten Gewürze häufig als Zahlungsmittel (die Mayas ›fälschten‹ sogar Kakaobohnen, mit denen sie zahlten). Unter diesen ›Zahlungsmitteln‹ waren *Anis* und *Minze* die gebräuchlichsten, zumal die Römer *Anis* als Steuerwährung akzeptierten.

Damals wurde *Anis* von den Römern meistens zur Förderung der Verdauung benutzt, was gewisse Kreise nach ihren Gelagen sicher zu schätzen wussten.

Heute wird *Anis*, auch *Änis, Arnis, Brotsame, Enis, Runder Fenchel* und *Taubenanis* genannt, für die Aromatherapie vorwiegend in Frankreich und China (*Sternanis*) angebaut. Das Öl wird durch Wasserdampfdestillation aus den Samen der Pflanze gewonnen. Bei niedrigen Temperaturen kann *Anisöl* fest wie Wachs werden. Der Duft des *Anisöls* ist leicht süßlich und

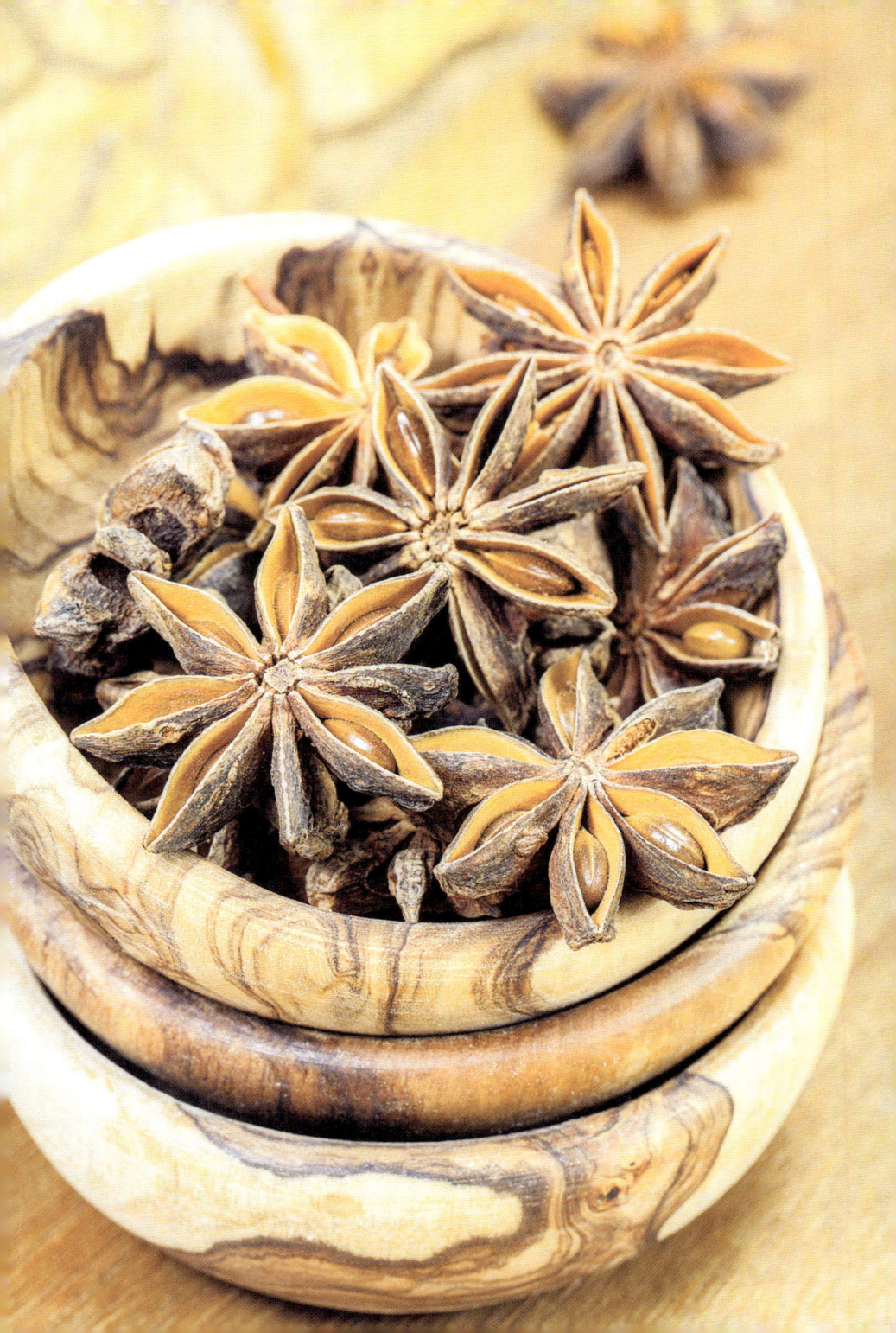

erinnert an Lakritz. *Anis* löst angestaute Ängste, es lindert und tröstet, wenn seelisch alles ins Stocken gerät, und hilft, unbewältigte Gefühle zu verarbeiten.

> **Anwendung:** *Das Aroma wirkt anregend und erwärmend. Anisöl sollte äußerst sparsam und bewusst verwendet werden, da eine zu hohe Dosierung eine betäubende, rauschähnliche Wirkung haben kann.*

Basilikum

Basilikum, auch *deutscher Pfeffer* genannt, ist in Südasien und im nahen Osten heimisch. In Indien gilt die etwa ein Meter hohe Einjährige mit den kleinen gelblichen oder rosafarbenen Blättern sogar als heilig, sie ist dort Krishna und Vishnu geweiht. *Basilikum*, indisch *ocimum*, was so viel wie *duften* oder *riechen* bedeutet, wurde bereits in den Veden erwähnt und ist zu einem bedeutsamen Bestandteil der traditionellen Medizin geworden. Pflanzenteile des *Basilikums*, die in den Grabkammern ägyptischer Pyramiden gefunden worden sind, geben Anlass zu der Vermutung, dass die alten Ägypter bereits um 3500 v. Chr. von der außergewöhnlichen Heilwirkung des *Basilikums* wussten.

Der Name *Basilikum* leitet sich von dem griechischen *basilicon* her, was so viel wie *königliches Heilmittel* heißt.

In unseren Breiten kommt es zwar nicht allzu häufig vor, dass man von einem Skorpion gestochen wird, aber die Ayurveda-Lehre erwähnt *Basilikum* auch als Mittel gegen Schlangenbisse und Skorpionstiche.

Zudem hat sich *Basilikum* als nützliches Mittel zur Abwehr von Insekten erwiesen, besonders gegen Moskitos.

Das ätherische Öl wird durch Destillation der Blätter gewonnen und hat eine helle, gelbliche Farbe sowie einen angenehmen, würzigen Duft.

Basilikum ist in erster Linie ein Nervenberuhigungsmittel und wirkt lindernd bei geistiger Erschöpfung, Angstgefühlen und nervöser Schlaflosigkeit. Es regt den Appetit an, mildert Blähungen und wirkt schleimlösend. Das Inhalieren des Öls kann den Geruchssinn wiederherstellen, wenn er nach chronischem Katarrh und Schnupfen verloren gegangen ist.

Anwendung: *Basilikum hilft bei Schlaflosigkeit aufgrund von nervöser Anspannung, bei Angstzuständen, Stress und geistiger Erschöpfung.*

Benzoe

Benzoe, auch *Styrax* genannt, ist ein klassischer Bestandteil des *Weihrauchs*. Früher wurde dieses Räucherwerk verbrannt, um böse Geister fernzuhalten, manche Leute verbrennen es auch heute noch bei Sitzungen, in denen sie die Geister Verstorbener durch Anrufung beschwören.

Seine Essenz wird aus dem Harz von *Benzoebäumen*, einem Mitglied der *Styrax*-Familie, gewonnen, die vorwiegend auf Java, Borneo und in Vietnam wachsen. Das Harz bildet sich nicht auf natürliche Weise, sondern nur, indem man tiefe Kerben in den Stamm des Baumes einbringt. Diese ›Wunde‹ versucht der Baum zu schließen, indem er Harz absondert. Dieses ›Wundharz‹ kann, sobald es fest geworden ist, von den Bäumen abgekratzt werden. (Ich persönlich finde es widersprüchlich, Wohlgeruch zu genießen, der dadurch entstanden ist, dass einem Baum eine Verletzung beigebracht worden ist.) Benzoeharz ist von gräulicher Farbe mit dunkelroten Streifen. Diese Streifen beinhalten die meisten aromatischen Stoffe.

Benzoeöl hat eine sirupartige Farbe und Konsistenz, mit einem der *Vanille* ähnlichen Duft. Bei Depressionen, bei Niedergeschlagenheit wirkt es *aufheiternd*, leicht euphorisierend.

Anwendung: *Verletzbarkeit, weil andere Menschen traurig sind. Die Essenz gibt ein Gefühl der Wärme und des Schutzes gegen äußere Einflüsse.*

Bergamotte

Gehört zur Familie der *Zitrusfrüchte*. Christoph Columbus brachte die *Bergamottefrucht* nach Europa, nachdem er sie auf den Kanarischen Inseln entdeckt hatte. Irgendjemand muss sie allerdings dort hingebracht haben. Heute wird sie vorwiegend in Italien angebaut. *Bergamotte* für die Aromatherapie kommt aus einer Hochburg der Mafia, nämlich *Reggio di Calabria*, einer kleinen Stadt an der Meerenge von Messina – deshalb heißt es mit Spitznamen auch: *das Mafiaöl*.

Der etwa fünf Meter hohe *Bergamottebaum* ist eine Kreuzung aus *Zitrone* und *Bitterorange*. Aus den kleinen, fruchtig süß duftenden Blüten entwickeln sich zur Reifezeit goldgelb leuchtende, birnenförmige Früchte. Die Essenz wird durch Auspressen der Fruchtschalen gewonnen.[4] Sie besitzt einen angenehmen Duft – wie die Mischung aus *Orangen* und *Zitronen* – mit leicht würzigem Einschlag.

Bergamotte gibt dem Earl-Grey-Tee seine spezielle Note, ist ein klassischer Bestandteil von Kölnisch Wasser, wirkt wohltuend bei unreiner, fettiger Haut und findet nicht nur als Duftstoff in Sonnencremes Verwendung.

Bei Ängsten und Depressionen wirkt Bergamotte entspannend, gleichzeitig stimmungsaufhellend und belebend – das ›klassische‹ Antidepressivum. Verlorenes Selbstbewusstsein wird wieder aufgebaut und die Freude am Leben kehrt zurück.

Anwendung: *Depressionen, nervöse Anspannung. Bergamotte beruhigt besonders bei Sorgen und Stress.*

Cajeput (sprich Cajepüh)

Das Wort *kayuputi* bedeutet im malaiischen Sprachgebrauch *Weißer Baum*. Der *Weiße Baum* gehört zu den *Myrtengewächsen* und wächst in Malaysia auf den Philippinen, den Molukken und Celebes. Die *Cajeput*-Essenz wird aus Blättern und Zweigspitzen gewonnen und duftet frischer, jedoch milder als *Eukalyptus-Öl*.

Cajeput hilft bei Verwirrung und Entscheidungslosigkeit, zur Klarheit zurückzukommen. Die frische, fruchtige Komponente dieses Duftes schafft die Grundlage, Entscheidungen auch in die Tat umzusetzen.

Anwendung: *Ein hervorragender Duft, um neue Aufgaben in Angriff zu nehmen.*

Cananga

Die etwas wildere Form des süßen, erotischen *Ylang-Ylang*. Der Duft ist trotzdem betörend und blumig, mit einer leicht herben Note.

Anwendung: *Wie Ylang-Ylang.*

Cassia

Gehört zur Familie der Lorbeergewächse. Die dunkelbraune Essenz wird mithilfe von Alkohol aus der Rinde der Pflanze gewonnen, sie duftet milde nach Zimt. Die Konzentration des handelsüblichen *Cassia* liegt nur zwischen 80 und 90 Prozent, da sich beim Ausdunsten des letzten Alkohols während des Herstellungsvorganges die ›süßen‹ Komponenten des Duftstoffs mit verflüchtigen.

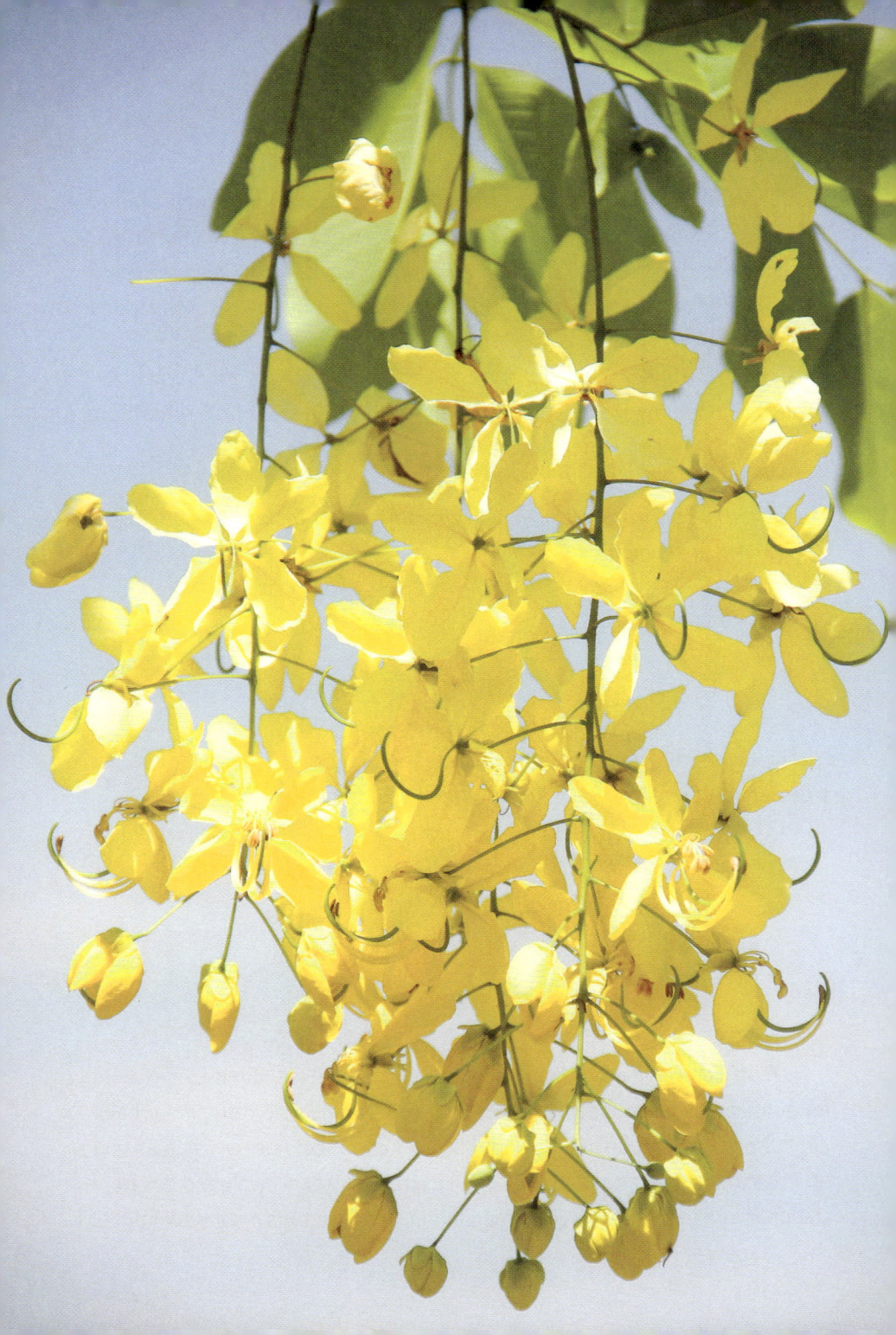

Aus diesem Grund lässt man gezielt zwischen zehn und zwanzig Prozent Alkohol in der Essenz.

Cassia wird in Indien, China, Sumatra, Java und seit einiger Zeit auch in Vietnam angebaut. Diese Essenz ist leider recht teuer, weil der Ölgehalt in der Rinde nur ein bis zwei Prozent beträgt, jedoch ist sie ein bewährtes Mittel gegen Bienen- und Wespenstiche sowie Hautparasiten. *Cassia* ist eine der wenigen Essenzen, die unverdünnt auf die Haut aufgetragen werden können.

In der Aromalampe verströmt *Cassia* emotionale Wärme und Geborgenheit und löst die Seele aus Verhärtung und Erstarrung.

> **Anwendung:** *Cassia regt Träume und Phantasien bei Menschen an, die sich im Abseits des Lebens fühlen.*

Cistrose

Die *Cistrose* ist nicht mit der ›klassischen‹ Rose verwandt, sie ist ein Strauch aus dem Mittelmeerraum mit großen weißen oder rosafarbenen, zart-knittrigen Blüten. Die Essenz gewinnt man aus den Blättern und Zweigen. Aus der harzigen Masse, die nach einem Wachstumsschub aus Blättern und Zweigen austritt, wird das Labdanumöl gewonnen. *Labdanum* und *Cistrose* duften würzig-balsamisch mit einer leicht amberartigen Note. In der Atmosphäre dieses Duftes fällt es leicht, sich innerlich zu zentrieren und zu meditieren.

> **Anwendung:** *Bei traumatischen Erlebnissen, die dazu geführt haben, dass der Mensch sich total verschlossen hat, führt die Cistrose wieder zu einer Aussöhnung mit sich und der Welt.*

Davana

Ist ein in Südindien beheimatetes Kraut, das erst seit einigen Jahren für die Aromatherapie kultiviert wird. Der Duft des dunklen *Davanaöls* erinnert entfernt an Mangofrüchte mit leicht exotisch-zimtiger Komponente.

Anwendung: *Davana ist ein entspannender Duft, der nach einem harten Tag hilft, wieder neue Kräfte zu sammeln.*

Eichenmoos

Wächst auf Eichen in Frankreich, Marokko und Jugoslawien. Das ätherische Öl wird durch ein aufwendiges Extraktionsverfahren gewonnen.

Es ist von klebrig-zäher Konsistenz, sehr intensiv im Duft und verdunstet relativ langsam. Aus diesem Grund wird es häufig als Fixativ für Parfüms verwendet. Der Duft des *Eichenmooses* ist erdig-moosig mit einer angenehm süßlichen Komponente.

Anwendung: *Der ideale Duft für Menschen, die ihre Bodenständigkeit vorübergehend verloren haben und genötigt sind, langfristige Arbeiten zu planen und durchzuführen.*

Eisenkraut

Auch *Eisenhart*, *Träne der Isis* oder *Venusträne* genannt. *Eisenkraut* ist ein etwa zwei Meter hoher Strauch, der in Ungarn, Marokko, Italien und Südfrankreich angebaut wird. Die Essenz des *Eisenkrautes* wird durch Wasserdampfdestillation aus den Blättern gewonnen und besitzt ein sehr feines, leicht zitronenartiges Aroma. In früheren Zeiten wurde *Eisenkraut* zum Reinigen der Altäre bei religiösen Kulthandlungen verwendet.

Eisenkrautöl hat seinen Preis, denn aus 1000 Kilogramm Blättern erhält man nur 300–500 Gramm Öl, aber dieses Aroma hat es in sich! *Eisenkraut* duftet wie ein Morgen voller unverbrauchter Energie, es gibt Energie und Dynamik, hilft bei Müdigkeit, Apathie, Lustlosigkeit und Desinteresse. Es wirkt anregend auf die Gehirnfunktion und fördert die Konzentration, weshalb es von Künstlern sehr geschätzt wird. *Eisenkraut* ist das ideale Öl für ›graue‹ Werktage im Büro, vor allem wenn stumpfsinnige Arbeiten zu erledigen sind – eine wunderbare Essenz für Momente, in denen man durchhalten muss.

> **Anwendung:** *Der Duft wirkt erfrischend, inspirierend und anregend, er motiviert bei Erschöpfung und Lustlosigkeit.*

Eukalyptus

Der *Eukalyptusbaum* ist einer der interessantesten Bäume überhaupt, weil er in der Lage ist, mit seinen Artgenossen über den Duft zu kommunizieren!

Man hat festgestellt, dass der *Eukalyptusbaum* seinen ›Eigengeruch‹ ändert, wenn er von Insekten befallen wird. Die Artgenossen in seiner Nähe nehmen diese Änderung wahr und beginnen sofort in verstärktem Maße, ›Abwehrstoffe‹ gegen Insektenfraß zu produzieren. In Australien findet man mehr als 300 Arten des Eukalyptusbaumes, von denen manche bis zu 150 Meter hoch werden.

Die Essenz wird durch Wasserdampfdestillation der Blätter gewonnen. Sie ist klar und duftet dezent nach Kampfer. Da der *Eukalyptus* angeblich seine Umgebung entgiftet, zogen die Kranken oft an Orte um, wo dieser Baum wuchs, um ihre Abwehrkräfte zu stärken.

Eukalyptusöl fördert die Sauerstoffversorgung aller Zellen des Körpergewebes dadurch, dass es die roten Blutkörperchen aktiviert. Diese binden vermehrt Sauerstoff in den Lungen und geben ihn an die Körperzellen ab.

In der Aromalampe wirkt *Eukalyptusöl* erfrischend und anregend, es steigert die Konzentrationsfähigkeit und unterstützt das logische Denken. Dieser Duft hilft beim Erkennen der Zusammenhänge und Lebensgesetze.

Ein ausgesprochen ›cooler‹ Duft also, der jedoch eines gewissen Charmes nicht entbehrt – wie die Koalabären, die sich ausschließlich von *Eukalyptusblättern* ernähren.

Anwendung: *Eukalyptus besitzt eine anregende Wirkung auf das Nervensystem und hilft Menschen, die an körperlicher und seelischer Antriebslosigkeit sowie unter Migräne leiden.*

Fenchel

Wird auch *Brotsamen, Marienpflanze, Fenikel, Finkel, Langer Anis, Frauen-* oder *Kinderfenchel* genannt. Der Name *Fenchel* stammt aus dem Lateinischen. *Foenum* bedeutet ›Heu‹, die Römer nannten den *Fenchel* ›foeniculum‹.

Prometheus brachte das Feuer der Sonne in einem hohlen *Fenchelstiel* verborgen auf die Erde, und der römische Naturforscher Plinius betrachtete die Pflanze als Heilmittel für mindestens zweiundzwanzig verschiedene Beschwerden; so glaubte er, dass *Fenchel* dem Auge die Gabe verleiht, die Schönheit der Natur in aller Klarheit zu sehen. Auf diese Weise entstand der Glaube an die Fähigkeit des *Fenchels*, die Sehkraft zu verbessern. *Fenchel* wurde auch als Symbol für geistige Klarsicht verstanden. Da er angeblich bei Schlangen, die ihn fressen, die Häutung hervorruft, galt er ferner als das Sinnbild der periodischen Erneuerung und Verjüngung.

In England hängte und hängt man in einigen Gegenden *Fenchelbündel* auf, um Hexen und böse Geister fernzuhalten.

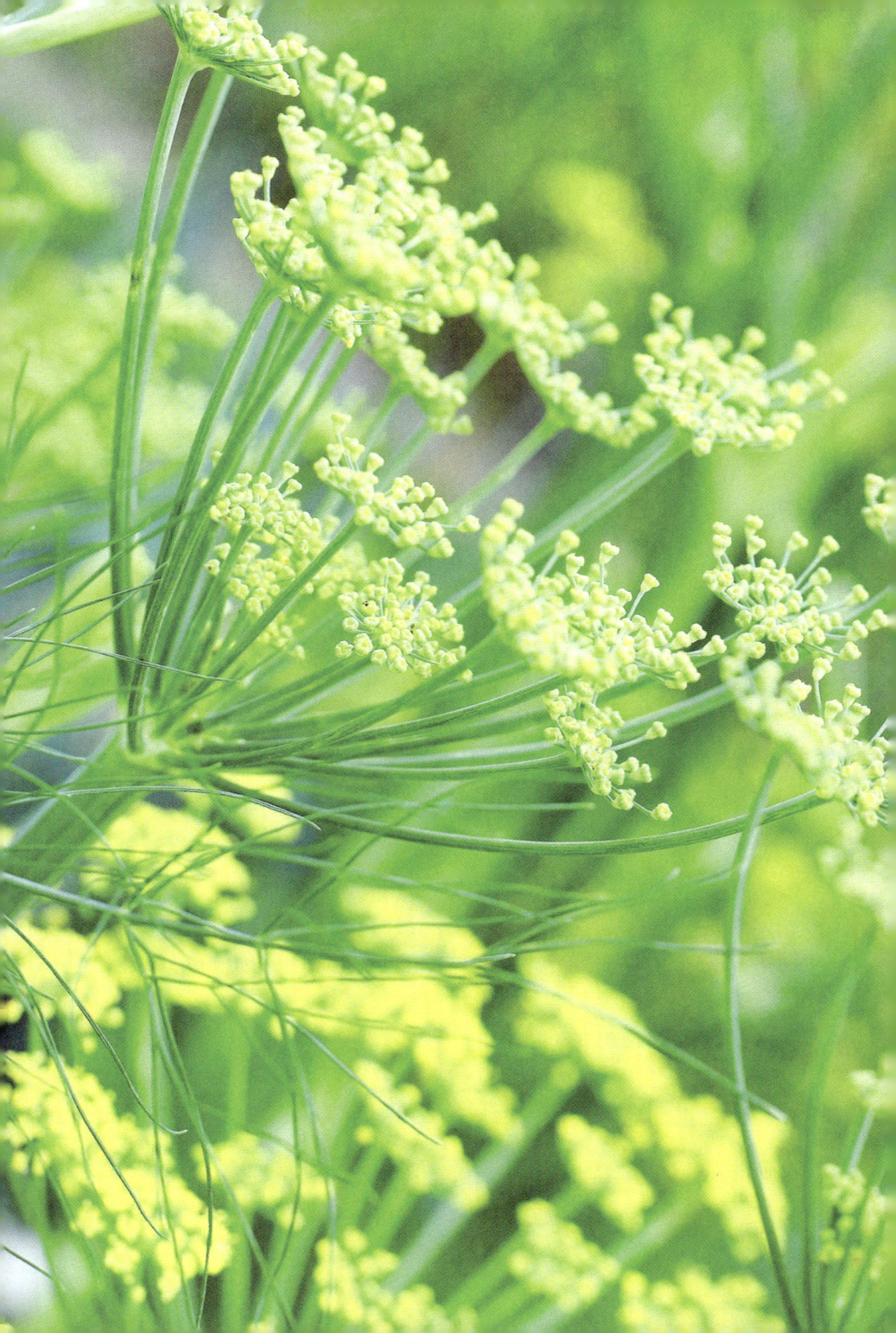

Fenchel gehört wie *Anis*, *Kümmel* und *Koriander* zur Familie der Doldenblütler und wird vorwiegend im Mittelmeerraum und im nahen Osten angebaut. Die bis zu zwei Meter hohe Pflanze mit ihren kräftigen, goldgelben Blättern ist aufgrund ihres fünfzig- bis sechzigprozentigen Anetholanteils dem *Anis* sehr ähnlich. Das klare Öl wird durch Destillation der Frucht gewonnen.

Fenchel hilft beim Einordnen und Verarbeiten von Gefühlen und gibt innere Stabilität sowie größere Klarheit.

> **Anwendung:** *Fenchel hat eine desinfizierende und entzündungshemmende Wirkung auf die Atemwege und eignet sich gut zur Aromatisierung der Luft am Arbeitsplatz. Bei Einsamkeitsgefühlen und seelischer Erstarrung hilft Fenchel, wieder Kraft zu sammeln, um über den Berg zu kommen.* **Epileptiker sollten mit Fenchel vorsichtig sein, da diese Pflanze bei Überanwendung einen Anfall auslösen kann.**

Galbanum

Ist eine *Fenchelart*, die in Syrien, der Türkei, dem Irak und dem Iran für die Aromatherapie angebaut wird. Die Gewinnung des *Galbanumöls* ist ein recht aufwendiges Verfahren. Aus den Wurzeln wird zunächst das Resinoid extrahiert, aus dem dann durch Wasserdampfdestillation das balsamartige ätherische Öl gewonnen wird.

Das angenehm würzig duftende *Galbanumöl* ist ein vorzügliches Mittel gegen Alltagsstress, hilft bei stressbedingten Verspannungen und schafft Erleichterung bei Ärger und innerer Verbitterung.

> **Anwendung:** *Auf Menschen, die unter starker Anspannung stehen und leicht reizbar sind, wirkt Galbanum ausgleichend und*

beruhigend. Es kann helfen, seelische Verhärtungen zu erweichen und eine milde, entspannte Haltung zu erzeugen.

Gänseblümchen, gemeines

Das *gemeine Gänseblümchen* spielt in der Aromatherapie überhaupt keine Rolle. Es bezieht seinen Daseinssinn offensichtlich daraus, dass es auf Anweisung von gemeinen Biolehrern von nichtsahnenden Schülern in hoher Anzahl ausgerissen und nach Hause geschleppt wird. Dort muss der nichtsahnende Schüler das *gemeine Gänseblümchen* pressen, trocknen, abmalen und einen Aufsatz darüber schreiben, der von der gemeinen Biolehrerin mehr oder weniger objektiv benotet wird. Sollte der nichtsahnende Schüler allerdings in gleicher Menge *gemeine Gänseblümchen* pflücken, um einen Kranz daraus zu flechten, um sich damit zu schmücken, hat sich dieser nichtsahnende Schüler einen belehrenden Vortrag von der gemeinen Biolehrerin anzuhören, dass die Natur zu achten sei und man Blumen nicht einfach ausreißen dürfe.

Geranium

Die *Geraniumpflanze* ist in Afrika heimisch. Einer islamischen Überlieferung zufolge trat sie erstmalig in Erscheinung, als der Prophet Mohammed neben einem Strauch betete, über dem er sein Hemd nach dem Waschen zum Trocknen aufgehängt hatte. Als er fertig gebetet hatte und sein Hemd wieder vom Gestrüpp nehmen wollte, sah der Prophet, dass sich das Gestrüpp in einen duftenden *Geranienstrauch* verwandelt hatte.

Die *Geranie* wird heute noch in Algerien, Réunion, Madagaskar und Guinea angebaut. Ihr süßlicher, erfrischender Duft wird von alters her von

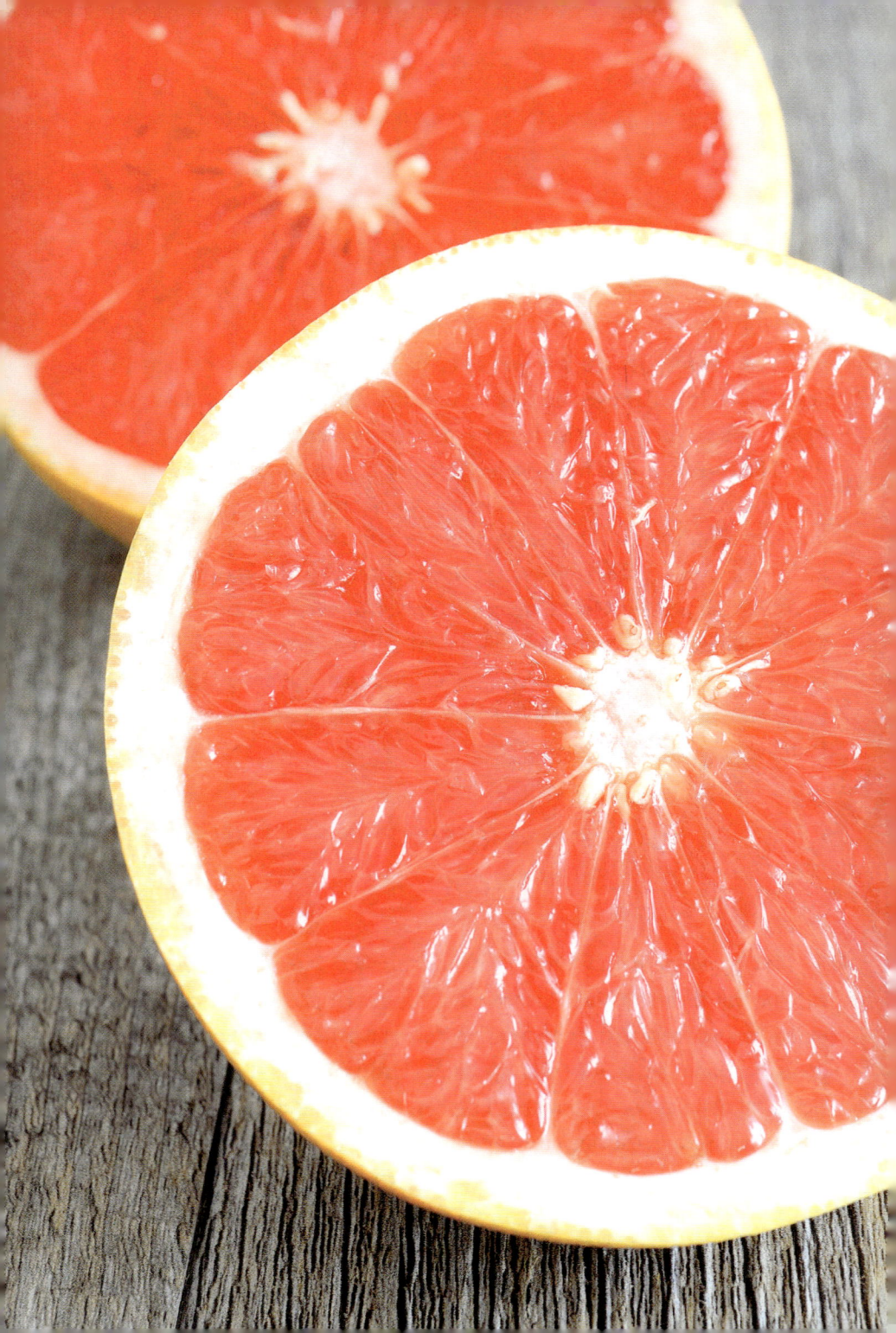

den Aromatherapeuten geschätzt, denn schon frühzeitig erkannte man die ausgleichende Wirkung des *Geraniums* auf das Hormonsystem, seine leicht adstringierende Wirkung auf die Talgdrüsen der Haut und seine ausgleichende und nicht zuletzt aphrodisierende Wirkung.

Geranium stellt das innere Gleichgewicht wieder her, vertreibt negative Gedanken, unfreundliche Stimmungen und öffnet die Augen für die schönen Seiten des Lebens.

Anwendung: *Geranium wirkt ausgleichend auf Menschen, die seelisch ständig beunruhigt sind. In nicht zu hohen Konzentrationen kann Geranium ebenso anregend wie aphrodisierend sein.*

Grapefruit

Die würzigsten *Grapefruits* für die Aromatherapie werden in Florida und Kalifornien angebaut, die klare Essenz wird im Kaltpressverfahren aus den Schalen gewonnen.

Das herb duftende *Grapefruitöl* verströmt Frische im Raum und vermittelt den Eindruck von Sonne, Wellen und Surfboards. Aber in Kalifornien liegt auch das Silicon Valley – die Heimat der Computer. Fast auf dem gleichen Breitengrad befindet sich auf der anderen Seite der USA Florida – die Heimat der NASA. Beides Plätze, an denen harte Denkarbeit geleistet wird.

Und dafür ist der Duft der *Grapefruit* optimal, denn ihr Duft wirkt anregend bei Müdigkeit und Überanstrengung! Ein Öl für Menschen, die mit Schwung und Optimismus eine Aufgabe bewältigen und dabei nicht auf die Uhr schauen – wichtig ist das Ergebnis. Ich hielt *Grapefruit* zunächst für ein ›Anfängeröl‹, das mich zudem an die stets vergeblichen Schlankheitskuren meiner ersten Frau erinnerte. Aber *Grapefruit* hat etwas; sie gibt die Frische für die von meiner Frau komponierte Creation ›Winterlicher Waldspaziergang‹ und ist dabei, wenn ich – irgendwann um Mitternacht herum – einen etwa zwanzig Jahre alten Flipperautomaten liebevoll restauriere.

Anwendung: *Männlich-herb und erfrischend, ein Duft für Menschen, die gerne faulenzen – aber erst nachdem sie Leistung gebracht, eine Aufgabe selbstständig und optimal gelöst haben.*

Immortelle

Dieser kleine Korbblütler ist in Mittel- und Südeuropa heimisch. Die *Immortelle* produziert nur wenig ätherisches Öl (0,1 %), das der Pflanze zudem noch durch Alkohol entzogen werden muss. Für ein Kilogramm Essenz wird eine Pflanzenmenge von etwa 1000 Kilogramm benötigt.

Schon die kräuterkundigen ›weisen Frauen‹ verordneten die *Immortelle* oder ›Italienische Strohblume‹ bei Frauenleiden, und in sogenannten ›Hexenrezepten‹ findet man sie wieder, denn äußerlich angewendet hilft die *Immortelle* bei der Behandlung von verschiedenen Hauterkrankungen, macht die Haut weich und fördert die Durchblutung.

In der Aromalampe verbreitet *Immortellenöl* einen fruchtig-süßen, honigartigen Duft; dieser hat es allerdings ›in sich‹!

Immortelle ist hervorragend geeignet für Menschen, ›die in den Wolken schweben‹, also zu wenig Kontakt zur Erde, zu ihren Wurzeln haben.

Anwendung: *Immortelle wärmt die Seele und schenkt innere Ruhe und Harmonie, sie wirkt erdend bei geistigen Höhenflügen und anregend bei Konfliktbewältigungen.*

Nebenbei: Im 15.–16. Jahrhundert nahmen die Hexenverfolgungen in solch einem Maße zu, dass selbst ganz unwissende und unerfahrene Laienrichter in abgelegenen Landesteilen vor dem Problem standen, wie sie die

Hexenprozesse durchführen sollten. In England half ihnen die Einführung des ›Hexenstechens‹ (witchpicking) eine Zeit lang bei der Lösung des Problems. C. L. Estrange Ewen beschrieb Szenen des Hexenstechens in Newcastleon Tyne folgendermaßen:

»*Sobald der Hexenschnüffler erschien, schickten die Stadtrichter ihre Ausrufer durch die Straßen, die mit Geschrei und Schellengetöse die Leute aufforderten, jeder, der eine Frau als Hexe anklagen wolle, solle dies bei der dazu ernannten Person tun. Die angeklagten Frauen wurden ins Rathaus gebracht und nackt ausgezogen. Dann wurden jeder Frau in aller Öffentlichkeit Nadeln in den Körper getrieben, vorzugsweise in ›Hexenmale‹ wie Leberflecken oder Warzen. Blutete sie, war sie keine – blutete sie jedoch nicht, war sie eine Hexe. Die meisten dieser Frauen wurden für schuldig befunden.*«

Kundige Frauen, oder solche, die sich entsprechende Elixiere leisten konnten, rieben sich, sobald sich der Hexenschnüffler – oder diesseits des Kanals auch ›Hexenkommissar‹ – näherte, vorsorglich mit *Immortelle* ein.

Jasmin

Jasmin ist eine der wenigen Pflanzen, die nur nachts duften. Deshalb kann sie nur nach Sonnenuntergang und vor dem Morgentau, ›bevor sie ihren Duft der Sonne geschenkt hat‹, geerntet werden. Ein geübter Pflücker oder auch ein Kind (!) – denn in Indien und den Mittelmeerländern, wo der *Jasmin* vorwiegend angebaut wird, sieht man das nicht so eng – schafft pro Nacht 10 000 bis 15 000 Blüten, die sofort verarbeitet werden müssen. In früheren Zeiten geschah dies durch Enfleurage, heute mittels der Extraktion durch tierisches Fett, Lösungsmittel und anschließenden Destillationsvorgang.

Jasminöl besitzt einen schweren, süßen, fruchtigen Duft mit stark erotisierendem Unterton und kann in hohen Konzentrationen betäubend wirken.

> »Jasminblüten sind am Strauch gleich Himmelssternen aufgegangen: Die roten Streifen glänzen dran wie frischgeküsste Mädchenwangen.«
>
> Al Mutadid

Jasmin, die Königin der Nacht oder das Mondlicht im Hain, wie diese Blume in Indien genannt wird, dringt wie ein süßer Strom in tiefe Schichten der Seele und öffnet verschlossene Türen der Seele.

Die Königin der Nacht regt auf geheimnisvolle Weise die Sinnlichkeit an – die Inder wussten das von jeher. In ihrer erotischen Malerei finden sich viele schöne Darstellungen von Liebenden bei Mondschein, in Gärten oder an Seen, in Mondlicht gehüllt, und immer sind *Jasminblüten* dabei.

Jasmin ist ein sehr starkes Aphrodisiakum, es hilft bei emotionalen Schwierigkeiten, vor allem bei jenen, die Beziehung und Sexualität betreffen.

Jasmin ist der Schlüssel zum Paradies – und das Paradies ist hier und jetzt!

Aber *Jasmin* ist nicht nur die Sinnlichkeit schlechthin, anstehende Probleme werden mit ihm leichter bewältigt, denn häufig liegen scheinbar unüberwindliche Blockaden im Gefühlsbereich. Psychische Leiden wie seelische Verkrampfungen, Kälte, Angst und Paranoia können mit dem Duft dieser Blume angegangen werden.

Anwendung: *Jasmin aktiviert die wärmenden und öffnenden Eigenschaften, unterstützt unsere Fähigkeit zur Hingabe und öffnet das Herz für die Schönheit.*

Kamille

Kamille wird auch *Hermel*, *Kopfkamille*, *Kindbettblume* oder *Mutterkraut* genannt und gehört im weitesten Sinne zur Familie des *gemeinen Gänseblümchens*; in der Aromatherapie findet man die Kamille in etlichen Varianten (blau, wild und römisch sind die beliebtesten).

Im alten Ägypten weihten die Hohepriester die *Kamille* der Sonne, weil diese Pflanze fiebersenkend wirkt. Auch die alten Germanen opferten dem Sonnengott Balder hin und wieder ›maythem‹, wie sie die *Kamille* nannten, und zahlreiche romantische Poeten verfassten, angeregt von dem berauschenden Duft der *Kamille*, gar manches Sonett an die jeweilige Geliebte.

Der Duft der *Kamillenblüten* wurde oft mit dem Geruch der Äpfel verglichen, so hieß sie auch bei den Griechen ›kamai melon‹, der ›niedrig am Boden wachsende Apfel‹. Vielfach wurde die *Kamille* als Pflanzendoktor angesehen, weil man der Meinung war, dass sie in der Nähe wachsende Pflanzen gesund hielt.

Das Chamazulen und das L-Bisabolol sind die wichtigsten Bestandteile der Kamille, die entzündungshemmend wirken, und dem Flavonglykositen schreibt man eine krampflösende Wirkung zu. Das Zusammenspiel dieser Wirkstoffe bewirkt einen karminativen (blähungstreibenden) Effekt.

Das ätherische Öl der *Kamille* wird aus den Blütenköpfen destilliert. Die leicht bläuliche Essenz hat einen seltsamen, entfernt an Äpfel erinnernden, leicht salzigen Geruch. Im Handel erhält man diese Essenz vielfach in Mandelöl gelöst, was ihm einen frischen, süß-aromatischen Kräuterduft verleiht.

Das ätherische Öl der *Kamille* ist aufgrund seiner komplizierten Zusammensetzung nicht lange haltbar.

Anwendung: *Kamille wirkt stärkend, beruhigend, schmerzlindernd, regt die Verdauung an und ist antibakteriell wirksam.*

Kardamom

Ist seit jeher ein Bestandteil der indischen Küche. Für die Aromatherapie wird dieses Ingwergewächs in Indien, Ceylon und Java angebaut. Mit der Wasserdampfdestillation wird das klare ätherische Öl aus den Samen gewonnen.

Der sehr angenehme, exotische, würzig-frische Duft wirkt sanft erwärmend, stimmungshebend, erfrischend und stimulierend auf das Gehirn.

Anwendung: *Kardamom muntert auf, belebt und durchwärmt die Seele. Es gibt einen starken Impuls, den Lebenssituationen wieder mit Zuversicht zu begegnen.*

Karottensamen

Werden in fast allen Teilen Europas, den USA und in Zentralasien für die Aromatherapie angebaut. Die Essenz wird mit der Wasserdampfdestillation aus den zerkleinerten Samen gewonnen.

Der Duft des *Karottensamens* ist allerdings nicht jedermanns oder jederfraus Sache. Er ist sehr erdig, etwas waldig, soll jedoch Unvoreingenommenheit schenken.

Karottensamen haben äußerlich angewendet ausgezeichnete hautpflegende Eigenschaften; man findet sie in zahlreichen Gesichtscremes, -masken und -ölen. Ins Sonnenöl gemischt waren Karottensamen wegen ihrer bräunungsfördernden Wirkung lange Zeit ein Geheimtipp.

Anwendung: *Ein Duft für Menschen, die sich frei machen möchten von Fremdbestimmung und Anpassungsmechanismen.*

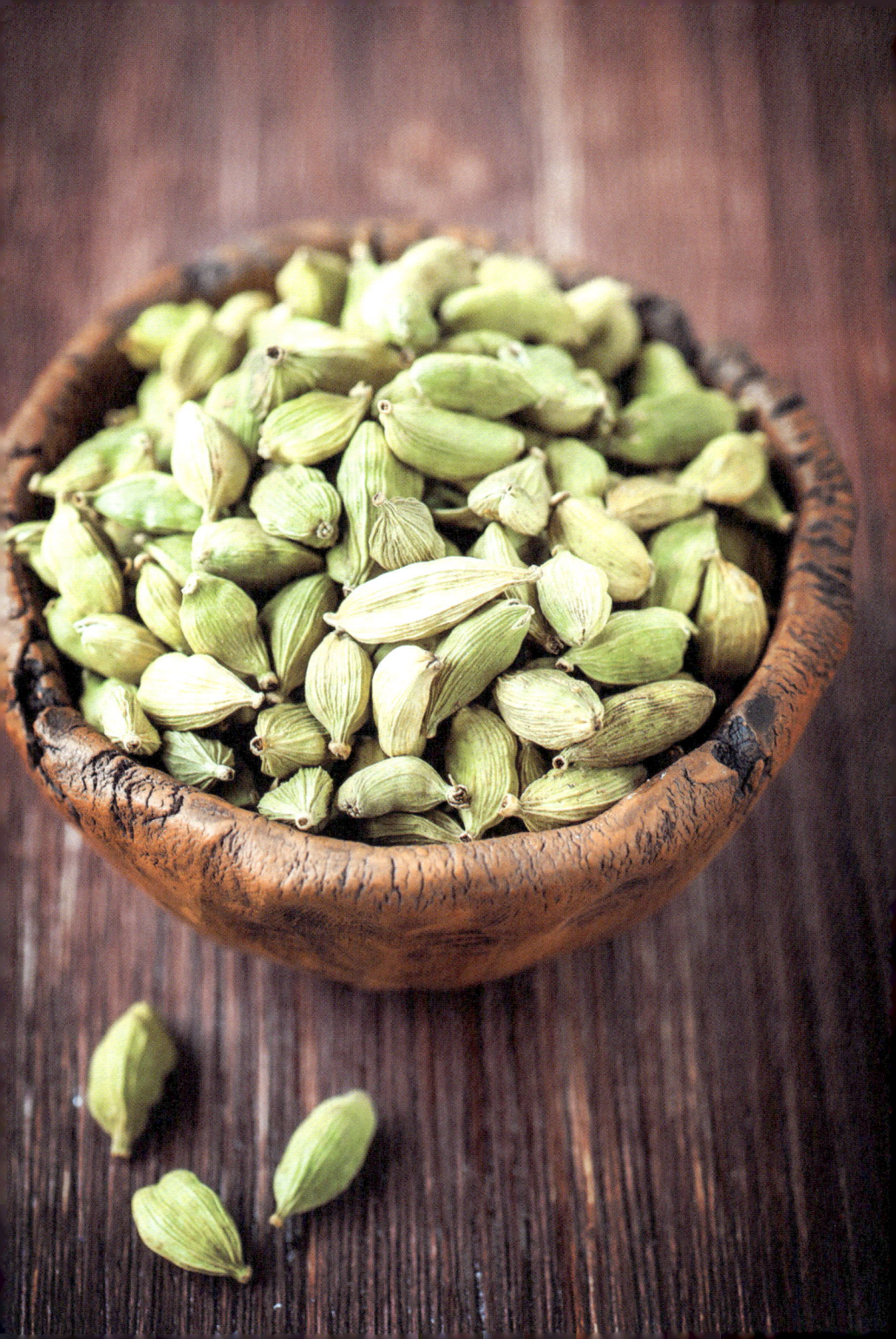

Kiefer

Die Indianer Nordamerikas kannten bereits die dem Skorbut vorbeugende Wirkung der *Kiefernnadeln*, und Attis, in der klassischen Mythologie der Gott der Fruchtbarkeit, kastrierte sich aus Liebesqual ausgerechnet unter einer *Kiefer*, woraufhin der Geist des Gottes in den Baum fuhr. Daraufhin wurden die *Kiefernzapfen* als Fruchtbarkeitssymbole verehrt, weil sie wiederum der Göttin der Liebe als heilig galten – die Anhänger Sigmund Freuds werden an dieser Stelle aufmerken!

Zwillingskiefern jedenfalls sind seit jeher Symbole der Treue und der leidenschaftlichen Liebe. In Japan gilt die Kiefer – als der Baum, der Wind und Wetter standhält – als Symbol der Lebenskraft und der Persönlichkeit, die Schwierigkeiten des Lebens unbeschadet bewältigt. In China, wo sie ebenfalls seit Jahrtausenden zum Ausräuchern von Wohnräumen verwendet wird, gilt sie als Kultpflanze, die durch ihren aromatischen Duft die Geister der Verstorbenen anlockt.

In den Alpen, in einer Höhe von 1800 bis 2400 Metern, der »Kampfzone«, begegnet man der zähen und trotzigen Zirbelkiefer oder *Arve*. Alpenländische Sagen und Märchen berichten von guten *Arvengeistern*, die hilfreich eingreifen, wenn erschöpfte Wanderer in den Abgrund zu stürzen drohen. In J.R.R. Tolkiens ›Herr der Ringe‹ standen die *Arven* für die charaktervollen Baumriesen vom ›Alten Wald‹ Pate.

Die *Kiefer* ist seit jeher das Sinnbild für ungebrochenen Lebenswillen, Ausdauer, Stärke und einen freien Geist, der sich den Normen nicht beugt und nie unterwürfig ist. Genauso ist auch ihr Duft, er weckt die Lebensgeister und ist gut für Menschen, denen es an Mut, Ausdauer, Selbstbewusstsein und Durchsetzungsvermögen mangelt.

Durch den hohen Anteil an ganz profanem Terpentin wirkt die Essenz der *Kiefernnadel* antiseptisch. Je rauer das Klima, in dem die *Kiefer*, auch die Latschenkiefer, wächst, desto frischer und intensiver ist ihr balsamischer Duft nach Gebirgswald.

Anwendung: *Erschöpfung und Ermüdung, Schnupfen, Bronchitis und als Raumdesinfektionsmittel.*

Koriander

Koriander ist ein Doldenblütler, der heute vorwiegend in der ehemaligen UdSSR angebaut wird. Seit alters her wird der *Koriander* als Küchen- und Medizinkraut sowie zur Parfümherstellung von den unterschiedlichsten Kulturen verwendet; so soll er sogar in den *Hängenden Gärten Babylons* gewachsen sein. Seinen Namen allerdings soll der *Koriander* von dem griechischen Wort ›koris‹ (= Wanze) erhalten haben, weil frisch zerriebene *Korianderblätter* ähnlich wie diese netten Tierchen riechen. Die Männer mischten ihn jedoch trotzdem in ihre Liebestränke, weil sie an die liebesfördernde Kraft des *Korianders* glaubten, während die Chinesen der Ansicht waren, der *Koriandersamen* berge das Geheimnis der Unsterblichkeit in sich.

Die Ägypter gaben *Koriander* ihren Toten mit ins Grab – wenn sie nicht einen Wein daraus kelterten, von dem es hieß, dass er ruhigen Schlaf und schöne Träume schenke. Das alte Testament erwähnt *Koriander* bereits als eins der Kräuter des Passahfestes: »*Und das Haus Israel hieß es Manna. Und es war wie Koriandersamen und weiß, und es hatte einen Geschmack wie Semmel mit Honig.*« (2. Mose 16, Vers 31)

Die Essenz wird durch Wasserdampfdestillation der Frucht gewonnen. Sie ist von feiner, farbloser Konsistenz mit würzigem, leicht süßlichem Duft.

> »Und das Haus Israel hieß es Manna. Und es war wie Koriandersamen und weiß, und es hatte einen Geschmack wie Semmel mit Honig.«
>
> 2. Mose 16, Vers 31

Koriander wird gerne von älteren Menschen verwendet, weil er eine warme, anregende Wirkung auf Körper und Geist besitzt. Er eignet sich, besonders mit *Zitruszusätzen*, vorzüglich als Badezusatz oder Massageöl.

Anwendung: *Koriander mildert nervöse Schwäche und stärkt das Gedächtnis, wenn die Schwäche durch Langeweile oder einen Mangel an Anregung bedingt ist. Früher verwendete man Koriander auch als Aphrodisiakum.*

Lavendel

Leitet sich von dem lateinischen Verb *lavare* (›waschen‹) her, denn schon die alten Römer, die für eine gewisse Lebensqualität bekannt waren, pflegten ihrem Bad *Lavendelöl* beizugeben, und auch heute noch trifft man *Lavendel* vereinzelt in feinen Seifen an.

Früher glaubten die Menschen, die Keuschheit eines Mädchens schützen zu können, indem man ihm *Lavendelwasser* in die Haare oder sonst wohin sprenkelte.

Im Mittelmeerraum beheimatet, wird die *Lavendelstaude* auch nördlich der Alpen, in England und Frankreich in Gärten und Kulturen angebaut. Man nennt den Lavendel auch *Nervenkräutlein*, *Schwindelkraut* oder *Zitterblümchen*.

Die Essenz gewinnt man im Destillationsverfahren aus den Blütenrispen. Sie ist leicht gelblich und von klarem, frischem, lieblichem Blütenduft.

Hildegard von Bingen empfahl *Lavendel* zur ›Förderung des reinen, tugendhaften Charakters‹, wurde doch *Lavendel* symbolisch auf die Tugenden Marias bezogen, und der *wilde Lavendel* sang in Tausendundeiner Nacht: »Ich bin so glücklich und frei.«

Der Duft des *Lavendels* erzeugt ein Gefühl der Weite, er hilft, verbissene Gedanken loszulassen, und kühlt ›den heißen Kopf‹. Sogar gegen den Biss der Schwarzen Witwe soll *Lavendel* helfen – ich habe es allerdings noch nicht nachgeprüft.

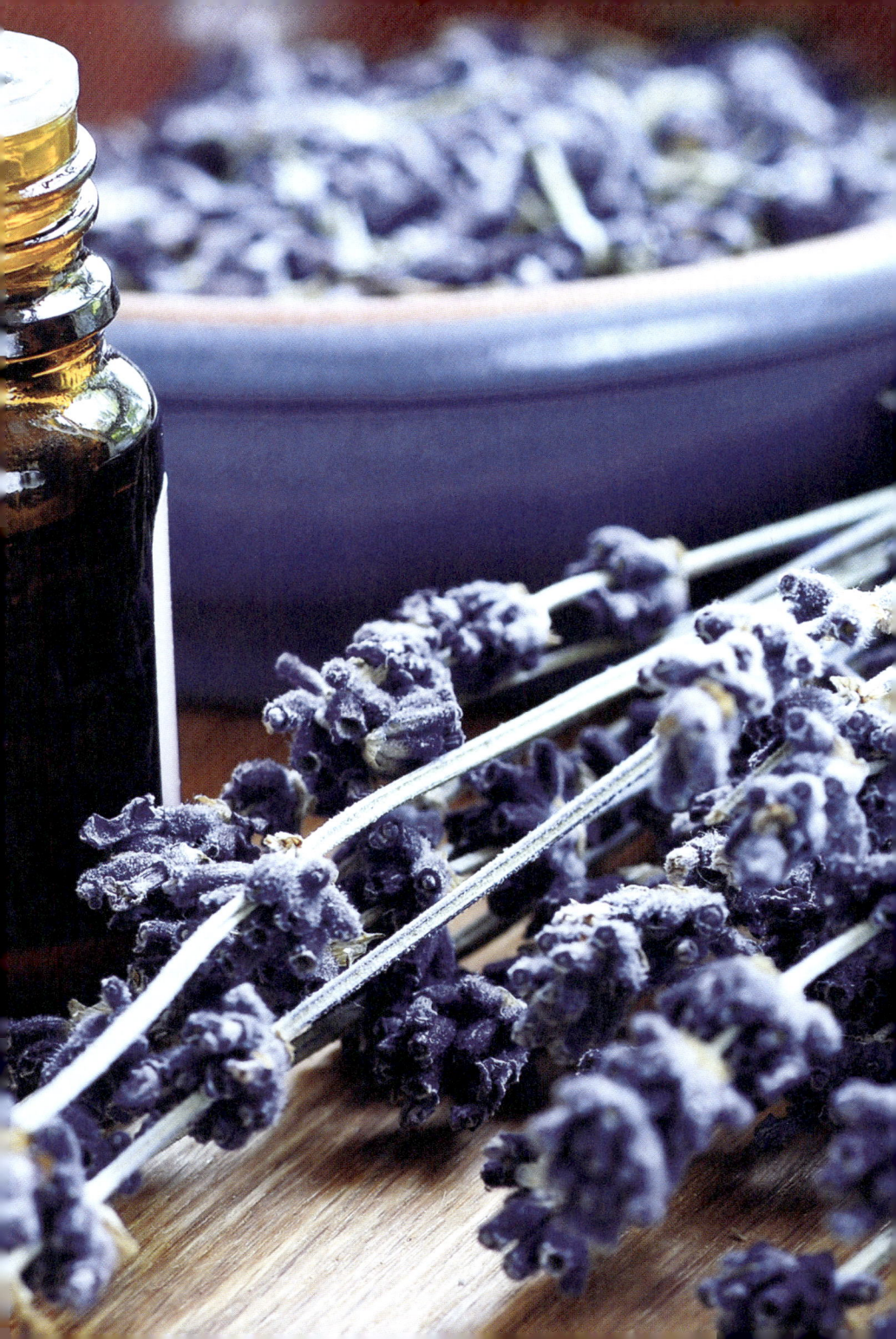

In dem Kapitel über Wasserdampfdestillation gehe ich noch etwas ausführlicher auf den *Lavendel* ein.

Anwendung: *Die ausgleichende Wirkung des Lavendels kommt am besten Menschen zugute, die unter Stress und Stimmungsschwankungen leiden. Weiterhin hilft Lavendel bei Schlaflosigkeit, nervöser Anspannung und einigen Formen der Depression.*

Nebenbei: Liebende schickten und schicken sich ihre zärtlichen Briefe mit *Lavendel* parfümiert. Als auch ich dies als Jüngling einmal tat, fragte die damalige Dame meines Herzens, was denn der ›Seifengeruch‹ solle. Irgendwie versiegten die zärtlichen Gefühle ...

Lemongras

Gehört wie *Citronellagras* und *Vetiver* zur Familie der duftenden, tropischen Gräser. In seinem Ursprungsland Indien gilt *Lemongras* seit langem als erprobtes und bewährtes Heilmittel. Für die Aromalampe wird die Essenz des *Lemongrases* mittels der Wasserdampfdestillation gewonnen. Heraus kommt ein gelbliches Öl mit starkem, zitrusartigem Duft, der eine optimistische Stimmung erzeugt, wie ein Sonnenstrahl, der in die Seele fällt.

Lemongras ist einer meiner persönlichen Lieblingsdüfte, weil es erstens ziemlich männlich riecht und zweitens bei Müdigkeit und Konzentrationsschwäche recht effektiv ist.

Der Duft des *Lemongrases* wirkt vornehmlich auf die linke Hälfte des Gehirns und unterstützt somit die Denkfähigkeit, was sich bei mir dahingehend bemerkbar macht, dass ich lange und komplizierte Genitivsätze zu formulieren in der Lage bin, was allerdings nicht immer auf die grenzenlose Begeisterung des Lesers stößt – aber es dürfte auch einer der Gründe sein, dass mit *Lemongras* gefüllte Aromalampen recht häufig in Büros und bisweilen auch in Konferenzzimmern anzutreffen sind, was nicht nur die Aufmerksamkeit der tüchtigen Sekretärin erregen dürfte!

Anwendung: *Lemongras reinigt und erfrischt die Raumluft, motiviert zu neuen Taten. Der Duft wirkt tonisierend sowie belebend bei Müdigkeit, Konzentrationsschwäche und langen Autofahrten.*

Nebenbei: Als Geheimtipp für den Morgenmuffel gilt auch Duschgel mit Lemongras, und der Autofahrer wird den erfrischenden, klaren Duft des *Lemongrases* nicht nur auf langen Strecken zu schätzen wissen. Meine liebe Frau reagierte allerdings zunächst einmal etwas ungehalten, als sie einen mit *Lemongras* getränkten Tampon in der Lüftung unseres Autos fand, aber ich bin noch immer stolz auf diesen kreativen Einfall.

Limette

Dieses Rautengewächs ist in Indien und Südeuropa beheimatet. *Limettenöl* gilt als das spritzigste und frischeste der *Zitrusöle*. Seine Essenz wird durch Kaltpressung oder auch durch Destillation aus der Fruchtschale gewonnen.

Der exotisch-frische Duft wirkt belebend, erheiternd und aufmunternd. Bei Versuchen, in denen unterschiedlichste Düfte in Büroräumen ›verdunstet‹ wurden, stellte sich heraus, dass die Anzahl der Tippfehler unter dem Einfluss der *Limette* deutlich sank.

Anwendung: *Limette ist der optimale Duft für Menschen, die in trüben Momenten ›einen Spritzer‹ Optimismus brauchen.*

Lorbeer

Der *Lorbeerbaum* ist in Europa und auf dem amerikanischen Kontinent beheimatet und wurde zum Unsterblichkeitssymbol. In der Antike galt *Lorbeer* als physisch und moralisch reinigend. Man schrieb ihm sogar die Fähigkeit zu, dichterische Inspiration und Weissagekraft zu verleihen. *Lorbeer* war vor allem dem Gott Apollo gewidmet.

In Verbindung mit Triumphzügen tauchte *Lorbeer* zunächst wegen der ihm zugeschriebenen Reinigungskraft auf – man wollte sich von dem im Krieg vergossenen Blut reinigen.

Später erst haftete ihm der Geruch von Ruhm und Ehre an, allerdings mit Bezug auf seine Unsterblichkeitsbedeutung. Aus diesem Grunde wurde großen Poeten und Feldherren der *Lorbeerkranz* geflochten, Letzteren allerdings nur nach blutig errungenem Kampf – im Gegensatz zur *Myrte*, deren Kranz das Haupt dessen schmückte, der auf unblutige Weise einen Sieg errang. Übrigens galt *Lorbeer* als blitzabweisend.

Heute wird die Essenz des *Lorbeers* aus den Blättern gepresst. Sie riecht süßlich und leicht nach Eukalyptus. *Lorbeer* stimuliert die vitalen Funktionen des Körpers, er verbreitet eine klärende, feierliche, fast würdevolle Atmosphäre.

> **Anwendung:** Lorbeer hilft bei Erkältungskrankheiten und wirkt sowohl stärkend als auch befreiend auf das Gemüt. Gut geeignet für Menschen mit Minderwertigkeitsgefühlen.

Majoran

Das Krautgewächs ist im Fernen Osten und im Mittelmeerraum zu Hause, in Ägypten wird es seit über 3000 Jahren kultiviert. Die Inder verehrten den *Majoran* und weihten ihn den Göttern Shiva und Vishnu, und auch die Mythologie hält eine Geschichte über den Majoran für uns bereit.

> *Ein junger Mann namens Amarakos, seinerzeit im Dienste des zypriotischen Königs Kinyras, stieß eines Tages ein Gefäß mit kostbarem Parfüm um und fiel in Ohnmacht, wobei der Mythos nicht erwähnt, ob dies eine Folge der Überdosis des Parfüms war oder der Angst vor den Repressalien des Königs. Mitleidige Götter, die zufällig zugegen waren, wie es sich für einen ordentlichen Mythos gehört, nahmen sich des jungen Mannes an und verwandelten ihn in eine Majoranpflanze, um ihn vor dem Zorn des Königs zu schützen. Der Mythos überliefert allerdings nicht, ob der alte Kinyras die Pflanze wachsen oder ausreißen ließ, wahrscheinlich Letzteres.*

Das ätherische Öl des *Majorans* mit seinem kräftig aromatisch-würzigen Duft wird durch Wasserdampfdestillation aus den blühenden Spitzen gewonnen. Es ist von hellgelber bis klarer Konsistenz. *Majoran* steht in dem Ruf, als ›Anti-Aphrodisiakum‹ zu wirken. In früheren Zeiten wurde *Majoran* benutzt, um die sexuellen Regungen bei Klosterinsassen und Waisenheimbewohnern zu unterdrücken.

Anwendung: *Majoran hilft gegen Trauer und Einsamkeit, Schlaflosigkeit, Hysterie und nervöse Anspannung. Er hat zudem eine stark wärmende Eigenschaft, die primär im geistig-seelischen Bereich spürbar wird – und zwar immer dann, wenn extreme Gefühlsäußerungen zu beherrschen sind.*

Mandarine

Mandarine ist neben der *Orange* eine der beliebtesten Südfrüchte. *Mandarinenöl* für die Aromalampe wird aus den Schalen gepresst und duftet blumig-frisch. Speziell Kinder und Menschen, die ›sich ein junges Herz bewahrt

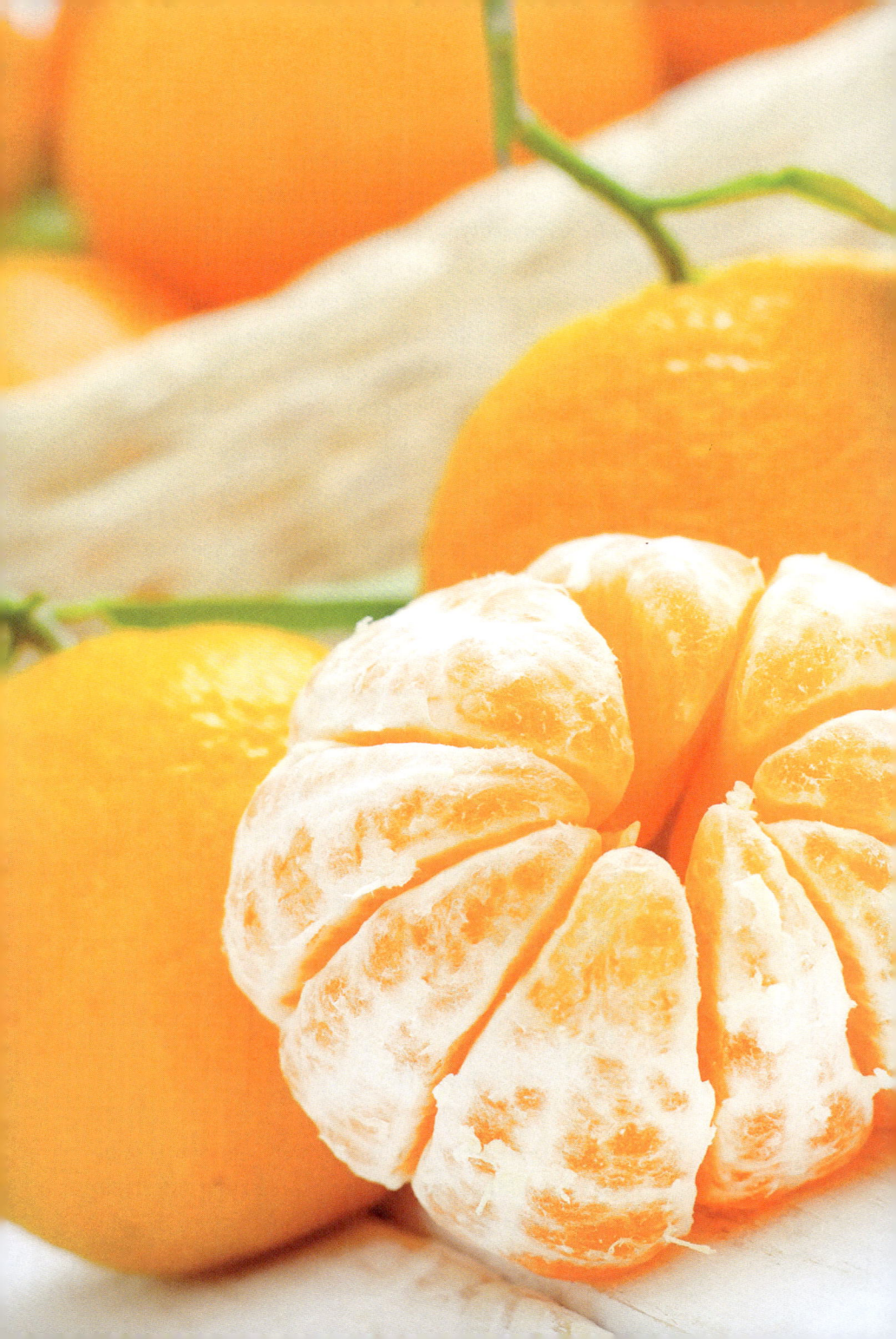

haben‹, schätzen diesen Duft sehr. Der frischen, unschuldigen Heiterkeit der *Mandarine* kann kaum jemand widerstehen.

Anwendung: *Der Duft wirkt sanft beruhigend, entspannend und ausgleichend und eignet sich für Orte, an denen Trübsal geblasen wird, Lustlosigkeit herrscht oder sich tödliche Langeweile auszubreiten droht.*

Melisse

Wird in unseren Breiten auch *Herztrost, Immenblatt, Mutterkraut, Bienenkraut* oder *Frauenwohl* genannt. Die Heimat der *Melisse* ist das östliche Mittelmeergebiet und der Orient. Heute wird sie auch in Ostasien, speziell in Indonesien, angebaut. Die Essenz der *Melisse* wird aus den jungen Blättern und Triebspitzen gewonnen, die kurz vor der Blütezeit geerntet werden müssen. Da die Blätter nur 0,05 Prozent ätherisches Öl enthalten, ist reines *Melissenöl* nahezu unerschwinglich. Für die Aromatherapie kommt diese Essenz deshalb mit *Zitronell-* oder *Lemongras* gestreckt in den Handel (*Melissa indicum*).

Auf kaum eine andere Pflanze werden so viele Lobeshymnen gesungen wie auf die *Melisse.* Schon Karl der Große ließ die *Melisse* in den Klostergärten anbauen, weil man schon damals ihre Heilwirkung bei vegetativer Dystonie, Grippe und Erkältungen, ihre hautpflegende Wirkung sowie ihren feinen, frischen, zitrusartigen, eleganten Duft zu schätzen wusste.

Die barfüßigen Karmeliter führten 1611 den *Melissengeist* bzw. den *Karmelitergeist* in Paris ein, und auch Hildegard von Bingen schrieb: »Die *Melisse* hat die Kraft von 15 Kräutern, muntert auf und stärkt das Herz.« Avicenna meinte: »*Melisse* macht das Herz froh und stärkt die Lebensgeister, sie vertreibt die dunklen Gedanken und gleicht übermäßige Schwarzgalle aus.« (Heute würde man die ›Schwarzgalle‹ als Gallenschmerzen, hervorgerufen durch negative Gedanken, definieren.)

Auch der große Paracelsus schätzte die *Melisse*, die er als ›Lebenselixier‹ bezeichnete. Er entwickelte eine Mischung aus *Melisse* und Kaliumkarbonat, die als ›primum ens melissae‹ in die Analen der Medizin einging.

Die Essenz der *Melisse* genießt einen guten Ruf als ›Schutzöl‹, weil sie hilft, Gelassenheit und innere Ausgeglichenheit zu finden, zudem soll sie die ›Weisheit des Herzens‹ stärken. *Melisse* gilt als wirkungsvolles Heilmittel bei Depressionen, Erregungszuständen, Schlafstörungen, Albträumen und Schock. Sie hilft, Spannungen und Blockaden zu beseitigen und den eigenen Rhythmus zu finden.

Anwendung: *Melisse verströmt einen Duft, der Vertrauen erweckt und der es leicht macht loszulassen. In dieser geborgenen, schützenden Atmosphäre wird es möglich sein, den Verstand ruhigzustellen, alles Bedrückende hinter sich zu lassen und wieder die eigene Mitte zu spüren.*

Moschus

Gehört zu den Hibiskusgewächsen, deren getrockneten Samen durch ein aufwendiges Extraktionsverfahren die Duftstoffe entzogen werden. In Afrika, Indien und Java kommen diese Gewächse vor. Es gibt allerdings im Hochgebirge Innerasiens auch Moschustiere, geweihlose rehähnliche Hirsche, deren Männchen mit Hauerzähnen und einer Drüse ausgerüstet sind, aus der sie *Moschus* absondern. Dies tun sie, um die Weibchen ihrer Gattung anzulocken.

Aber der ebenso durchdringende wie stimulierende Geruch übt auch beim Menschen seine Wirkung aus, was ihm den wenig schmeichelhaften Spitznamen ›Nuttendiesel‹ einbrachte. Dadurch, dass *Moschus* unsere ›tierischen Triebe‹ anspricht, aktiviert er die dort befindliche Energie – was auch mal in eine Achterbahnfahrt ins Unbewusste ausarten kann.

Anwendung: *Ideal für Menschen, die ihre Gefühle nicht so einfach zeigen oder ausleben wollen.*

Muskatellersalbei

Er gehört zur *Salbeifamilie* und ist in Italien, Jugoslawien, Südfrankreich und der Schweiz zu Hause. Das klare, süße, fast blumige ätherische Öl wird durch Wasserdampfdestillation aus der ganzen Pflanze gewonnen. Es hat eine krampflösende Wirkung und bakterienabtötende Eigenschaften. *Muskatellersalbei* sollte in der Aromatherapie dem gemeinen *Gartensalbei* vorgezogen werden, denn der gemeine *Gartensalbei* kann schon in kleinen Dosen giftig wirken und bei Epileptikern einen Anfall auslösen.

Muskatellersalbei jedoch ist ein ausgezeichnetes Beruhigungsmittel. Er wärmt, beruhigt und führt zu Wohlgefühlen. Auf manche Menschen kann er leicht euphorisierend wirken und sollte deshalb nicht zusammen mit Alkohol genossen werden. In der Tat wurde *Muskatellersalbei* in früheren Zeiten »dem Biere beigegeben, damit dieses mehr zu Kopfe steige und auch damit es den Trunkenbolden besser schmeckt. Danach werden sie je nach ihrer Veranlagung betrunken bis zur Bewusstlosigkeit, Albernheit oder Raserei.«

Muskatellersalbei gilt heute als besonders geeignet für schöpferisch arbeitende Menschen, stimuliert das Unbekannte und Ungewöhnliche, regt die Kreativität an und inspiriert. Der Duft wirkt in der Weise verjüngend, dass man Dinge wagt, die man schon lange nicht mehr getan hat; er ist ideal für Menschen in der Midlife-Crisis.

Anwendung: *Muskatellersalbei hilft bei Übererregung, die zu Schlaflosigkeit führt. Bei einigen Formen von Frigidität und Impotenz, wenn sie durch Ängste oder Druck von außen ausgelöst werden, kann Muskatellersalbei helfen, ebenso bei Hysterie oder nervösen Depressionen, die zu innerer Unruhe führen.*

Nebenbei: Als ich anfing, für dieses Buch zu recherchieren und die Essenzen selbst auszuprobieren, dachte ich: ›Das ist dein Öl!‹ Zumal ich das Gefühl hatte, mitten in besagter Midlife-Crisis zu stecken. Aber nachdem ich *Muskatellersalbei* in meiner Aromalampe hatte, konnte ich mich so gar nicht mit diesem Duft anfreunden. Vielleicht bin ich ja auch unkreativ, aber das stört mich nicht, ich habe gerade *Melisse* in der Aromalampe.

Myrrhe

Der *Myrrhebusch* oder *Balsambaum*, ›Balsamodendron myrrha‹, ist im *Garten Eden* zwischen Euphrat und Tigris beheimatet und war unter dem Namen *phun* schon im alten Ägypten bekannt, wo man *Myrrhe* während ritueller Handlungen zu Ehren der Sonne verbrannte und als Medikament, Parfüm sowie Einbalsamierungsmittel hoch schätzte.

Die Griechen schrieben diesem kostbaren Harz eine sagenhafte Herkunft zu, indem sie es für ein Erzeugnis der Tränen Myrrhas, der Tochter des zypriotischen Königs Kinyras, hielten, die in einen Strauch verwandelt worden war.

Beim Bau einiger Tempel früherer Hochkulturen im Mittelmeerraum wurde *Myrrhe* dem Mörtel beigemischt, was ›Wohlgeruch‹ verbreitete, wenn der Tempel von der Sonne beschienen und somit erwärmt wurde.

Myrrhe war neben der *Narde* Bestandteil des heiligen Salböls der Israeliten; in der Bibel wird sie als eine der drei Gaben der Heiligen Drei Könige erwähnt. Sie wird häufig in symbolische Beziehung zum Leiden und Tod Christi sowie zu Buße und Askese der gläubigen Christen gesetzt.

Myrrhe gehört zu derselben botanischen Familie wie *Weihrauch* und ist eigentlich als Räucherwerk gebräuchlich. Im Mittelalter war es üblich, *Myrrhe* zu verbrennen gegen Unfruchtbarkeit, Pusteln, Runzeln und Haarausfall.

Die Essenz wird aus dem Harz des *Myrrhenbusches* im Extraktionsverfahren gewonnen, sie ist von trockenem, balsamischem, erdigem Duft, der

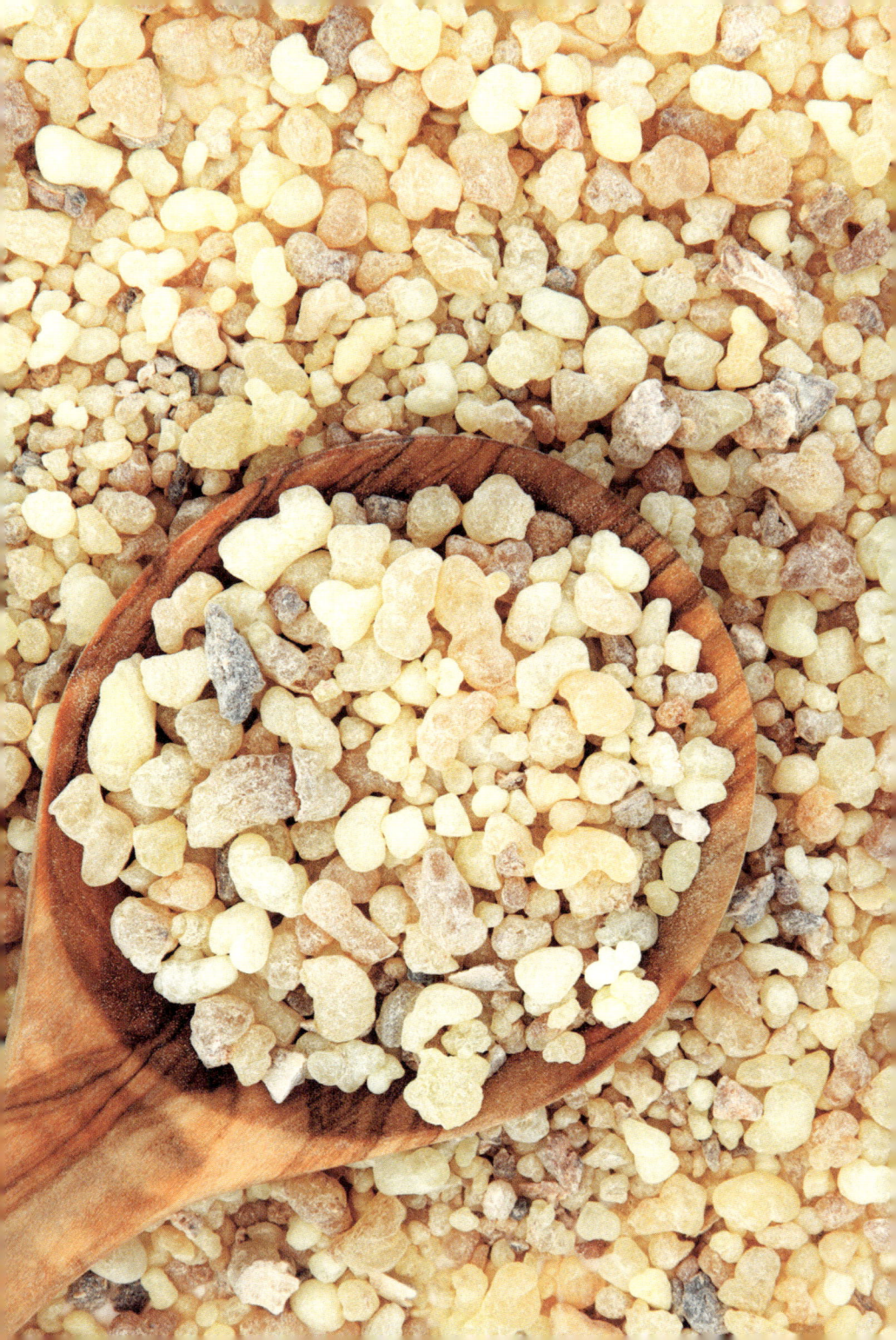

die Tür zum Geistigen öffnet. *Myrrhe* erzeugt eine feierliche Stimmung, die die Aufnahme göttlicher Wahrheit ermöglicht.

Anwendung: *Wirkt gegen Gefühlskälte und stellt eine ausgezeichnete Basis für eigene Kompositionen dar.*

Myrte

Das *Myrtengewächs* ist eine immergrüne Pflanze, die in den Mittelmeerländern und in Australien beheimatet ist.

Bereits im Jahre 1925 entdeckte der Wissenschaftler Arthur Penfold die starke antiseptische Wirkung der *Myrte*. Schon seit grauer Vorzeit kam die *Myrte* in zahlreichen Sagen sämtlicher Kulturkreise rund um das Mittelmeer vor, und meistens wurde sie der einen oder anderen Göttin als Mysterienpflanze zugeordnet. In der Antike war die *Myrte* der Aphrodite geweiht und daher sowohl Liebessymbol als auch Symbol der Unsterblichkeit.

Aphrodite, die Göttin der Schönheit und der Liebe, verbarg sich, nachdem sie aus dem Schaum des Meeres geboren worden war, in einem *Myrtengebüsch* vor den Blicken irgendwelcher Spanner. Daraus soll der Brauch resultieren, die Bräute mit *Myrte* als Symbol der Reinheit und Unschuld zu schmücken.

Auf zahlreichen Abbildungen der Antike findet man Myrtea, die schöne Göttin der *Myrten*, aber auch gleichzeitig Göttin des Todes, zusammen mit dem schönen Adonis in einem *Myrtengebüsch* sitzen. Während Adonis, der eigentlich für die *Rosen* zuständig war, auf ein ›fleischliches Abenteuer‹ zu hoffen scheint, dürfte ihm Myrtea von der Unberührtheit und Schönheit der Seele erzählt haben, denn der Duft der *Myrte* öffnet die Seele für die kosmische Schönheit der universellen Liebe.

Nicht umsonst trägt der Tod im Tarot eine schwarze Fahne mit einer geöffneten *Myrtenblüte* mit sich, als Symbol für das Aufblühen des Glaubens an die Menschheit, das ›Sichhingeben‹ an Gott.[5]

Die Essenz kann in einem relativ einfachen Destillationsverfahren aus den Blättern gewonnen werden, sie ist von aromatischem, frischem Duft und trägt dazu bei, die Aura, das feinstoffliche Umfeld des Menschen, zu reinigen.

Anwendung: *Myrtenduft harmonisiert wechselhafte Stimmungen, ist ideal zur Verbesserung des Raumklimas, besonders bei Tabakrauch, unterstützt die Meditation, hilft bei fehlender Gelassenheit und zu starker materialistischer Einstellung.*

Narde

Ist ein ›klassischer‹ Bestandteil der heiligen Salböle, wenn nicht sogar **das** Salböl schlechthin. Jesus soll nicht nur zu Ostern mit *Narde* gesalbt worden sein.

Die wahre Natur der *Narde* ist zu allen Zeiten Gegenstand beträchtlicher Kontroversen gewesen. Ptolemäus erwähnt sie als eine duftende Pflanze, deren beste Sorten bei Rangamati und an den Grenzen des heutigen Butan wachsen. Der bekannte Botaniker Plinius[6] sagte seinerzeit, es gebe von der *Narde* zwölf Arten, wobei die beste die indische sei. Er beschreibt die *indische Narde* wie folgt:

»*Es ist eine Pflanze mit einer großen, dicken Wurzel, aber niedrig, schwarz und spröde und auch ölig; sie hat auch einen der Zypresse sehr ähnlichen, muffigen Geruch mit einer scharfen, beißenden Note, wobei die Blätter klein sind und in Büscheln wachsen. Die Spitzen der Narde erweitern sich zu Ähren; daher ist die Narde so berühmt für ihre doppelte Frucht, die Spike oder Ähre und das Blatt.*«

Die Menschen der Antike scheinen die *Narde* mit einigen duftenden Gräsern Indiens verwechselt zu haben, was die möglicherweise irrtümliche Überlieferung erklären würde, dass Alexander der Große bei seinem Angriff auf Gedrosia vom Rücken seines Elefanten aus den Duft der von den Pferdehufen zertrampelten *Narde* riechen konnte.

Sir William Jones, der gelehrte Orientologe, widmete dieser Frage seine ganze Aufmerksamkeit und konnte nach mühsamen Untersuchungen zweifelsfrei feststellen, dass die *Narde* der Antike eine Pflanze aus der Familie der *Valerianaceae* war, die die Araber *Sumbul* – d. h. *Ähre* – und die Hindus *Jatamansi* nannten, was ›Haarlocken‹ bedeutet, wobei beide Bezeichnungen auf ihren Stengel verweisen, der eine gewisse Ähnlichkeit mit dem Schwanz eines Hermelins oder kleinen Wiesels aufweist. Es gab ihr den Namen ›*Valeriana jatamansi*‹, unter dem sie heute im Allgemeinen von Botanikern eingeordnet wird.

Das für die heutige Aromatherapie aus den Wurzeln destillierte *Nardenöl* ist von torfartigem, erdigem Geruch und wirkt ausgesprochen beruhigend. Im Ayurveda wird die *Narde* als Beruhigungsmittel gepriesen, in der Aromalampe im Schlafzimmer leistet sie bei Schlafstörungen ausgezeichnete Dienste, allerdings ist der humusartige Geruch nicht jedermanns oder jederfraus Sache. Hier schaffen einige Tropfen *Lavendel* oder *Neroli* Abhilfe. Die *Narde* wirkt zudem bei seelischen Schmerzen stark lindernd, fast betäubend.

> **Anwendung:** *Ein Duft für Menschen, die nicht nur nach seelischer Anstrengung eine Verschnaufpause, Ruhe und Frieden benötigen, um neue Kraft zu schöpfen.*

Neroli

Der *eingefangene Sonnenschein*, ein Produkt aus Orangenblüten, wird für die Parfümindustrie vorwiegend in Frankreich und Italien hergestellt. Die ersten Orangenbäume sollen im 12. Jahrhundert von portugiesischen Seefahrern aus Ostindien mitgebracht worden sein. Marokkanisches *Neroli* eignet sich wegen seines besonders blumigen Charakters bestens zur Destillation ätherischer Öle. Gepresstes Öl ist gelblich und verströmt einen süßen, jedoch trockenen Duft.

14. Die Gewinnung, Wirkung und Anwendung ...

Eine Destillation ergibt das beliebte *Orangenblütenwasser*. Aus 1.000 Kilogramm Blüten wird ca. ein Kilogramm Öl hergestellt, deshalb ist *Neroli* neben der *Rose* und dem *Jasmin* eines der teuersten ätherischen Öle.

Nerolis Namenspate war Anna Maria, Prinzessin von Nerola. Sie setzte im 17. Jahrhundert in der sogenannten feinen Gesellschaft den Trend, alles – vom Handschuh über das Bad bis zum Briefpapier – mit *Neroliduft* zu parfümieren. Es gibt jedoch auch Quellen, die den Namen des *Nerolis* mit dem römischen Kaiser Nero in Verbindung bringen.

Neroli gilt als eines der wirkungsvollsten Antidepressiva, wirkt beruhigend und zählt zu den natürlichen Tranquilizern, man sagt ihm sogar eine leicht hypnotische Wirkung nach.

> Anwendung: *Bei Depressionen, teilweise nervöser oder hysterischer Art. Neroli trägt zur Linderung von Schlaflosigkeit bei und ist ein wirkungsvolles Heilmittel bei Schockzuständen. Außerdem ist Neroli ein beliebtes Aphrodisiakum und stärkt die Aura.*

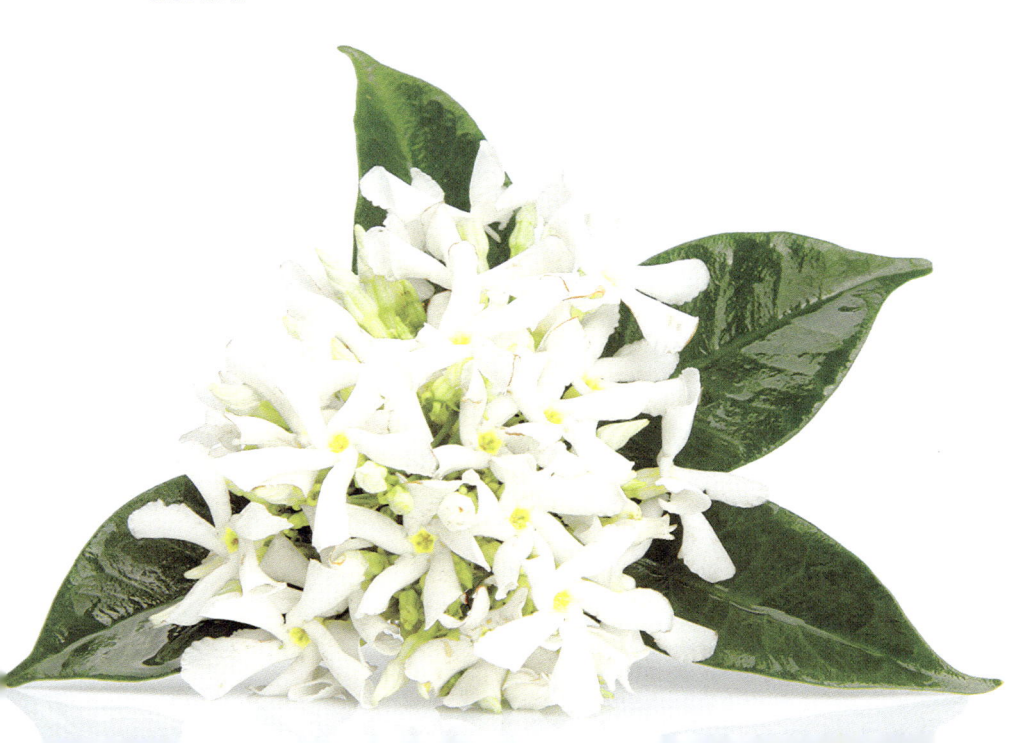

Niaouli

Die *Niaouliessenz* gewinnt man mit dem Verfahren der Wasserdampfdestillation aus den Blättern des Melaleukabaumes, einem Myrtengewächs, das vorwiegend in Neukaledonien wächst. Das klare ätherische Öl besitzt einen milden, frischen Duft, ähnlich dem des *Eukalyptusbaumes*. *Niaouli* schenkt die Fähigkeit, auch an stürmischen und turbulenten Tagen das Ziel nicht aus den Augen zu verlieren.

Anwendung: Niaouli wirkt beruhigend, schmerzlindernd und staulösend. Damit führt dieser Duft zu einer angenehmen, wohltuenden Stimmung, die unsere Gedanken auf wesentlich subtilere Art als das Eukalyptusöl klärt.

Orange

Der *Orangenbaum* liefert uns mehrere verschiedene Öle: *Orange* aus der Frucht, *Petitgrain* aus Blättern und Schößlingen und *Neroli* aus den Blüten.

Die *Orange* hat in zahlreichen Kulturkreisen und in der Malerei wegen ihrer vielen Kerne den Symbolgehalt der Fruchtbarkeit. *Orangenöl* ist in der Konsistenz fast wässerig und hat eine gelbliche Farbe.

Es ist einer der bekanntesten und beliebtesten Düfte der Aromatherapie und das Lieblingsöl vieler Kinder.

Anwendung: Der Duft wirkt belebend, positiv stimulierend und fördert die Harmonie, gibt Wärme, macht fröhlich und lässt ›das Herz lächeln‹.

Palmarosa

Stammt aus Ostindien und Java und gehört zur gleichen Pflanzenfamilie wie das *Lemongras*. Seine klare Essenz wird per Wasserdampfdestillation aus den Gräsern gewonnen.

Palmarosa wirkt ausgleichend und harmonisierend, nach einem beschwerlichen Tag bringt sie Erholung und Entspannung, stellt das innere Gleichgewicht wieder her und hilft, Stress und Hektik abzubauen.

Anwendung: *Ähnlich wie Lemongras hinterlässt Palmarosa ein ausgeglichenes Gefühl und gibt morgens die Möglichkeit, den Tag unbeschwert zu beginnen.*

Patchouli (Patschuli)

Die *Patchoulipflanze* stammt aus Indien, Indonesien und Malaysia. Jahrhundertelang wurde *Patchouli* nur zum Parfümieren von Stoffen und Handschuhleder verwendet. Ludwig XIV. soll diesen Duft ganz besonders geschätzt haben. In den siebziger Jahren war es der beliebteste Duft der Hippie-Bewegung – möglicherweise erinnern Sie sich noch, ich jedenfalls muss mich immer zusammennehmen, wenn ich *Patchouli* rieche und die Oldies aus der Flower-Power-Ära – damals noch in Mono – aus irgendwelchen Lautsprechern rieseln ...

Die dunkle, fast sirupartige Essenz wird aus den *Patchouliblättern* gewonnen, sie riecht sinnlich nach Erde, Wald und Holz, öffnet jedoch die Tore zum Unbewussten, zu unseren Trieben und unserer Sinnlichkeit ...

Anwendung: *Patchouli wirkt antiseptisch und beruhigend sowie dämpfend aufs Gemüt bei Menschen, die emotional leicht aufgewühlt sind. Ferner besitzt Patchouli antidepressive, aphrodisierende Eigenschaften. In Parfüms und Mischungen in der Duftlampe wirkt Patchouli stark fixierend und rundet die Duftnoten gut ab.*

Petitgrain

Ursprünglich wurde *Petitgrain* seinem Namen (›kleiner Same‹) entsprechend aus den unreifen kleinen Früchten gewonnen. Heute wird *Petitgrainöl* aus Blättern und Zweigspitzen von *Zitronen-*, *Bitterorangen-* oder *Mandarinen-*Bäumen destilliert.

Zwischendurch wurde *Petitgrain* auch mal als ›Abfallprodukt‹ angesehen, wenn man es beim Umstellen der Destillen oder Pressen mit der Reinigung nicht ganz so genau nahm und noch Reste des vorausgehenden Destillates in das neue gelangten. Schon bald aber erkannte man den eigenständigen, erfrischenden, belebenden und blumigen Duft des *Petitgrains* für Hautöle, Kölnisch Wasser, Parfüms und nicht zuletzt die Aromalampe. Von der Zusammensetzung seiner Inhaltsstoffe her ähnelt *Petitgrain* dem *Neroli*, das allerdings aus den Blüten des Orangenbaumes gewonnen wird. Petitgrain wirkt jedoch – zumindest auf das Gedächtnis und die Konzentrationsfähigkeit – etwas stärker und anregender als *Neroli*.

Anwendung: *Der Duft wirkt erheiternd auf das Gemüt, entspannend und fördert die Freude.*

Pfefferminz

Schon die alten Ägypter und Israeliten benutzten die *Pfefferminze* aufgrund ihrer kühlenden Wirkung, selbst Hippokrates verschrieb sie als anregendes Mittel. In der christlichen Kunst wurde sie *Marienpflanze* genannt,

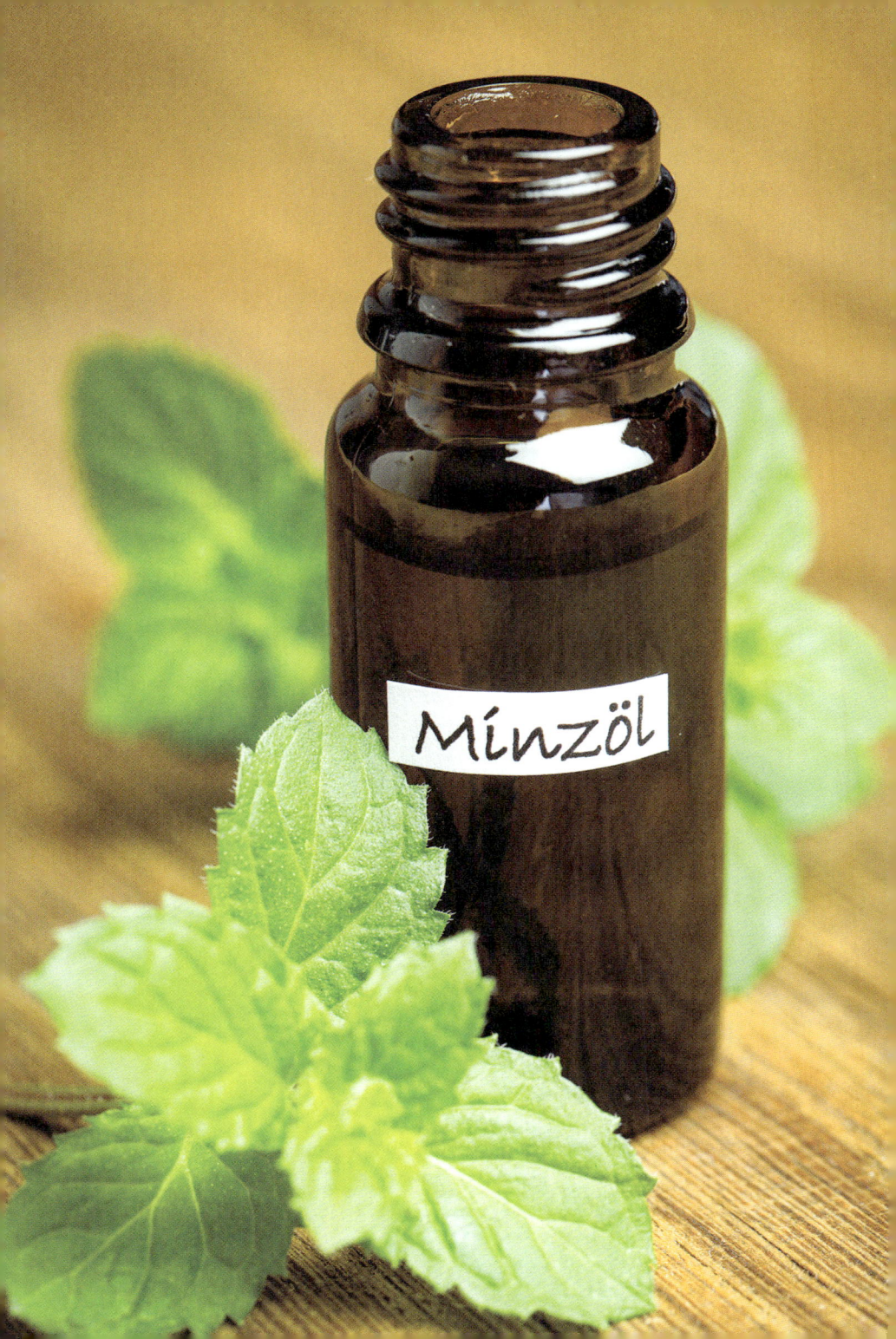

und die schöne Nymphe Mentha spielt in einer *Pfefferminz*-Geschichte der alten Griechen eine nicht unerhebliche Rolle: Pluto, Herrscher der Unterwelt und nicht gerade als Tugendbold bekannt, verliebte sich leidenschaftlich in besagte schöne Nymphe, was von seiner Gattin Persephone nicht sonderlich gern gesehen wurde – es mag allerdings auch eine Spur Eifersucht im Spiel gewesen sein. Bei der ersten sich bietenden Gelegenheit jedenfalls meuchelte Persephone die schöne Mentha. Voller Verzweiflung verwandelte Pluto ihre sterblichen Reste in die wohlriechende, heilsame *Pfefferminzpflanze*, um sich wenigstens an ihrem Duft laben zu können.

Er dürfte allerdings fortan zähneklappernd an der Pflanze geschnuppert haben, denn das *Minzöl* erregt selektiv die Kältenerven der Haut, was das Gefühl nicht vorhandener Kälte auslöst. Außerdem wirkt *Pfefferminz* vernunftfördernd und somit absolut unerotisch.

Obwohl die *Pfefferminze* in unseren Breiten zu Hause ist, findet man die meisten *Pfefferminzplantagen* in Amerika, Japan und China. Das feine, farblose ätherische Öl wird durch Destillation der blühenden Pflanze gewonnen.

In der Aromalampe hilft die *Pfefferminze* bei Kopfschmerzen und Entzündungen im Nasennebenhöhlenbereich. Ansonsten hat die *Pfefferminze* »Kopf«-Eigenschaften; sie regt das Gehirn an und trägt zum klaren Denken bei.

Anwendung: *Plötzlicher Schock, geistige Erschöpfung, Unfähigkeit zum klaren Denken. Bei Säuglingen und Kleinkindern sollten Sie die Pfefferminze in der Aromalampe äußerst vorsichtig dosieren und sie bei Heuschnupfen tunlichst meiden.*

Rose

Die Königin der Düfte. Die *Rose* zählt zu den am meisten verehrten alten Blumen, sie war und ist bekannt für ihren Duft und ihre Heilstoffe. Schon in Tutanchamuns Grab fand man *Rosensträuße*, und den griechischen Sagen ist zu entnehmen, dass die *Rose* aus dem Blute des Adonis stammt. Die Türken wiederum sind der Ansicht, dass die *Rose* aus dem Blut der Venus hervorging, während die Mohammedaner die Entstehung der *Rose* für sich beanspruchen – und dafür muss natürlich wieder Mohammed herhalten beziehungsweise das Blut des großen Propheten.

Die hochwertigsten *Rosen* für die Aromatherapie werden in Griechenland und der Türkei angebaut. *Rosenessenz* wird durch Destillation aus den Blütenblättern gewonnen und hat einen lieblichen, süßen, ausgesprochen femininen Duft. *Rosenöl* ist aus dem Grund sehr teuer, weil enorme Mengen an Blättern gebraucht werden, um eine winzige Menge Essenz zu erhalten. (4.000–5.000 Kilogramm Blüten werden für ein Kilogramm reines *Rosenöl* benötigt.) *Rosenessenz* ist gelblich-orange und hat eine wässrige Konsistenz. Die aus der sehr teuren *Damaszenerrose* gewonnene Essenz ist allerdings bei Zimmertemperatur fest.

Die Chroniken berichten, dass die erste Methode zur Gewinnung des *Rosenöls* in Indien entdeckt wurde. Zur Hochzeit des Schah Jehan, der für seine Gemalin das Taj Mahal und die Shalimar-Gärten erbauen ließ, wurde der Schlossgraben mit *Rosenwasser* und *Rosenblüten* aufgefüllt, auf dass die geladenen Gäste mit ihren Booten auf duftendem Wasser fahren konnten. In der Mittagshitze wurde das Wasser derart warm, dass es zu einer natürlichen Destillation kam und das *Rosenöl*, auf der Wasseroberfläche schwimmend, intensiven Wohlgeruch verbreitete.

Die *Rosenessenz*, seit alters her das klassische Frauenöl, wird einerseits mit Reinheit und Unberührtheit verbunden, andererseits gilt es als Aphrodisiakum. Diese Wirkung wussten die Römer zu nutzen, denn während ihrer dekadentesten Phase pflegten sie Straßen, Festsäle und natürlich Schlafgemächer meterhoch mit *Rosen* zu bedecken.

> **Anwendung:** *Rosenduft ist ein beliebtes Aphrodisiakum, weil er die Fähigkeit zur Hingabe unterstützt und die Sinnlichkeit stimuliert. Ebenso hilft der Duft der Rose bei Depression oder Trauer, nervöser Spannung, Eifersucht, Frigidität und Impotenz.*

Rosenholz

Rosenholz ist nicht, wie ich zuerst annahm, das Holz des Rosenstrauches, sondern ein in Brasilien und Madagaskar beheimatetes *Lorbeergewächs*, der Anibabaum. Das ätherische Öl wird durch Wasserdampfdestillation aus dem Holz des Baumes gewonnen.

Die liebliche, leicht blumige Note des *Rosenholzes* hilft, bei innerem Unruhegefühl zu entspannen, und vermittelt vitale Schwingungen. Es vertreibt negative Gedanken, löst seelische Blockaden und verbreitet eine freundliche, einladende Atmosphäre, die positive Assoziationen an feucht-warme Regenwälder aufkommen lässt. Der Duft des *Rosenholzes* regt die Phantasie an, ist angenehm entspannend und stimmungsbelebend, es stellt sich ein erhöhtes sinnliches Empfinden ein, das unter Umständen auch ein erotisches Nachspiel haben kann …

Anwendung: *Der ideale Duft für Menschen, die ihr emotionales Gleichgewicht suchen – sei es, dass sie total aufgekratzt sind oder in innerer Antriebslosigkeit verharren.*

Nebenbei: Anibabäume werden – bis auf wenige Ausnahmen – nicht wegen der Ölgewinnung gefällt, sondern fallen zum größten Teil der flächendeckenden Abholzung oder Brandrodung zum Opfer, die betrieben wird, um Acker- und Weideflächen für die Fleischproduktion zu schaffen.

Rosmarin

Rosmarin, auch *Antonskraut*, *Brautkraut*, *Hochzeitsblümchen*, *Meertau* oder *Weihrauchwurz* genannt, ist ein immergrüner Strauch, der an der Mittelmeerküste zu Hause ist und für die Aromatherapie in Frankreich, Spanien und Morokko angebaut wird. Das Öl, durch Wasserdampfdestillation aus der ganzen Pflanze gewonnen, ist klar und hat einen kampferähnlichen Duft.

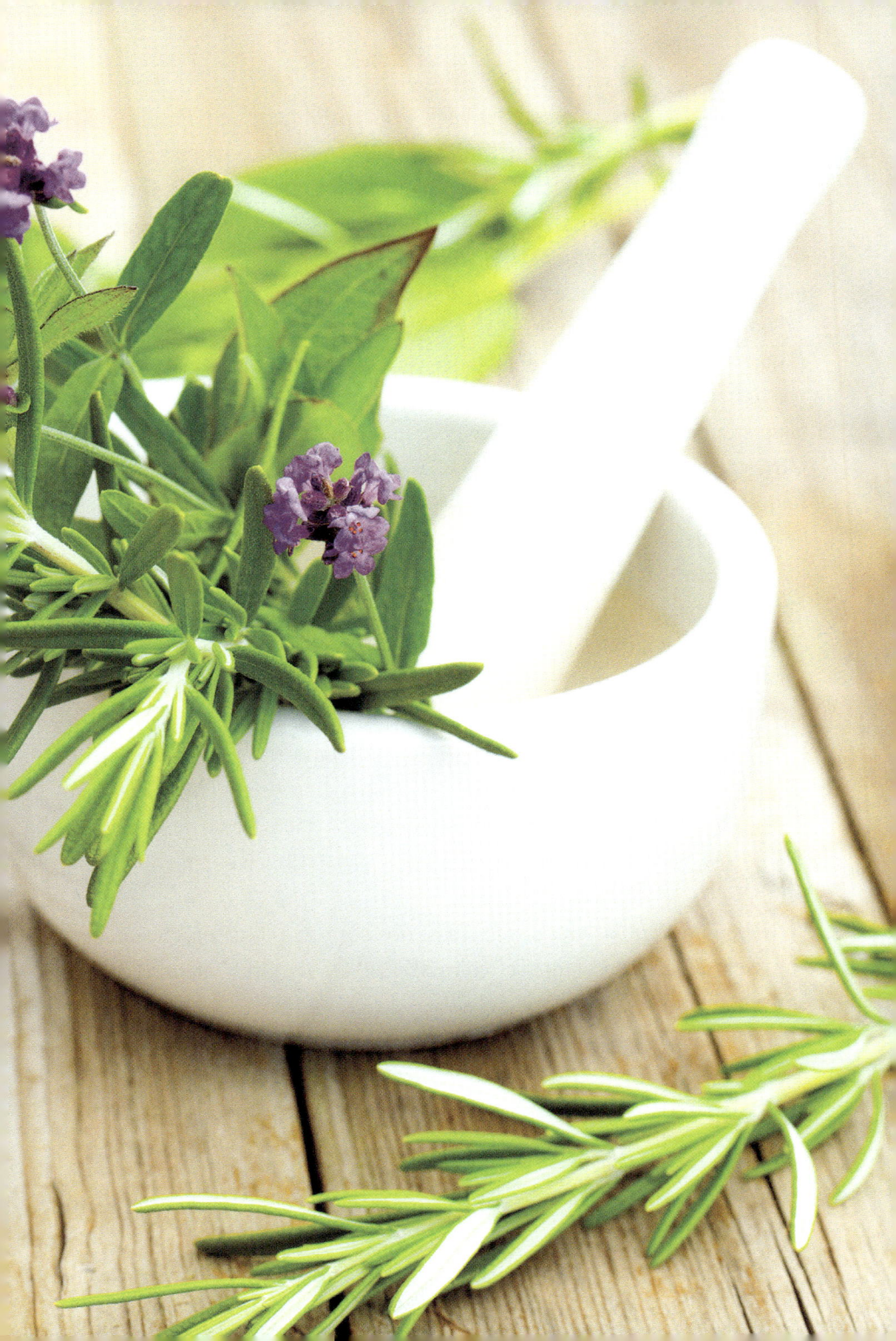

Sowohl bei den Griechen als auch bei den Römern galt *Rosmarin* als ›heilige Pflanze‹, die magische Kräfte enthielt. Aphrodite schenkte sie den Menschen, und diese bekränzten die Bildnisse ihrer Götter damit. Ferner ist *Rosmarin* ein altes Liebes-, Treue- und Fruchtbarkeitssymbol sowie als Totenpflanze ein Sinnbild der Unsterblichkeit. Der Brautkranz wurde, bevor man ihn aus *Myrten* flocht, oft aus *Rosmarin* gewunden.

Im Mittelalter wurde *Rosmarin* sogar zum Ausräuchern von Krankenzimmern verbrannt, in der Renaissance verwendete mancher Alchemist *Rosmarin* bei dem Versuch, den legendären ›Pflanzenstein‹, das Allheilmittel, herzustellen, und nicht nur Hildegard von Bingen schätzte *Rosmarin* als Mittel gegen Beschwerden der Leber, des Gehirns, des Herzens sowie der Augen. Selbst Paracelsus verwandte *Rosmarin* sehr häufig und hatte auch Erfolg bei der Heilung rheumatischer Beschwerden.

Um diese Mittelmeerpflanze ranken sich zahlreiche Legenden, so soll der *Rosmarinbusch* nie höher werden als die Figur des Jesus Christus und nur in Gärten rechtschaffener Menschen gedeihen, wiederum vornehmlich dort, wo die Frau das Regiment führt. Dornröschen soll mit *Rosmarin* aufgeweckt worden sein, sizilianische Bauern glauben, dass die Feen in *Rosmarinbüschen* leben, in manchen frühchristlichen Kirchen hängte man *Rosmarinzweige* auf, um Elfen und Feen willkommen zu heißen, und eine gichtkranke, fast gelähmte ungarische Prinzessin verwandelte sich nach der Anwendung von *Rosmarinöl* in ein verführerisches Mädchen, das natürlich einen König ehelichte.

Neben *Pfefferminz* und *Basilikum* ist *Rosmarin* das klassische Öl, um den Kopf frei zu machen, es regt die Gehirntätigkeit an, verhilft zu klarem Denken und einem guten Gedächtnis.

> **Anwendung:** *Bei nervöser Unausgeglichenheit, die das Gedächtnis und das klare Denken beeinträchtigt. Rosmarin hilft bei Ermüdung, Abgeschlagenheit sowie Erschöpfung und wirkt abschreckend auf Insekten.*

Salbei

Salbei ist ein ausdauernder Halbstrauch, der Familie der Lippenblütler zugehörig, mit einem am Grund verholzten Stängel, der bis zu achtzig Zentimeter hoch werden kann. Die Blüten sind von zarter violetter Färbung, die etwas runzelig wirkenden gestielten Blätter haben eine längliche, lanzettartige Form. Für die Aromatherapie wird das Kraut destilliert, wobei für die guten Qualitäten möglichst wenig des holzigen Stängels verwendet wird.

Schon die alten Römer schätzten den *Salbei* bei Infektionskrankheiten und schlecht heilenden Wunden, ein Dichter zitierte gar: »Wie kann der Mensch noch sterben, wenn der *Salbei* wächst in seinem Garten?«

In unseren Breiten wurde der *Salbei* schon im Mittelalter von Nonnen und Mönchen kultiviert, und bald gab es so viel *Salbei* in den Klostergärten wie Mäuse in den Trickfilmen der Fünfzigerjahre. Aus den Klostergärten heraus breitete sich der *Salbei* bis in die entlegensten Bauerngärten aus. Auch heute noch trifft man die violetten Blüten des *Salbeis* auf manchem alternativem Ökohof an.

Die *Salbeiessenz* hat einen ebenso frischen wie kräuterartigen Duft, der reinigend und aufbauend wirkt. In Phasen innerer Selbstreinigung kann er sehr hilfreich sein, zumal der Duft des *Salbeis* auch die Selbstheilungskräfte in uns stärkt sowie eine allgemein ausgleichende Eigenschaft besitzt. Von besonderer Bedeutung ist seine entzündungshemmende Wirkung bei Erkrankungen der Atemwege und bei Erkältungen.

Anwendung: *Salbei hilft bei Verzagtheit und Lebensüberdruss, wieder das Vertrauen in die eigene Kraft zu finden. Er unterstützt die Abwehr von ungünstigen äußeren Einflüssen und stärkt die selbstheilenden Seelenkräfte des Menschen. Salbei ist günstig für empfindliche Menschen, denen gleich alles unter die Haut geht.*

Vorsicht! Gartensalbei kann selbst in kleinen Dosen giftig wirken und bei Epileptikern einen Anfall auslösen.

Sandelholz

Sandelholz zählt zu den aromatischen Hölzern, die schon vor Jahrtausenden sehr begehrte Handelsgüter waren. Die Ägypter holten sich diese Hölzer schon um 1700 vor Christus aus Indien, um daraus Schmuck, Utensilien und natürlich Räucherwerk herzustellen. Der *Sandelholzbaum* ist eigentlich ein kleiner Schmarotzer, weil er seine Wurzeln in die Stämme der Nachbarbäume bohrt. Trotzdem gilt er seit dem 5. Jahrhundert in Indien als heilig, weil er im Nirukta, einer der ältesten religiösen Schriften, als Aphrodisiakum für die Damen erwähnt worden ist.

Die Menschen damals wussten zwar nicht warum, aber sie wussten, dass es wirkt. In der jüngsten Zeit stellte man fest, dass im Achselschweiß des Mannes Androstenol ausgeschieden wird, das eine ähnliche Strukturformel besitzt wie das männliche Geschlechtshormon Testosteron. Androstenol riecht in geringer Konzentration wie *Sandelholz*. So sendet *Sandelholz* kaum bewusst wahrnehmbare, jedoch wirksame erotische Signale an die Damenwelt – mehr dazu bei den Liebesdüften.

Die Essenz des *Sandelholzbaumes* wird aus dem Kernholz durch eine spezielle Form der Wasserdampfdestillation gewonnen, sie ist leicht grünlich oder klar, etwas dickflüssig und besitzt einen warmen, samtigen, süßmilden Duft. *Sandelholz* beruhigt und hat eine antidepressive Wirkung, es löst momentane Anspannung, Hektik und Verstrickung und erfüllt den Menschen mit Freude.

Im indischen Yogasystem wird das *Sandelholz* sowohl dem Wurzelchakra, dem Sitz der Zeugungsorgane und der Sexualkraft, wie auch dem obersten Energiezentrum, dem Sitz der höchsten Weisheit und Erleuchtung, zugeordnet. *Sandelholzduft* wird von sogenannten Eingeweihten als ›subtle body‹, also als ›Ausstrahlung eines Menschen‹ beschrieben, der alle Verblendungen überwunden hat.

Anwendung: *Sandelholzöl stärkt die Phantasie und regt die schöpferischen Kräfte an. Es führt über die kleine abgegrenzte*

Persönlichkeit hinaus in größere Zusammenhänge. Die Wirkung des Sandelholzes ist euphorisierend, balsamisch, schenkt innere Ruhe und Zufriedenheit; es ist Balsam für die Seele und weckt spirituelle Energien.

Nebenbei: Demnach müsste ich ein ›Erleuchteter‹ sein, denn lange bevor ich wusste, was ein *Chakra* überhaupt ist, saß ich gerne abends im Schaukelstuhl und las einen Schmöker. Dabei stand rechts eine Kanne Tee und links eine Aromalampe mit *Sandelholzöl*.

Thuja

Der *Lebensbaum* gehört zur Familie der *Zypressengewächse*. Beheimatet in China, Nordamerika und Europa verströmt der Lebensbaum einen herbbalsamischen Duft von wohltuender, kräftigender Wirkung, der manchem Eingeweihten zur langersehnten Erleuchtung verholfen haben soll. (Buddha soll einer davon gewesen sein.)

Das ätherische Öl der *Thuja* wird durch Wasserdampfdestillation aus den Blättern und der Rinde gewonnen.

In der Aromalampe während der Meditation, aber auch im Wohnzimmer und am Arbeitsplatz wirkt dieser Duft wie ein erholsamer Urlaub oder ein tiefer, erholsamer Schlaf, aus dem man zu neuen Taten erfrischt und gestärkt aufwacht.

Anwendung: *Der Duft der Thuja konfrontiert uns mit dem Sinn des Lebens und mit den Kernfragen nach Leben und Tod. Deshalb ist dieser Duft bei geistiger Verwirrung, Ruhelosigkeit, Überreiztheit und Stress bestens geeignet.*

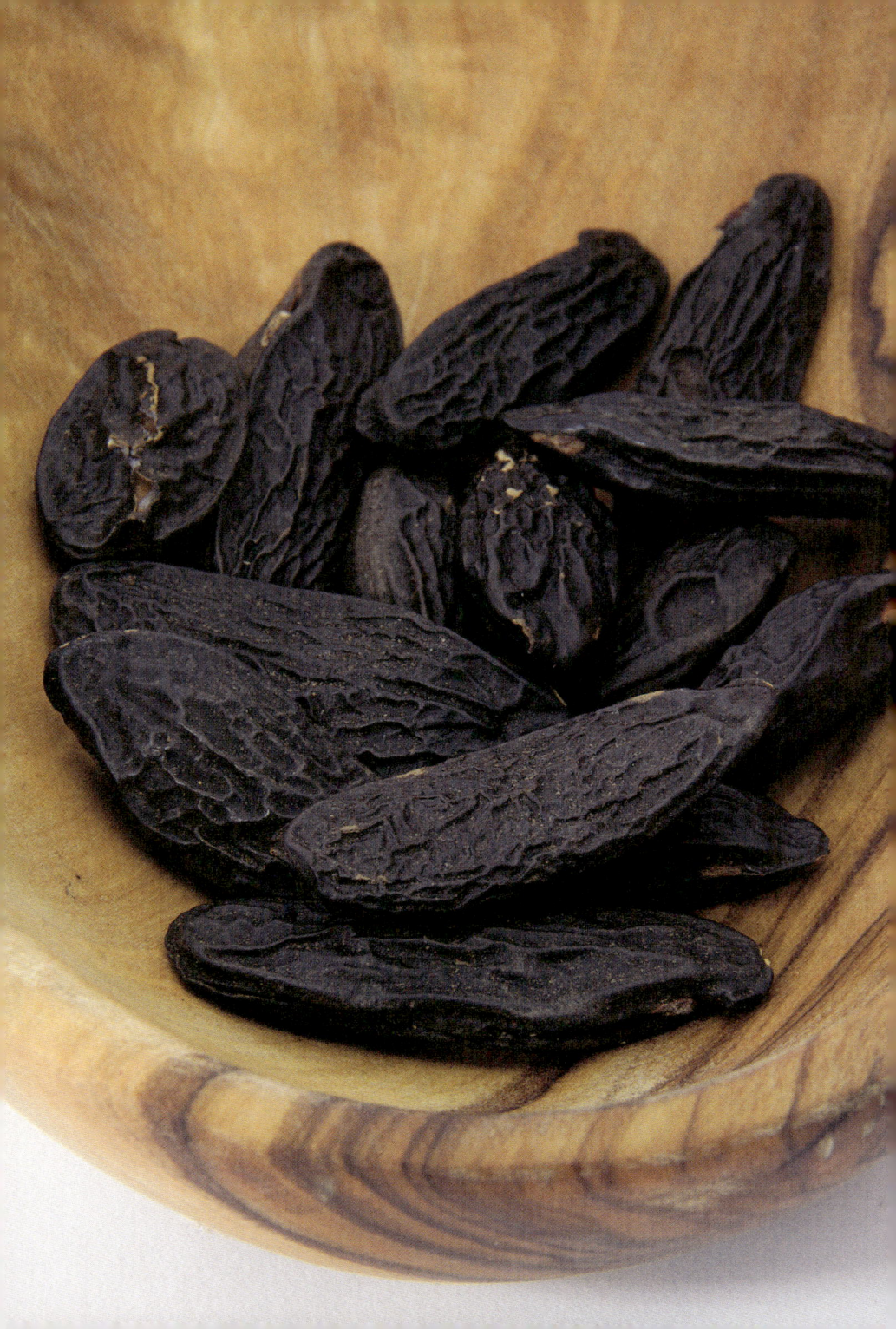

Thymian

Dieses weitverbreitete Würzkraut, auch *Quendel* genannt, erfreute sich bei den Mittelmeerkulturen allgemeiner Beliebtheit, sie verwendeten es als Räucherwerk in ihren Tempeln. Vom Mittelmeer aus wurde der *Thymian* von den Benediktinermönchen zu uns gebracht und seit dem 16. Jahrhundert vorwiegend zu medizinischen Zwecken verwendet.

Thymian ist ein kleiner Halbstrauch, der zehn bis vierzig Zentimeter hoch wird. Das ätherische Öl wird aus den Blattspitzen gewonnen, es enthält Thymol, das antiseptische Wirkung besitzt. Dieses Öl hat einen kräuterartigen, würzigen, fast stechenden Geruch. Man sagt dem *Thymian* aufbauende Wirkung bei Zerschlagenheit und geistigem sowie körperlichem Schwächegefühl nach.

> Anwendung: *Als allgemeines Anregungsmittel wirkt Thymian krampflösend und schützt zudem vor Insekten. Thymian hat eine stark bakterienabtötende Wirkung. Zusammen mit einem anregenden Duft in Ihrer Aromalampe ist Thymian zu Grippezeiten wirksam.*

Vorsicht! Bitte gehen Sie mit *Thymian* vorsichtig um, denn wegen seiner desinfizierenden Wirkung kann es bei Überdosierung zu Vergiftungserscheinungen kommen. Bei Schilddrüsenüberfunktion sollten Sie mit *Thymian* ebenfalls vorsichtig sein.

Tonka

Tonka wird aus den getrockneten Samen der vorwiegend in Brasilien und Venezuela kultivierten *Tonkabohne* mit aufwendigem Alkoholauszugsverfahren oder chemischen Extraktionsmitteln aus den Samen gewonnen.

Tonkaessenz verströmt einen blumig-warmen Duft mit euphorisierender Wirkung – hinzu kommt noch eine sinnlich-aphrodisierende Komponente. Aus diesem Grund findet man *Tonka* auch in teuren erotischen Parfüms, Massageölen und Badezusätzen.

> Anwendung: *Tonkaöl ist der Inbegriff der Gefühle, die mit den Begriffen ›warm‹, ›süß‹, ›Karamel‹, ›Vanille‹ verbunden werden. Es wirkt wärmend, euphorisierend, antidepressiv, aphrodisierend; Tonka lässt alles heiter, gelassen und freundlich erscheinen.*

Tuberose

Tuberose ist eine der teuersten – wenn nicht gar die teuerste Essenz der Welt. Der Grund dafür ist der, dass weltweit nur etwa zwanzig Kilogramm dieses *Amaryllisgewächses* gewonnen werden. Ob nicht mehr *Tuberose* angebaut oder geerntet werden kann oder ob eine *Tuberose*-Mafia ihre schmutzigen Hände im Spiel hat, konnte ich nicht in Erfahrung bringen. Wie dem auch sei, aufgrund der extrem hohen Duftintensität und Strahlkraft der durch aufwendige Lösungsmittel-Extraktion gewonnenen Essenz wird diese sofort mit Alkohol oder destilliertem Wasser gestreckt und kommt nur so in den Handel – beziehungsweise es ist das, was die Parfümindustrie für den ›gemeinen Düftefreund‹ wie Sie und mich übrig lässt.

Tuberose hat einen unbeschreiblich betörenden Duft mit stark euphorisierend-erotisierender Wirkung – sicher der Grund für die starke Nachfrage und die Beliebtheit der *Tuberose* bei der Parfümindustrie für aphrodisierende Duftmischungen.

> Anwendung: *Tuberose ist der Inbegriff von betörender Sinnlichkeit. Es ist eine Einladung in die Welt der Sinne, Tagträume und Zärtlichkeit ... umhüllend ... schwebend ... halb wachend ... halb*

betäubend ... fließend ... hingegeben ... genießend ... Eine schwere Süße löst uns aus dem Alltag, verzaubert und entrückt uns.

Vanille

Vanille ist die Schote einer in Mittel- und Südamerika beheimateten *Orchideenart*. Der größte Teil der Essenzen für die Aromatherapie kommt jedoch von den Inseln Madagaskar, Réunion und den Komoren. Die süß duftende *Vanilleessenz*, ein Duft, den besonders Kinder oder im Herzen jung gebliebene Erwachsene sehr schätzen, wird durch einen auf Wasserdampf basierenden Fermentationsprozess gewonnen.

Das allgemein aus Bonbons, Puddings, Eiscremes, Schokolade etc. bekannte süße und warme *Vanillearoma* hat eine beruhigende und besänftigende Wirkung auf den Organismus, wie ein Trostpflästerchen gegen den Frust.

Anwendung: *Vanille ist die Essenz ›des süßen Genießens‹, die uns in unsere Kindheit zurückführt, bei Vanilleduft kann eigentlich niemand böse werden oder bleiben.*

Nebenbei: Allerdings kann *Vanilleduft* auch einen richtigen Heißhunger auf die beschriebenen Süßigkeiten auslösen. Das ist mir schon passiert, als ich versuchte, vegetarisch und ›gesund‹ zu leben.

Vetiver

Vetiver ist allgemein als *das Öl der Ruhe* bekannt. Es wird aus den Wurzeln des wild wachsenden *Bartgras*es gewonnen. Das Bartgras ist derart widerstandsfähig, dass es sogar längere Dürreperioden übersteht. *Vetiver* wächst in fast allen Breiten des Äquators. Es bedarf allerdings eines ziemlichen Aufwandes, dem Boden die langen Wurzeln zu entreißen, sie zu reinigen und diese dann zu verarbeiten.

Vetiver-Duft erinnert an Waldboden, er ist wurzelartig, fast modrig-erdig, jedoch schwer, würzig, tief und voll. Richtige Aromatherapeuten vergleichen ihn gern mit dem Geruch von Mutter Erde, die verborgen, geheimnisvoll und gebärend in ihrer tiefen, dunklen Höhle sitzt und in ihrer Fülle thront.

Vetiver bringt Verbindung mit den Kräften der Erde – aus dieser Quelle schöpft man aufbauende Energie, Kraft und Regeneration, sie nährt die Menschen, die abgehoben mit ihren Gedanken im Himmel schweben, aber mit kalten Füßen dastehen, weil sie die Erde nicht mehr spüren.

Doch beim *Vetiver* scheiden sich die Geister, manche mögen ihn, andere finden ihn schrecklich. Jedenfalls gilt er seit langem als besonders gut geeignet für die Herstellung von Parfüms und eigenen Kreationen, da er andere Düfte gut bindet und sich relativ langsam verflüchtigt.

Anwendung: *Der Duft wirkt äußerst beruhigend, dabei jedoch entspannend und aufbauend und ist bestens geeignet, um Angstzustände und nervöse Erregtheit zu dämpfen.*

Nebenbei: Ich wusste zunächst auch nicht, was ich von diesem Duft halten sollte, weil er fast jedes Mal anders roch. Zuerst schrieb ich diesen Effekt der schlechten Reinigung meiner Aromalampe zu, doch dann stellte ich fest, dass das Aroma des *Vetivers* irgendwie luftdruckabhängig sein muss. Bei hohem Luftdruck kommt das Würzige, Schwere, Tiefe mehr zum Ausdruck, während bei geringem Luftdruck der erdige, modrige Charakter dominiert. Es muss wohl irgendwie mit den Schwebepartikeln des Duftstoffes zusammenhängen oder mit den Rezeptoren in der Nase. Vielleicht kann mir der eine oder andere geneigte Leser Auskunft geben oder von ähnlichen Erfahrungen berichten.

Wacholder

Schon der allseits hochgelobte Pfarrer Kneipp empfahl bei Rheuma eine *Wacholderbeerkur*, einige Indianer Nordamerikas stiegen nach aufreibender Jagd gern in ein *Wacholderbad*, in Tibet wurde er sowohl für religiöse als auch für medizinische Zwecke verwendet und heute macht man aus *Wacholderbeeren* Gin.

Wacholder, auch *Krammetsbeere, Kranawitt, Manchandel* oder *Reckholder* genannt, ist ein immergrüner Strauch, der auf der gesamten nördlichen Halbkugel unserer Erde anzutreffen ist. Die Essenz wird durch Wasserdampfdestillation der Beeren gewonnen, sie ist klar oder gelblich-grün und besitzt ein kraftvolles, fruchtig-pfeffriges Aroma, das dezent an das der *Zypresse* erinnert.

Der *Wacholder* steht im Mittelpunkt zahlreicher Geschichten. So hat ein *Wacholderbusch* die heilige Familie auf der Flucht vor den bösen Häschern des Herodes nach Ägypten beschützt.

Im Mittelalter verbrannte man bei Begräbnissen *Wacholderbeeren*, um böse Geister davon abzuhalten, den Verblichenen auf seiner langen Reise ins Totenreich zu begleiten und ihm womöglich den falschen Weg zu weisen.

In unseren Breiten wurden *Wacholderzweige* verbrannt, um böse Mächte zu vertreiben und Hexen auszuräuchern, während die Waliser den *Wacholder* als heilig betrachteten, ihn hegten und pflegten, weil sie glaubten, dass eine Verletzung des Baumes auch Krankheit über die Familie bringen würde, in deren Garten er stand. Sollte der Baum eingehen, würde auch die Familie aussterben.

Wacholder wirkt belebend und anregend. Er hilft dem Körper, Ansammlungen von giftigen Stoffen, wie Harnstoffe bei Rheuma und Arthritis, auszuscheiden, und er lindert wirksam Entzündungen der Atemwege, Husten, Erkältung und Grippe.

Anwendung: *In Duftlampen leistet das ätherische Öl des Wacholders ausgezeichnete Dienste zur Reinigung der Atmosphäre und unterstützt wirksam die Meditation.*

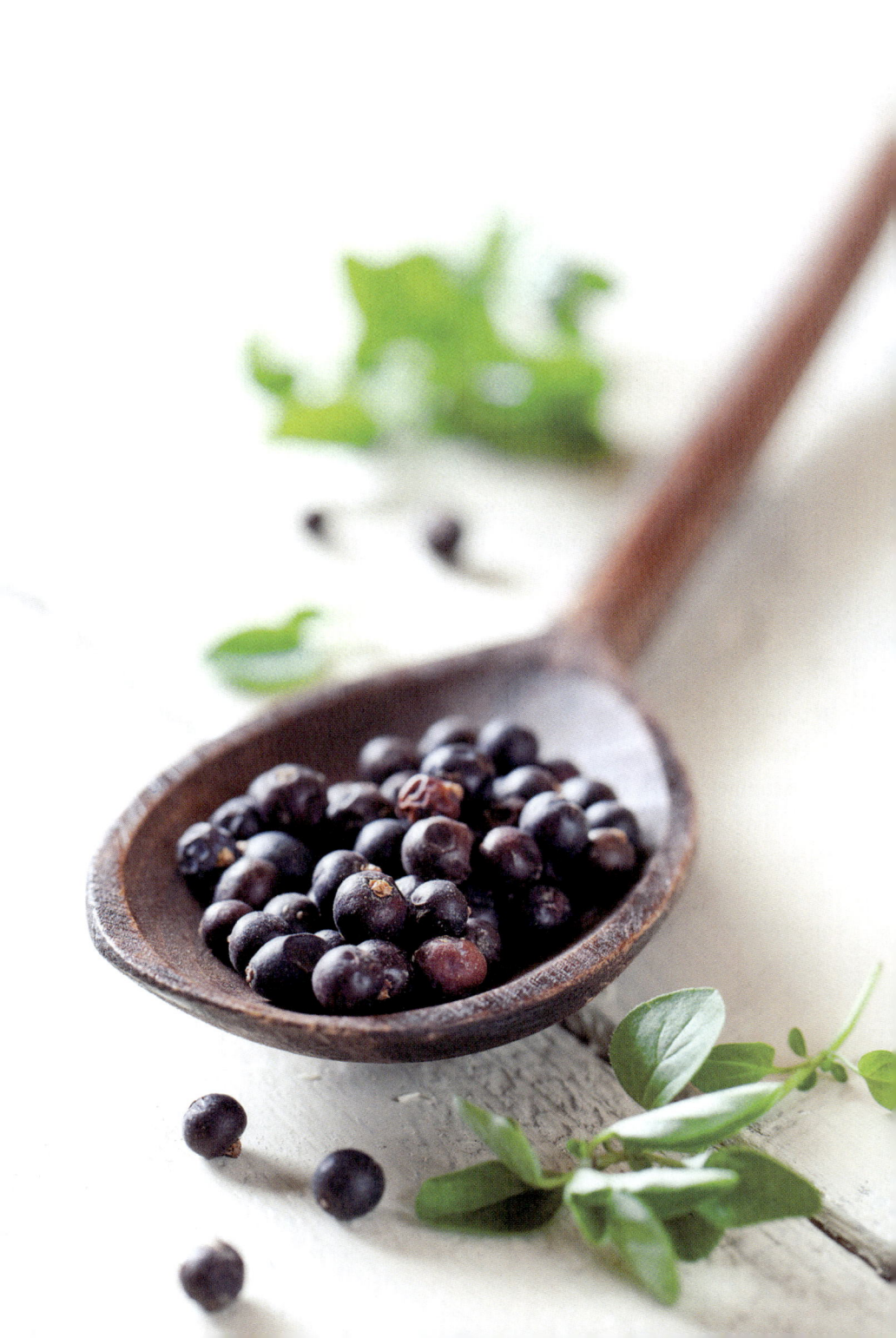

14. Die Gewinnung, Wirkung und Anwendung ...

Nebenbei: Die Wacholderkur des Pfarrers Kneipp: Man kaut am ersten Tag vier Beeren und steigert die Zahl der Beeren zwölf Tage lang täglich um eine Beere. Vom dreizehnten Tag an nimmt man bis zum dreiundzwanzigsten Tag täglich eine Beere weniger. Nach dieser Kur mehrere Monate lang keinen Wacholder mehr verwenden!

Weihrauch

Ist eigentlich als Räucherwerk bekannt, das Öl jedoch wirkt subtiler als die auf einer Kohle verbrannten Kügelchen.

Das ätherische Öl des *Weihrauchs*, auch *Olibanum* genannt, ist gelblich mit einem eigenen, leicht balsamischen, würzigen Duft. Es wird aus dem Harz gewonnen, das ein kleiner, in Nordostafrika, Südostarabien und Nordamerika beheimateter Baum absondert, der *Boswellia Carterii*. Aus Einschnitten an den Ästen fließt eine milchig-weiße Flüssigkeit, die an der Luft zu Tropfen- oder Tränenform erstarrt. In der Antike wurde dieses Öl sehr gepriesen, und zusammen mit *Myrrhe* war *Weihrauch* eine der ersten Essenzen, die in Tempeln des alten Ägypten verbrannt wurden. Er zählt zu den ältesten und kostbarsten Aromastoffen. Nicht umsonst wurde *Weihrauch* dem Jesuskindlein an der Krippe zu Bethlehem dargebracht, weil man schon damals die Fähigkeit des *Weihrauchs* entdeckt hatte, dem Menschen bei der Erkenntnis zu helfen, welchen Weg er einschlagen soll.

> Anwendung: *Ein Raumduft für Meditation und Sammlung mit der Fähigkeit, die Atmung zu vertiefen. Sinnvoll bei jeder Form von Depression, wenn man verwirrt ist und wieder in Schwung kommen muss, ferner bei Unentschlossenheit oder Zukunftsangst und beim Grübeln über unerfreuliche Ereignisse der Vergangenheit.*

Wintergrün

Wintergrün ist ein in Nordamerika und Kanada beheimateter immergrüner Strauch, die *Gaultheria*, eine Gattung der Erikagewächse. Das ätherische Öl gewinnt man durch Wasserdampfdestillation, manchmal auch durch vorherige Mazeration aus den Blättern.

Die Essenz besitzt eine angenehm aromatische Würze, die leicht an Minze erinnert. *Wintergrün* ist eines der wenigen Öle, die in Ihrer Aromalampe unter die Wasseroberfläche sinken werden.

Schon die Indianer wussten die antiseptische, durchblutungsfördernde Wirkung der *Gaultheria* als Tee zu schätzen. Noch heute ist sie in Salben, Mundwassern, Zahncremes und Kaugummis beliebt.

In der Aromalampe ist *Wintergrün* bei geistiger Trägheit und Erstarrung angesagt.

Anwendung: *Das Aroma wirkt erfrischend, öffnend und aktivierend.*

Ylang-Ylang

Der Name *Ylang-Ylang* bedeutet in der malaiischen Sprache ›Blume der Blumen‹ oder ›Duft der Düfte‹.

Das ätherische Öl wird aus den Blüten eines Baumes destilliert, der zu den *Anemonengewächsen* gehört. Er wird heute auch auf Madagaskar und den Komoren kultiviert, ist aber auf den Philippinen zu Hause. Der dort angebaute *Ylang-Ylang*, das *Manila-Öl*, zählt zu den besten und aromatischsten.

Der *Ylang-Ylang-Baum* bedarf einer intensiven Pflege, denn ohne diese entwickeln die gelblich-weißen Blüten mit ihren langen Kronblättern kaum Duft. So werden die Bäume alle zwei Monate beschnitten, einmal im Jahr – im Herbst – kann geerntet werden, aber auch nur ›vor dem Morgen‹. Die Blüten müssen sofort destilliert werden. Diese Essenz ist von hellgelber Farbe, und ihrem erotisierenden Zauber ist nur schwer zu widerstehen, weil sie einen aphrodisierenden Duft verbreitet, der ›die Pforte zum Herzen öffnet‹.

Der Duft der Blume der Blumen ist weich, süß und erotisch, er stimuliert die Hirnanhangsdrüse, Endorphine auszuschütten.

Ylang-Ylang ist in erster Linie beruhigend, es trägt zur Senkung von Bluthochdruck bei und verlangsamt schnellen Herzschlag. Die *Blume der Blumen* fördert die Entspannung und Hingabe, ist aufregend sinnlich sowie stimulierend und schenkt Gefühle des Vertrauens und der Geborgenheit – ein ›typisches Frauenöl‹ also.

Aber auch bei Männern kann *Ylang-Ylang* die Härte gegen sich selbst abbauen, Verständnis und Intuition wecken und helfen, die weibliche Seite des Mannes zu erkennen – also ein ›Anti-Macho-Duft‹. Ich mag *Ylang-Ylang* manchmal ganz gerne mit *Vetiver* oder *Bergamotte* ›entschärft‹ in der Duftlampe, das wirkt nicht ganz so ›softiemäßig‹.

Anwendung: *Ylang-Ylang besitzt antidepressive Eigenschaften, vor allem bei Frustration und Ärger. Bestens geeignet bei Meditation, nervöser Anspannung, Schlaflosigkeit, Frigidität und Impotenz.*

Nebenbei: Endorphine sind körpereigene Morphine, die bei Anspannung, Stress oder Gefahr – auch bei manchen Meditationsarten – ausgeschüttet werden. Sie wirken schmerzhemmend, euphorisierend und erotisierend. Man kann sogar süchtig danach werden.

Ysop

Die Herkuft des Worts *Ysop* ist umstritten. Manche Sprachforscher meinen, der Name sei griechischen Ursprungs und von der heiligen Pflanze *azop* abzuleiten, andere behaupten, dass es sich um die bei den Juden unter dem Namen *ezob* bekannte Pflanze handelt.

Ysop gehört zu den Mysterienpflanzen des Altertums; man glaubte, dass dem *Ysop* ganz besondere Kräfte innewohnen. Er wurde deshalb in den frühen christlichen Traditionen bei der Taufe zum Symbol der wiedererlangten Reinheit. Ferner dienten *Ysopwedel* für Besprengungen mit dem Blut der Opfertiere oder geweihtem Wasser.

Ysop ist die heilige Pflanze der Hebräer und als solche ein wichtiger Bestandteil der rituellen Reinigung. Hiervon gibt das Bußgebet Davids im Psalm 51, Vers 9, Kunde: »Entsündige mich mit *Ysop*, dass ich rein werde; wasche mich, dass ich schneeweiß werde.« Da die recht unscheinbare Pflanze auf steinigem Boden wächst, galt sie auch als Sinnbild der Demut, in der mittelalterlichen Kunst war sie als Marienattribut gebräuchlich.

Sicherlich hatte man die keimtötenden Eigenschaften des *Ysops* frühzeitig erkannt, denn man reinigte Kultstätten mit *Ysop*, verwendete ihn bei den Reinigungsriten für Leprakranke, und selbst Hippokrates verordnete *Ysop* bei Bronchitis, Husten und Verstopfung der Atemwege.

In unseren Breiten nennt man *Ysop* auch *Ispenkraut*, *Weinespenkraut* oder *Eisewig*.

Ysop ist ein mittelgroßes, buschiges Gewächs mit schlanken, dunkelgrünen Blättern und hellblauen bis weißen oder rosa Blüten. Seine Essenz wird aus dem blühenden Kraut destilliert, es hat ein frisches, würziges, leicht süßliches Aroma mit warmer Komponente.

Ysop besänftigt Emotionen, beruhigt extreme Gefühle und lässt Wachheit entstehen.

Anwendung: *Ysop ist appetitanregend, eignet sich zur Behandlung von Spannungszuständen, fördert die Konzentration und ›erfreut das Herz‹.*

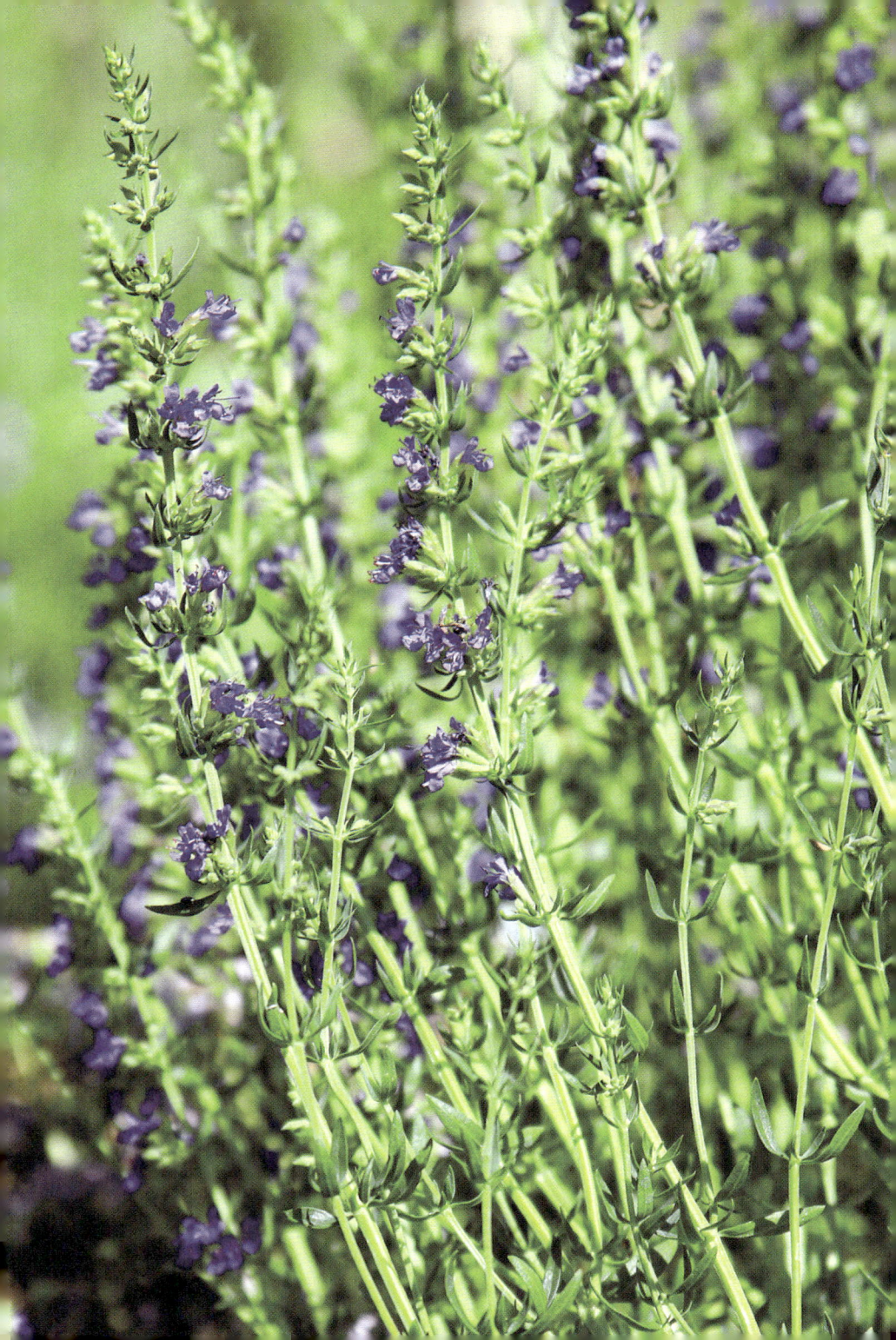

Zedernholz

Der Baum ist in Amerika, im Libanon, in Südeuropa und im Orient heimisch, er gehört zu den Zypressengewächsen. *Zedernholzöl* ist eines der ersten Pflanzendestillate, möglicherweise sogar *die* erste aus einer Pflanze destillierte Essenz. Schon die Ägypter benutzten *Zedernholzöl* als einen wesentlichen Bestandteil beim Mumifizierungsverfahren.

Die *Zeder*, ein Baum, der über 2000 Jahre alt werden kann, wurde zum Symbol von Stärke, Würde und Adel; der Tempel Salomons war aus *Zedernholz* erbaut, und das Gilgamesch-Epos erwähnt, dass Noah zum Dank für seine Rettung *Zedernholz* und *Myrrhe* verbrannte.

Der sagenumwobene ›heilige Hain‹ an den Hängen des Libanongebirges bestand aus *Zedern*. Jahrhundertelang pilgerten die Menschen dorthin, um in der faszinierenden, Ehrfurcht gebietenden Aura dieser gewaltigen Bäume Trost zu suchen, sich zu stärken und auch zu beten. Leider sind heute nur noch etwa 400 dieser gewaltigen Bäume übrig.

Zedern werden kaum von ›Schädlingen‹ befallen, und ihr Duft wirkt stark insektenabweisend. Im esoterischen Sinne kann davon ausgegangen werden, dass die Insekten ›weiter‹ sind als die Menschen, weil sie diesen majestätischen Baum ehrfürchtig meiden, der den Menschen jedoch nicht zu schade war, Kriegsschiffe daraus zu bauen.

Mein Fläschchen *Zedernholzöl* halte ich in Ehren, weil ich immer daran denke, dass dieser Duft möglicherweise Jahrhunderte gebraucht hat, um zu dem zu werden, was er ist, und in welch kurzer Zeit wird er verdunstet sein!

Zedernholzöl besitzt ein mildes, warmes und holziges Aroma, vereinzelt wird dieses Aroma als ›maskulin‹ und aphrodisierend empfunden.

Anwendung: *Zedernholz hat eine beruhigende Wirkung auf die Gefühle und stärkt das Gemüt.*

Zimtrinde

Zimtbäume kommen vorwiegend in China und auf Ceylon vor. *Zimt* – er wird schon im Alten Testament erwähnt – zählt zu den ältesten aromatischen Pflanzen.

Die Essenz wird aus der Rinde oder den Blütenblättern gewonnen, ist sehr aromatisch, warm, würzig und schafft auf seltsame Weise Gemütlichkeit.

Anwendung: *Der wohlige, wärmende, einhüllende Duft vermittelt Schutz und Stärke, unterstützt die Meditation und wirkt gegen Gefühlskälte.*

Zitterpappel

Wegen ihrer beim leisesten Windhauch zitternden Blätter wurde die *Zitterpappel* zum Symbol des Schmerzes und der Klage, speziell der Totenklage. Bei den alten Griechen galt diese *Pappel* als direkt aus der Unterwelt wachsender Baum.

Die *Zitterpappel* ist ursprünglich im Osten beheimatet, inzwischen trifft man sie in ganz Europa an.

In der Aromatherapie spielt dieser Baum überhaupt keine Rolle, weil weder Holz noch Blätter irgendetwas hergeben; allerdings sollen die Knospen und die innere Rinde, wenn man sie abkocht, gegen Gicht, Blasenentzündung und Vorsteherdrüsenvergrößerung helfen.

Anwendung: *Keine.*

Zitrone

Die alten Griechen nannten die *Zitrone* ›medica‹, da sie aus Medien in Asien eingeführt wurde. Dort allerdings verwendete man sie zum Parfümieren der Kleidung. Eine Zeit lang nannte man die *Zitrone* in unseren Breiten *Mederapfel*, in einigen Darstellungen des Paradieses auf Bildern alter Meister hält Eva tatsächlich einen solchen *Mederapfel* in der Hand.

Heute wird die *Zitrone* in den Mittelmeerländern, in Portugal und Amerika angebaut. Die Essenz für ätherische Öle wird durch Auspressen der noch grünen Fruchtschalen gewonnen, deshalb sollte man bei dem Erwerb von *Zitrusöl* für die Aromatherapie darauf achten, Produkte aus kontrolliertem Anbau zu erwerben, da eventuelle Spritzmittel, die sich immer in der Schale absetzen, mit in das ätherische Öl gelangen.

Zitrus besitzt den vertrauten, herb-frischen Duft von Reinlichkeit zur Verbesserung des Raumklimas – das kennen wir alle aus dem Werbefernsehen, wenn die ›perfekte‹ Hausfrau ihren oft übertriebenen Kampf gegen Schmutz und Keime führt. Allerdings würde die Weltproduktion an *Zitronen* nicht ausreichen, alle diese Haushaltsprodukte mit richtigem *Zitronenaroma* zu parfümieren. Der Meister der Sauberkeit greift somit auf *Citral* oder Synthetisches zurück, um der Hausfrau den Eindruck von Frische zu vermitteln.

In der Aromalampe kann die *Zitrone* in ungeklärten Situationen helfen, Entscheidungen mit wachem Verstand zu treffen, sie unterstützt Klärungsprozesse in seelischen Konflikten.

Zitronenessenz ist ein ›vernünftiges‹ Öl und hilft, drohende emotionale Ausbrüche zu beschwichtigen oder zu vermeiden.

Anwendung: *Zitrone vermittelt den Eindruck von Frische und Sauberkeit und hilft bei Appetitlosigkeit und Gefühlen von körperlicher und seelischer Schwere und Unbeweglichkeit. Zitrone eignet sich bestens für Duftkompositionen, sie gibt dem Süßen (Ylang-Ylang) Würze, einer weiblichen Note (Rose, Lavendel) etwas Herbes, macht das Schwere (Sandelholz, Weihrauch) leicht.*

Zypresse

Die Phönizier brachten die *Zypresse* aus Asien in den europäischen Mittelmeerraum. Der kegelförmige, immergrüne Nadelbaum lieferte den Assyrern, Ägyptern und Griechen fortan einen beliebten Aromastoff.

Die *Zypresse* gilt bei vielen Völkern als heiliger Baum. Als immergrüne, langlebige Pflanze wird sie wie alle Koniferen als Symbol des langen Lebens und der Unsterblichkeit verehrt. In der Antike galt sie dagegen als Todessymbol, weil sie, nachdem sie geschlagen worden ist, nicht mehr nachwächst; sie wurde daher mit Pluto und dem Bereich der Unterwelt in Verbindung gebracht.

Im alten China glaubte man, dass der Verzehr von *Zypressensamen* ein langes Leben bewirkte.

Das ätherische Öl wird durch Wasserdampfdestillation der Blätter und der Zapfen, manchmal auch aus Blättern und Zweigen des Koniferengewächses gewonnen, es ist von trockener, erfrischender, fast feierlich-rauchiger Qualität mit frischer Note und gilt äußerlich angewendet als ›Geheimtipp‹ gegen übermäßige Schweißabsonderung und die damit verbundenen Gerüche, z. B. an den Füßen.

Aber dieser Duft hat es weiterhin in sich: *Zypressenöl* ist gut für Menschen, die Schwierigkeiten haben, ihre Ideen in Taten umzusetzen, es hilft bei Realitätsflucht und Zerstreutheit.

Anwendung: *Die beruhigende Wirkung tut Menschen gut, die unter nervöser Spannung und heftigem Weinen leiden.*

15.
Intermezzo:
Über den Tod

Ich habe gerade Myrte in der Aromalampe und eine Kassette von Dave Brubeck eingelegt – *Take five*.

Ich habe einige Wochen mit den eben beschriebenen Düften gelebt, recherchiert, auch etwas anderes geschrieben, Aromalampen gefertigt, einen Wasserhahn eingebaut, im Laden gestanden, Regale gebaut, einen Flipperautomaten restauriert – und immer stand eine Aromalampe in der Nähe, mit dem Duft, den ich gerade ›in Arbeit‹ hatte.

Meine Frau und ich, wir haben abends zusammengesessen und den Duft genossen, wir hatten ihn beim Lesen oder beim Fernsehen dabei, im Schlafzimmer natürlich auch, und jetzt, wo ich gegen zwei Uhr morgens am Computer sitze, eingehüllt in filigrane Musik und Myrtenduft, fällt mir auf, dass einige der Blumen für die Aromatherapie – auch die Myrte – in früheren Zeiten mit dem Tod in Verbindung gebracht wurden.

Als ich die Beschreibungen der Düfte eben noch einmal durchlas, wurde mir klar, dass man damals anders mit dem Tod umzugehen wusste.

Die Myrte war sowohl Liebessymbol als auch Symbol der Unsterblichkeit – die Göttin der Myrten, die schöne *Myrtea*, war gleichzeitig Göttin des Todes. Wie passt das zusammen?

15. Intermezzo: Über den Tod

»Wir haben das Leben vom Sterben getrennt, und das Intervall zwischen beiden ist Furcht«, sprach Krishnamurti, und von Wilhelm von Humboldt stammt folgendes Zitat: »Es ist mir, als kennte man nicht das ganze Leben, wenn man nicht den Tod gewissermaßen in den Kreis einschließt.«

Im Tarot, einer bildhaften Darstellung der geheimen Künste, steht die Karte XIII (›DER TOD‹) keineswegs dafür, dass man in dem Sinne stirbt, wie wir den Tod heute allgemein auffassen: Atemstillstand, keine Gehirnfunktion, Zerfall des Körpers, Ende der Existenz. Im Tarot steht diese Karte für das *natürliche Ende* und bedeutet, dass es an der Zeit ist, etwas loszulassen, als Symbol für das völlige Aufgehen, das ›Sichhingeben‹ an Gott.

Zu der Zeit, als sich Myrtea mit Adonis unterhielt, fasste man den Tod als *Abschied* auf, als *großes Loslassen*, womit der Tod als Wegbereiter für etwas *Neues*, *Kommendes* gesehen wurde, in einigen Fällen sogar als langersehntes, befreiendes Ende.

Zu der Zeit ›starb‹ man nicht einfach, man ließ los und war dankbar für die zurückliegende Zeit. Auch heute noch sagen viele Philosophen, dass wir nicht erst in der Todesstunde sterben, sondern bei jedem Abschied, beim Verlassen der Schule, des Elternhauses, bei einem Firmenwechsel, wenn eine Liebe endet, wenn große Ideen oder Träume zerbrechen – selbst beim Orgasmus spricht man im Tantra vom *kleinen Tod*. In all diesen Situationen lernen Menschen, geliebte Dinge loszulassen und Erfahrungen zu sammeln, die wichtig für die Entwicklung der eigenständigen Persönlichkeit sind.

»Nichts Beständiges ist in der Welt als die Unbeständigkeit selbsten«, schrieb der Dichter Hans Jakob Christoffel von Grimmelshausen im 17. Jahrhundert unter dem Eindruck des Dreißigjährigen Krieges und der verheerenden Pestepidemien, während derer die Menschen ständig hautnah mit dem Tod in Berührung kamen.

Diese Sichtweise deckt sich mit der buddhistischen Auffassung, die besagt, dass beides, Geburt und Tod, keine einmaligen Phänomene sind. Beides findet in jedem Augenblick statt, und das Leben ist nur eine ununterbrochene Abfolge ganz kurzer Phasen.

Diese Vorstellung ist aber auch von gewissen ›Machthabern‹ ausgenutzt worden, indem sie z. B. behaupteten, dass es ›süß und ehrenvoll‹ sei, für das Vaterland, womöglich noch auf dem Schlachtfeld, zu sterben. Mir gibt es immer zu denken, dass Menschen so etwas glauben und auch bereit sind, es zu tun, anstatt für das Vaterland zu leben, zu arbeiten, produktiv zu sein und Werte zu schaffen.

Und dann gibt es noch die *Reinkarnationstheorie*. Die Reinkarnationstheorie besagt, dass zwar der Körper nach dem physischen Tod zerfällt, die Seele aber zurückkehrt, und zwar in einem anderen Körper, und auch Wissen mitbringt. Wissen und Erfahrungen.

Wer kennt es nicht, das nahezu klassische Déjà-vu, dieses ›Das habe ich doch schon mal gesehen‹?

Mir ist es auch passiert, als ich einmal mit meiner Frau in einer Gegend unterwegs war, in der ich in diesem Leben noch nie gewesen war. Ich hatte plötzlich das Gefühl zu ›wissen‹, dass hinter dem nächsten Hügel gleich eine Burg zu sehen sein würde, ich wusste sogar, wie sie aussehen würde und beschrieb sie meiner Frau – die Burg war tatsächlich da, so wie ich sie beschrieben hatte!

Zu Beginn erwähnte ich die Geninformationen und die Theorie der morphogenetischen Felder. Nicht nur Rupert Sheldrake hat festgestellt, dass die Natur von sich selbst lernt und das nächste Lebewesen ein bisschen vollkommener als das vorherige ›baut‹. Die Informationen darüber, was ›gut‹ und was ›schlecht‹ ist, stecken in den Genen, sie werden weitervererbt.

Sicher, wir können unseren Geist schärfen und unseren Körper stählen, aber irgendwann sind Körper und Geist konzeptionell am Ende.

Wenn unser Körper eine Maschine wäre, könnte er natürlich modifiziert und und verbessert werden, aber irgendwann wäre das Konzept am Ende, so wie die E-Lok die Dampflokomotive abgelöst hat und die Düse den Propeller.

Es ist also etwas von unseren Ahnen ›in uns‹, sogar Wissen und Erfahrung aus der Urzeit, die sicherlich zum großen Teil ›verschüttet‹ sind und hin und wieder – auch durch Gerüche – wieder freigelegt werden können.

15. Intermezzo: Über den Tod

Kann es also sein, dass der Sinn des Lebens für den Einzelnen darin besteht, Wissen und Erfahrungen zu sammeln, um sie weiterzuvererben, damit die Nachkommen ein bisschen vollkommener werden?

Bei dieser Gelegenheit fällt mir eine Begebenheit im Kaufhaus ein: Eine junge Pakistani, die allerdings schon in der dritten oder vierten Generation in Deutschland lebt, wurde im Kaufhaus des Ladendiebstahls bezichtigt. Als sie nun von einigen Männern abgeführt werden sollte, griff sie sich unter den Pullover, legte ihre Brüste frei – und spritzte mit ihrer Milch. Niemand verstand sie, die Frau verstand ihr Verhalten selbst nicht und es wurde ihr auch als grober Unfug ausgelegt; doch was die Pakistani getan hatte, war ein ›Urreflex‹. In grauer Vorzeit spritzten viele Frauen Milch, wenn sie sich bedroht fühlten, um zu sagen: ›Sieh her, ich bin Mutter! Wenn du mich tötest, tötest du auch mein kleines Kind ...‹

Kann es demnach sein, dass unsere Seele ›nur‹ genetisch inkarniert?

Lange bevor man überhaupt wusste, was Gene sind, bemerkten die Menschen jedenfalls, *dass da etwas ist*, was man mit dem damaligen Wissen nicht erfassen konnte. Man erklärte es sich mit einer anderen Welt, in der man das tun konnte, was man gerne tat.

Und so gingen die Indianer in die ewigen Jagdgründe, die Nordländer an Odins Tafel und die Christen in den Himmel – oder die Hölle, wenn man sich nicht ›ordentlich‹ (natürlich auch nur im Sinne der Leute, für die das dienlich war) benommen hatte ...

Wie dem auch sei, die Kerze in meiner Aromalampe ist soeben verloschen, und der Duft der Myrte wird sich bald verflüchtigt haben. Seltsam nur, dass ich ausgerechnet bei Myrtenduft ›Todesgedanken‹ hatte – es muss also etwas an den Überlieferungen über die Wirkungen, die *Botschaften der Pflanzen* dran sein.

Bevor ich nun auf diese Botschaften komme, möchte ich in Erinnerung rufen, dass die Pflanzen, Blüten, Blätter, Wurzeln, Nadeln und Hölzer *sterbend* ihren Duft abgeben.

Im Sinne der Ayurveda ist es der Daseinssinn dieser ›Rohstoffe‹, für das Wohlbefinden der Menschen zu sorgen – die Menschen übernehmen mit dem Erwerb einer Essenz die Verpflichtung, sorgsam, wissentlich und verantwortungsbewusst mit dem, was uns die Natur gab, und dem Ergebnis vieler Arbeitsstunden umzugehen.

16. Die Botschaften der Pflanzen

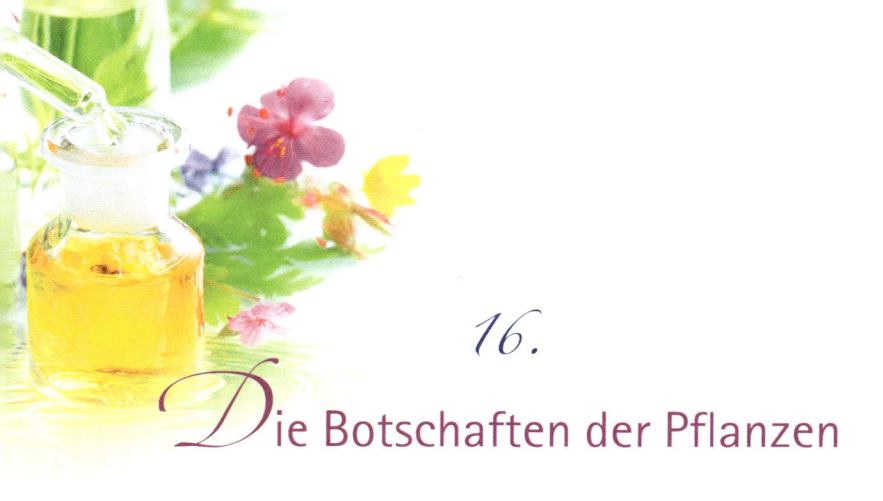

Angelika	*Gib' nicht auf, du wirst es schaffen!*
Anis	*Gib' mir deine Last, ich helfe dir tragen!*
Arnika	*Komm' her, ich heile deine Wunden!*
Baldrian	*Lass' dich fallen, ich entführe dich zu dir selbst!*
Basilikum	*Hab' Vertrauen, du hast mehr Kraft, als du glaubst.*
Bay	*Komm', trau dich und spring wieder in den Fluss des Lebens!*
Benzoe	*Komm' her, ich heile deine Wunden!*
Bergamotte	*Komm' aus dem schwarzen Loch und tanze mit mir in der Sonne!*
Bohnenkraut	*Entspanne dich und vertrau auf deine Kraft!*
Cajeput	*Ich gebe dir Klarheit und Frische!*
Cananga	*Lass' dich in meine ungezähmte Frische fallen!*
Cassia	*Ich geb' dir Wärme, damit du dich wieder öffnen kannst.*
Cistrose	*Zeig' mir deine Wunde, ich tu' dir Balsam darauf!*
Citronella	*Lass' deine alten Gewohnheiten links liegen, und mach' mal was Verrücktes!*

Davana	*Wenn du es heute nicht geschafft hast – ich geb' dir die Zuversicht, dein Problem morgen zu lösen.*
Eichenmoos	*Ich geb' dir Bodenständigkeit.*
Eisenkraut	*Ich weiß, dass ich es schaffen werde!*
Estragon	*Ich geb' dir Kraft zum Handeln.*
Eukalyptus	*Ich öffne dir die Augen.*
Fenchel	*Komm' her und lass dich trösten!*
Fichte	*Ich zeige dir deine Kraft und Stärke!*
Geranium	*Du brauchst nichts zu tun, lass' dich verwöhnen.*
Ginster	*Das Leben wartet auf dich, greif' zu!*
Immortelle	*Ich geb' dir Kraft und wärme dich, damit du dich deiner inneren Realität stellen kannst.*
Ingwer	*Ich mach' dir Feuer unterm Hintern!*
Jasmin	*Lass' dich fallen, gib dich hin.*
Kamille	*Wer du auch bist, worunter du auch leidest – ich tröste dich!*
Kardamom	*Das Leben macht Spaß, komm – spiel mit mir!*
Karottensamen	*Schneide die alten Zöpfe ab!*
Kampfer	*Mach' die Augen auf und erkenne!*
Kiefer	*Ruh' dich aus und stärke dich!*
Koriander	*Schau hin und konfrontier' dich, nur so kannst du wachsen.*
Lavendel	*Ich wasche dich rein!*
Lemongras	*Alles ist frisch und neu.*

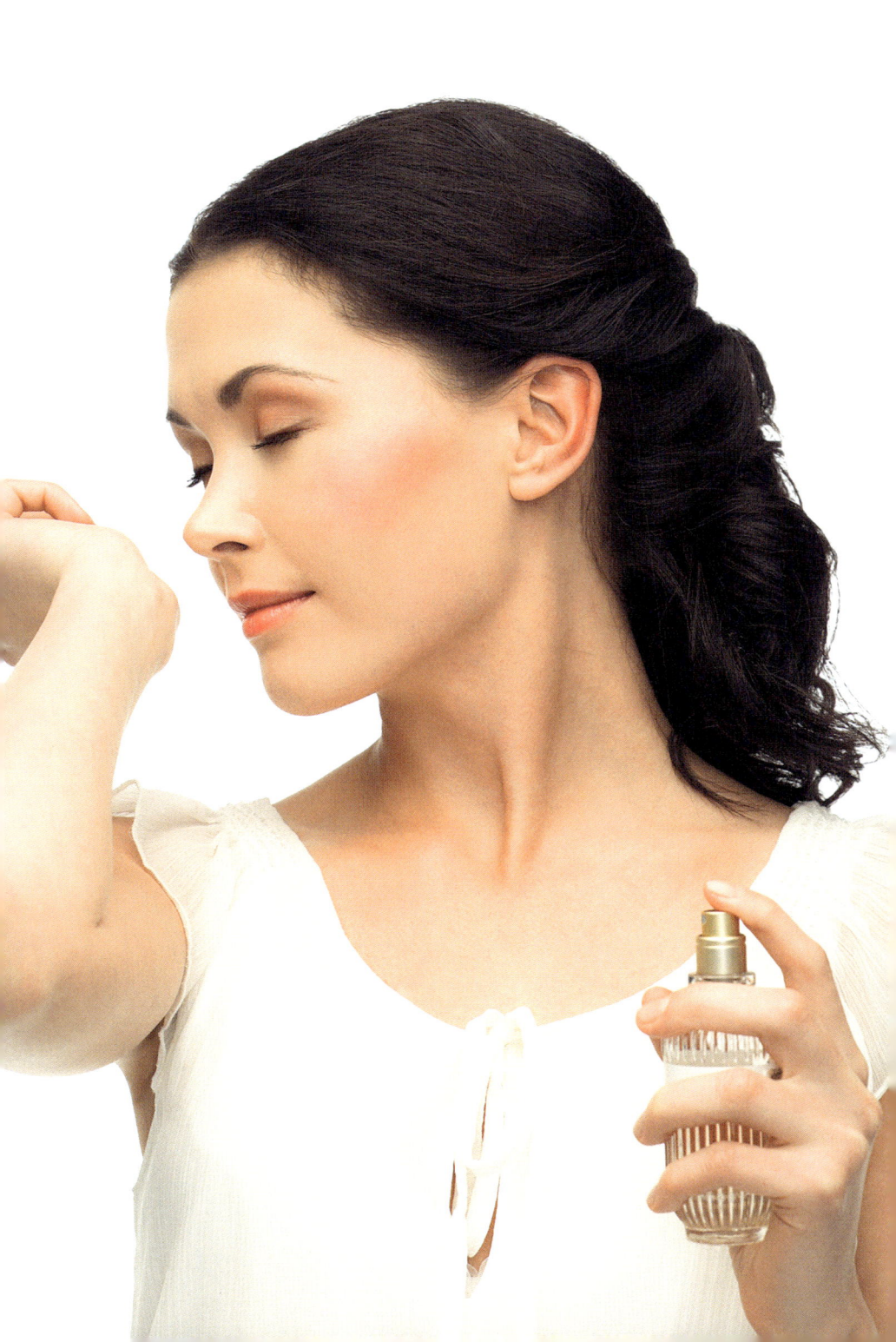

Zauber der Düfte

Limette	*Verkriech' dich nicht in deinem Zimmer, denn draußen tanzen die Sonnenstrahlen.*
Lorbeer	*Das Leben ist ein Fest, komm', mach mit!*
Mairose	*Liebe mich, ich schenke dir alles!*
Majoran	*Geh weiter im Dunkeln, das Licht wirst du sehen!*
Mandarine	*Das Leben ist ein Spiel, komm und lach' mit mir!*
Melisse	*Öffne dein Herz, und die Welt ist dein Freund.*
Moschus	*Lebe aus, was du spürst!*
Motoröl	*Komm, hilf' mir meinen Trecker schieben ...*
Muskatellersalbei	*Entfalte die Flügel deiner Kreativität und trau' dich, du kannst fliegen!*
Myrrhe	*Lass' deiner Seele Flügel wachsen.*
Myrte	*Schau hin, mit klaren, reinen Augen – Leben und Sterben, alles ist eins.*
Narde	*Du hast genug gekämpft, jetzt ruh' dich aus!*
Neroli	*Komm' her, ich schütze dich.*
Niaouli	*Ich mache die Augen weich und klar.*
Orange	*Welt, lass dich umarmen.*
Palmarosa	*Gib' mir deine Last, ich geb' dir Zuversicht.*
Pampelmuse	*Das Leben ändert sich in jeder Sekunde, mach mit!*
Patchouli	*Gib' dich hin, es gibt nichts Schöneres!*
Petitgrain	*Hetz' dich nicht ab, das Leben ist schön!*
Pfefferminze	*Sieh und erkenne!*
Rose	*Liebe über alle Grenzen hinaus!*

16. Die Botschaften der Pflanzen

Rosenholz	*Ich zeige dir deine Mitte.*
Rosmarin	*Ich bringe dich in Schwung.*
Salbei	*Ich geb' dir Kraft und ein langes Leben.*
Sandelholz	*Ich zeige dir den Weg, Gott in dir zu finden.*
Tea Tree	*Ich gebe dir eine klare Sicht der Welt.*
Thuja	*Gehe in dich und sammle dich, ich helfe dir.*
Thymian	*Ich gebe dir Stärke und ein weites Herz.*
Tonka	*Entspann' dich und genieß' das Leben.*
Tuberose	*Fühle und genieße!*
Vanille	*Das Leben ist zum Genießen da!*
Vetiver	*Spüre die Kraft, die in dir steckt.*
Wacholder	*Stark und ruhig kannst du ins Leben gehen.*
Weihrauch	*Ich schenke heiliges Verstehen.*
Wintergrün	*Das Leben ist immer neu, vergiss deine alten Muster.*
Ylang-Ylang	*Lass' dich fallen und genieße!*
Ysop	*Ich helfe dir, dein Chaos zu ordnen.*
Zeder	*Nimm' dir Zeit, wende dich nach innen, dort ist deine Heimat!*
Zimt	*Ich gebe dir die Wärme zum Leben und Lieben.*
Zirbelkiefer	*Ich gebe dir Mut und Stärke, damit du zu dir selbst stehen kannst.*
Zitrone	*Ich bin der frische Wind für deine psychischen Segel.*
Zypresse	*Konzentriere dich auf das Wesentliche!*

17.
Intermezzo:
Duftpsychologie

Ich war auch etwas skeptisch, als ich diese ›Botschaften‹ empfing und habe kurz darauf – als hätte es so sein sollen – einen früheren Freund von mir getroffen, der inzwischen Psychiater ist.

Ich erwartete zunächst einen brüllenden Lacher, als ich ihm erzählte, dass ich als gestandener Techniker ein Buch über ätherische Öle schreibe – aber nichts dergleichen! Der Bursche war plötzlich sehr interessiert daran, meine Öle zu riechen und ›mal ein bisschen zu mischen‹.

Wir verabredeten uns für den Abend, er brachte seine Frau mit und wir kreierten Parfüms. Als wir schließlich wahnsinnig gut duftend bei einer Flasche Wein saßen, erzählte der Psychiater vom Riechtest des Münchner Heilpraktikers Martin Henglein:

> Bei diesem Riechtest schnuppert der Patient zunächst an vier speziellen Essenzen: Rosmarin, Bergamotte, Geranium und Patchouli. Rosmarin steht bei diesem Test für das Ich, die Selbstbehauptung, das Durchsetzungsvermögen, die Aggression. Bergamotte steht für die Verbindung mit dem Geistigen, für die Kommunikationsfähigkeit, die geistige Beweglichkeit. Geranium steht für die Hinwendung zum Du, die Fähigkeit, Gefühle zu zeigen, die Bereitschaft, auf andere einzugehen. Patchouli steht

17. Intermezzo: Duftpsychologie

für das Vertrauen in den Körper, die Bereitschaft, das Schicksal anzunehmen, die Verbindung mit der Erde.

Henglein geht bei diesem Test davon aus, dass man, wenn man das Wesen der einzelnen Pflanzen erfasst hat, dieses Wissen der Persönlichkeit des Patienten zuordnen und therapeutisch einsetzen kann.

Dieser Riechtest ist natürlich kein starres Schema, er ist nur als Hinweis anzusehen, in welcher Richtung man weiterarbeiten sollte, wenn eine psychische Störung vorliegt.

Wenn wir uns noch mal die Botschaften dieser vier Pflanzen ansehen, bekommt das eine durch das andere Sinn:

Rosmarin *Ich bringe dich in Schwung.*

Bergamotte *Komm' aus dem schwarzen Loch und tanze mit mir in der Sonne.*

Geranium *Du brauchst nichts zu tun, lass' dich verwöhnen.*

Patchouli *Gib' dich hin, es gibt nichts Schöneres!*

Der Haken an der Sache war: Als ich ›mein‹ Parfüm kreierte, griff ich zuerst zu Patchouli, um die anderen Düfte zu fixieren. Mein Psychofreund registrierte das als ›Gelassenheit‹ sowie ›Bereitschaft, das Schicksal anzunehmen‹ und murmelte etwas von der Wirkung des Patchoulis (öffnet die Tore zum Unbewussten, zu unseren Trieben und unserer Sinnlichkeit ...).

Nun gut. Weiterhin gab ich als eine ›Hauptnote‹ Lemongras dazu, wegen der anregenden Wirkung. Weil Lemongras der Bergamotte nahekommt, wurde mir dieser Duftstoff als ›die Verbindung mit dem Geistigen und geistige Beweglichkeit‹ gedeutet.

Da ich aber einen männlichen Duft für mich komponieren wollte, gab ich etwas Myrte wegen des feinen, aromatischen, aber doch herben Duftes zu, lehnte aber blumige Noten wie Geranium total ab, was mir natürlich gleich wieder als mangelnde Hinwendung zum Du, fehlende Fähigkeit, Gefühle zu zeigen, und pure Neigung zum Egoismus ausgelegt wurde.

Ich war der Ansicht, dass es nun der Anregung genug war und rundete mein Parfüm mit Zedernholz ab, nicht zuletzt wegen der ›herben, männlichen Note‹.

Der Verzicht auf Rosmarin oder Ähnliches wurde mir allerdings als mangelndes Durchsetzungsvermögen ausgelegt, meine Betonung des Zedernholzes, das ausgesprochenen *Yang*-Charakter (die Sache mit dem *Yin* und *Yang* kommt später) besitzt und dem Planeten *Uranus* zugeordnet ist, sowie der Verzicht auf Blumiges wie Geranium mit *Yin*-Charakter und der Zuordnung des Planeten *Venus* ließen mich in den Augen des Psychiaters sofort als Macho dastehen, was ich jedoch nicht als Beleidigung auffasste.

Gar nicht so verwunderlich, denn die Botschaft der Zeder lautet:

Nimm' dir Zeit, wende dich nach innen, dort ist deine Heimat!

Da haben wir also wieder die Gelassenheit, die Freude daran, nachts mit einem Haufen Bücher und einer Aromalampe am Computer zu sitzen, zu recherchieren und dabei die Düfte zu genießen.

Aber interessant ist das Thema schon – Düfte und Psyche ... Ich komme später bei den Liebesdüften darauf zurück – jetzt ist erst einmal die Herstellung der Öle dran!

18.
Die Destillation: Der Alambic

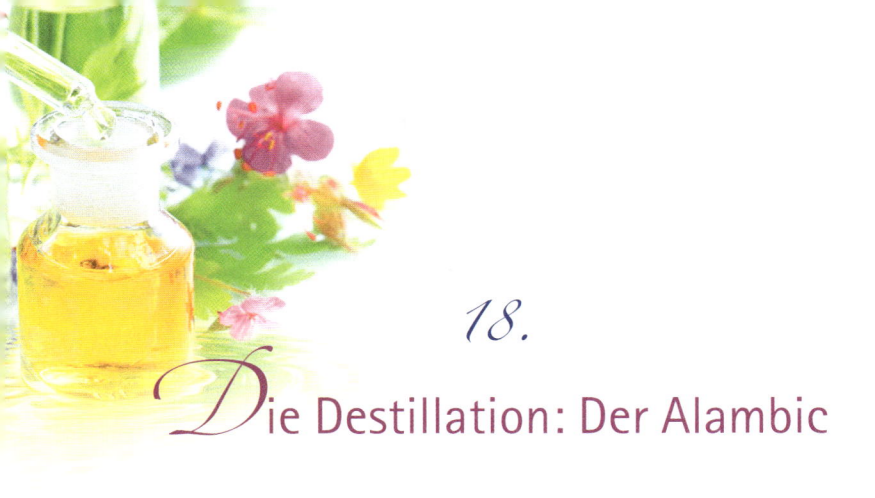

Die einfachste Art, den Rohstoffen den Duft zu entziehen, praktizierten die Ägypter vor mehr als 5000 Jahren.

Zu diesem Zweck taten sie Blüten, Blätter, Wurzeln und auch Harze in einen irdenen Topf, füllten ihn mit Wasser auf und deckten ihn mit einem Tuch ab. Nun wurde ein Feuer unter dem Topf entzündet.

Die aufsteigenden Dämpfe, die einige Duftstoffe enthielten, schlugen sich im Tuch nieder, das von Zeit zu Zeit ausgewrungen wurde.

Wie die Archäologen herausfanden, benutzten die Ägypter vorwiegend Essenzen aus Zedernholz, Zimt, Terpentin, Basilikum, Koriander und Lilien zum Heilen, Mumifizieren und für Kosmetik.

Etliche Generationen lang muss das Verfahren in dieser Art praktiziert worden sein, denn das erste ›richtige‹ Destillationsgerät, es wurde in Mesopotamien gefunden, wird auf ein Alter von ungefähr 4000 Jahren geschätzt.

Etwa zur gleichen Zeit entwickelte man in China und Indien die ersten funktionstüchtigen Destilliergeräte. In diesen Breiten wurden vor allem Rosenöl, Kalmusöl und Andropogonöl hergestellt.

Nach der Eroberung des ägyptischen Reiches wurden die Destillationsgeräte von den Griechen und Römern weiterbetrieben und -entwickelt, aber mit dem Niedergang dieser Hochkulturen verschwand auch die Kunst der Destillation zunächst im Dunkel der Geschichte.

Gegen Ende des 10. Jahrhunderts entdeckte der bekannte arabische Arzt *Avicenna* die Kunst der Destillation wieder, und seitdem ließen die arabischen Ärzte und Alchemisten die Feuer in ihren Destillationsgeräten nicht mehr ausgehen. In Spanien gründeten sie sogar Universitäten, in denen diese Kunst gelehrt wurde.

Die Kreuzritter brachten von ihren Zügen – sofern sie zurückkehrten – neben einigem Unerfreulichen duftende Wässer und Essenzen mit, mit denen sie ihre Damen beschenkten, während sie die Keuschheitsgürtel aufschlossen.

Dank einiger gewitzter Herren wurde auch das Wissen um die Technik mitgebracht, sodass sich die Vorläufer der Aromatherapie auch in Europa ausbreiteten.

Dann aber kamen die Mongolen, später die Türken, schwangen ihre Krummsäbel und machten alles nieder, was sie nicht kannten oder verstanden.

Das war's dann erst mal wieder für einige Jahrhunderte für die duftenden Essenzen. Die Feuer in den Destillationsgeräten gingen aus, und die wenigen übrig gebliebenen Geräte rosteten still vor sich hin.

Zwar wurden fortan weiterhin Kräuter und Wurzeln zu Heilzwecken verwandt, doch wurde das Wissen darum in den seltensten Fällen schriftlich festgehalten. Vielfach probierten die *Hexen* oder *Kräuterweiblein* die Wirkungen der Kräuter an Kranken oder sich selbst aus und überlieferten die Erfahrungswerte mündlich. Als der Hexenhammer zuschlug, ging dieses Wissen leider zum größten Teil verloren.

Allerdings sind Kräuter auch von ernst zu nehmenden Ärzten wie *Hildegard von Bingen* oder *Theophrastus Bombastus v. Hohenheim*, besser bekannt als *Paracelsus*, und selbst von *Dr. Joh. Andreas Eysenbarth* mit guten Heilerfolgen verschrieben worden.

Bis zum 16. Jahrhundert, als der Straßburger Arzt *Hieronymos Brunschwig* im Jahre 1512 »Das Buch der wahren Kunst zu destillieren« veröffentlichte, ruhte die Destillationstechnik in Vergessenheit, aber dann erlebte der *Alambic* eine Renaissance!

Mit dem *Alambic* wird heute noch destilliert, und die Verfahrenstechnik hat sich im Prinzip bis heute nicht geändert. Die Materialien der heutigen Alambics sind aus Inoxstahl, weil dieser weder von den Ölen noch den ›modernen‹ (chemischen) Reinigungsmitteln angegriffen wird. Auch sind die Messmöglichkeiten heute wesentlich genauer, was den Druck und die Temperaturen des Dampfes betrifft.

Man ist somit in der Lage, schonender, päziser und auch kostengünstiger zu destillieren. Was ist also ein *Alambic*? In der ›Feuerzangenbowle‹ hätte der Professor jetzt gesagt: »Also, da stellen wir uns mal ganz dumm! Ein *Alambic*, das sind drei Behälter, die nebeneinanderstehen und durch ein gebogenes Rohr verbunden sind, das wie ein umgedrehtes ›U‹ aussieht, oben aus dem einen herauskommt und in den anderen hineingeht. In dem einen Behälter ist unten viel Wasser drin, darüber ist ein Rost und darauf liegen Blüten und so. Das ist der eine Behälter und der andere – den haben wir später! Wenn nun einer kommt und unter dem Behälter Feuer macht, wird aus dem Wasser Dampf und dieser steigt auf.

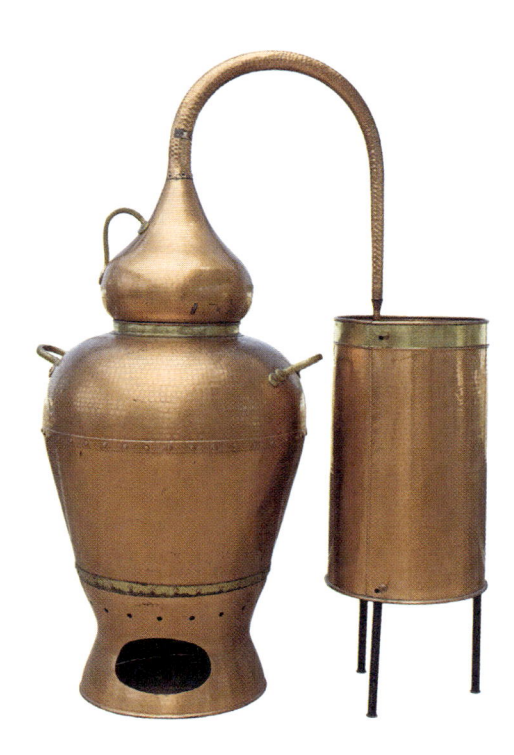

Das könnt ihr euch zu Hause mal anschauen, wenn ihr was kocht. Da steigt auch Dampf aus dem Kochtopf nach oben und schlägt sich an der Fensterscheibe nieder.

Im *Alambic* steigt der Dampf auch auf und durch die Blüten. Dabei nimmt er die Öle aus den Blüten mit und steigt weiter auf, bis in das gebogene Rohr oben an dem Behälter. Und da wird ihm wieder kalt, weil dieses gebogene Rohr von außen gekühlt wird. Wenn Dampf kalt wird, wird er wieder zu Wasser und das sinkt nach unten. Zurück kann es aber nicht mehr, weil ja immer neuer Dampf nachkommt, also muss es durch das Rohr. Aber da kann es ja auch wieder nach unten, weil das Rohr gebogen ist, und läuft so in den anderen Behälter.

Was passiert nun in dem anderen Behälter?

Wie wir ja alle wissen, sind Öle nicht wasserlöslich, sie lösen sich also im Wasser nicht auf, sondern schwimmen oben – nur einige wenige sinken nach unten – und brauchen nur noch abgeschöpft zu werden. Wenn der andere Behälter einen Hahn an der Seite hat, dann heißt er *Florentiner Flasche*, und man braucht das Öl nur abzulassen.

Das Wasser kann man noch mal verwenden oder – wenn es einige Duftstoffe angenommen hat – als Blütenwasser verkaufen.

So, jetzt wisst ihr, was die Wasserdampfdestillation ist, da können wir beim nächsten Mal die *Enfleurage* durchnehmen.«

Der Alambic:
Das Destillieren ist nichts anderes,
als das Subtile vom Groben
und das Grobe vom Subtilen zu scheiden,
das Zerbrechliche oder Zerstörbare unzerstörbar,
das Materielle unmateriell, das Liebliche geistig,
das Unschöne schöner zu machen.

Hieronymos Brunschwig

19.
Intermezzo:
Warum jede Blüte anders duftet

So oder ähnlich kurz abgefasst, natürlich in seriösem Schriftdeutsch, wird die Wasserdampfdestillation in Büchern über die Aromatherapie beschrieben.

Als ich nun anfing, mich mit ätherischen Ölen zu beschäftigen, zunächst nur, weil meine Frau diese Öle in ihrem Laden führt und ich – als **Mann und Techniker** – die entsprechende Literatur mehr oder weniger als **Pflichtlektüre** betrachtete, tauchte wieder die Frage auf, wieso eigentlich jede **Blume** anders duftet.

Ich erinnerte mich, damals Fräulein Lieblich, die Biolehrerin – mit der ich als Knabe immer durch Wald, Feld und Flur wandern musste, um Blumen und Unkraut zu sammeln und zu bestimmen –, einmal mit der Frage konfrontiert zu haben, warum Blumen überhaupt duften.

»Das ist doch, damit die Bienen sie erkennen«, antwortete Fräulein Lieblich.

»Und warum«, fragte ich weiter, »duftet jede Blume anders?«

»Das ist doch von der Natur so eingerichtet, damit die Bienen sie unterscheiden können!«

»Warum müssen die Bienen die verschiedenen Blumen denn unterscheiden?«

»Weil die Bienen doch immer nur an eine Sorte Blüten gehen.«

»Wieso gehen die denn immer nur an eine Sorte Blüten? Wenn ich eine Biene wär', also ich würd' von Blüte zu Blüte fliegen, Hauptsache, da ist Nektar drin.«

»Das ist aber von der Natur so eingerichtet, sonst könnte es doch auch nicht so viele verschiedene Sorten Honig geben! – Sag' mir doch mal, was das für eine Pflanze dort links ist!«

Ich hatte natürlich nicht die blasseste Ahnung und auch nicht die geringste Lust, mich mit gemeinem Schachtelhalm oder Gänsefingerkraut zu befassen. Klar, dass ich in Biologie nie auf den berühmten grünen Zweig kam, obwohl ich einen, meiner Ansicht nach, sehr guten Aufsatz über den gemeinen Schachtelhalm schrieb, in dem ich erwähnte, dass der Saft des besagten Halms gut gegen Bettnässen ist – sicher ein Detail, das von Fräulein Lieblich nicht sonderlich geschätzt wurde. Mein fundiertes Wissen über den gemeinen Schachtelhalm ist in diesem Leben nie zum Einsatz gekommen.

Über dreißig Jahre ruhte die Frage nach dem Blütenduft in Vergessenheit – bis meine liebe Frau mir auftrug, ein Buch über ätherische Öle zu schreiben.

Und dann kam Robert, der Imker, rein zufällig in den Laden, weil er einen Edelstein kaufen wollte – der Robert, mit dem ich bei der Bundeswehr mit dem Radargerät Hähnchen gegrillt und während einer Wache mal einen Schneemann gebaut hatte, auf den die nächsten dann geschossen haben.

Wir hatten uns lange nicht gesehen, und es passierte das, was in den Fernsehserien auch immer passiert, wenn sich die Ehemaligen treffen.

Nach einem Sechserpack Beck's pro Nase hatte Robert mir sein Leben erzählt. Er war inzwischen in der Werbebranche, das zweite Mal geschieden, grübelte heftig, wie er von seinem Schuldenberg herunterkommen könnte, befand sich mitten in einer Midlife-Crisis und irgendwie auf dem Selbstfindungstrip.

Aber ein großes Hobby hatte er beibehalten, obwohl das Leben in erbarmungsloser Härte über ihn gekommen war wie eine Karre Bauschutt: seine Bienen.

Ich ließ ihn erzählen, während wir den nächsten Sechserpack in Angriff nahmen, und Robert erzählte von dem ›totalitären‹ Bienenstaat, der nur funktioniert, wenn jedes individuelle Glied seine Pflicht erfüllt, und den er als einen Spiegel der Evolution von Schöpfung und Materie sah, als den Kreislauf, in dem alles mit allem verbunden ist. Nachdem ich mich daran gewöhnt hatte, dass Robert nicht von einem ›Bienenvolk‹ sprach, sondern von ›dem Bien‹, das eigentlich ein einziges aus rund 20000 Einzellebewesen bestehendes Tier ist, bekam ich endlich die Antwort auf die Frage, warum eigentlich die Blumen alle anders duften.

Beginnen wir den Kreislauf mit der Königin: Das ›Staatsoberhaupt‹ des *Biens* mit seinen fliegenden Saugnäpfen, Giftstacheln, Greifarmen und Geschlechtsorganen ist die sogenannte Königin, die all diese einzelnen ›Körperteile‹ zusammenhält, und das tut sie mit einem ›Parfüm‹ aus Blütenduftstoffen!

In ihrem Vorderkiefer scheidet die Königin hormonähnliche, duftende Substanzen aus. Jeder Bienenstock erhält auf diese Weise seinen individuellen ›Stallgeruch‹, der sich von den Nachbarstöcken unterscheidet. Woher die Königin, die nie ihren eigenen Stock verlässt, allerdings weiß, wie der Nachbarstock oder irgendeiner in der ›Einsatzreichweite‹ einer Einzelbiene des Biens riecht, wusste Robert leider nicht, er wusste nur, dass es so ist.

Wie jedes Parfüm besteht auch das ›Parfüm‹ der Bienenkönigin aus Grundsubstanzen, die nicht verändert werden dürfen. Zwar hat die Königin die Möglichkeit, gewisse ›Toleranzen‹ auszugleichen, aber grundsätzlich bringen die Bienen nur Pollen einer Blumensorte mit nach Hause, damit die Basis für den Stallgeruch stimmt.

Dass die Bienen sozusagen ›blütenorientiert‹ sind, ist auch wichtig für die Arterhaltung der einzelnen Blumen. An dieser Stelle öffnete Robert eine neue Dose Beck's und erzählte einen Witz:

»Also, da stehen zwei Blumen auf der Wiese. Sagt die eine: ›Ich liebe dich.‹ Sagt die andere: ›Ich dich auch. – Lassen wir die Bienen kommen!‹«

Nun, wir wissen, dass die Blumen von der Biene bestäubt werden, wenn sie den Nektar aus den Blüten sammelt. Aber die Fortpflanzung, die Arterhaltung, funktioniert nur, wenn Samen der gleichen Art übertragen werden, also muss die Blume dafür sorgen, dass die Biene immer zur gleichen ›Sorte‹

Blumen fliegt. Das tut die Rose, indem sie anders duftet als die Nelke nebenan.

Nun nehmen wir einmal an, eine Biene, nennen wir sie ›Debora‹, macht sich, nachdem sie eine Rose besucht hat, über eine Nelke her und versucht, deren Pollen nach Hause zu bringen. Dann würde sie die Basis für das Parfüm des Stallgeruchs ändern, und der gesamte restliche Bien wäre orientierungslos, denn die Königin wird aus den Honigmägen der Einzelbienen ernährt und bildet auch den Stallgeruch aus diesen Ingredienzien. Damit das nicht passiert, wird Debora in den heimischen Stock gar nicht erst reingelassen, und das war's dann für dieses Leben, denn einzelne Bestandteile des Biens sind nicht in der Lage zu überleben. Die anderen Bienen erkennen nämlich am Geruch, dass Debora nicht den richtigen Nektar in den Stock geschleppt hat, weil sich der Nelkenduft an Debora nicht verleugnen lässt.

Jetzt nehmen wir mal an, eine Rose ist aus irgendeinem Grund degeneriert, krank, schwach oder sonstwie aus der Art geschlagen. Dann wird sie nicht in der Lage sein, einen ›artspezifischen‹ Duft zu verbreiten, und die nächste rosenorientierte Biene, die vorbeikommt, wird sie gewissenhaft ignorieren, weil sie nicht will, dass es ihr so ergeht wie Debora, oder sie wird die Rose nicht als solche identifizieren.

»Dann«, schlussfolgerte ich an dieser Stelle, »müssten rosenorientierte Bienen eine Rose ja umschwirren wie Groupies den Popstar, der Rosenöl als Parfüm trägt, oder?«

Robert schüttelte den Kopf: »Der optische Eindruck ist auch wichtig. Deshalb haben die Blumen ja auch ihr individuelles Aussehen entwickelt. Übrigens das Problem vieler Rosenzüchter, denn eine in unseren Augen noch so prachtvoll gezüchtete Rose wird von den Bienen vielfach nicht als solche erkannt, weil sich bei Züchtungen vielfach der spezifische Duft mit ändert; der Züchter muss also mühsam per Hand bestäuben. Manchmal hat er aber auch das Glück, dass die nächste Generation des Biens seine Züchtung als Rose akzeptiert.«

Damit schließt sich der Kreis.

19. Intermezzo: Warum jede Blüte anders duftet

Die Bienenkönigin benutzt diesen Rosenduft als Ingrediens für ›ihr Parfüm‹, für ihren speziellen ›Stallgeruch‹.

Das beantwortete meine Zwischenfrage allerdings nur zum Teil, denn, so dachte ich, wenn eine rosenorientierte Biene Rosen wittert, wird sie doch wenigstens mal schnuppern kommen.

Das tut sie auch, aber ätherisches Öl kann niemals genauso riechen wie die Blüte oder die Pflanze, aus der es destilliert worden ist. Das hat technische Gründe, beantwortet aber die Frage, warum viele reine ätherische Öle so teuer sind.

Bevor ich nun wieder in elegantem Bogen auf die bereits in groben Zügen beschriebene Wasserdampfdestillation zurückkomme, möchte ich nun einige Seiten beim Lavendel verweilen, der legendären ›blauen Blume‹, die fernab jeglicher Zivilisation gedeiht, und diese Pflanze etwas eingehender beschreiben, denn die Kunst der Wasserdampfdestillation hat sich stets am Lavendel orientiert.

20.
Über den Lavendel

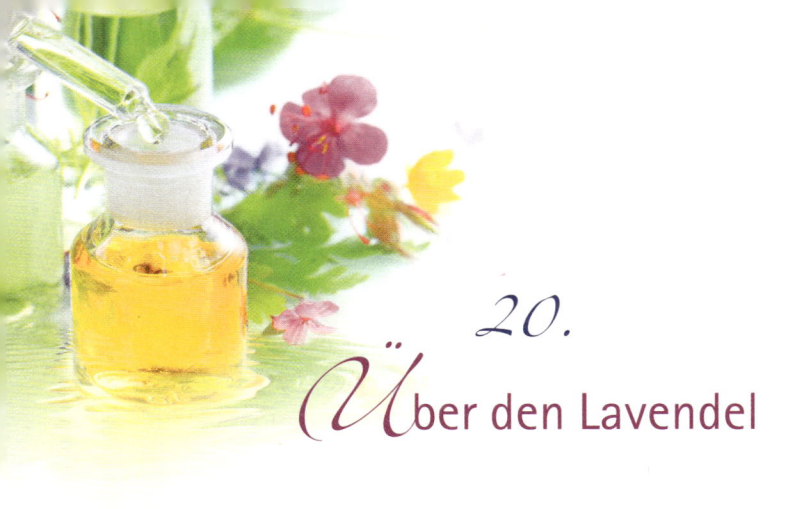

Als zu Beginn des 19. Jahrhunderts in Frankreich, dem klassischen Land des Lavendels, eine starke Landflucht einsetzte, blieben die Felder zurück und verwaisten. Ohnehin war die Landwirtschaft in der Haute-Provence, in Höhen ab 600 Metern, auf den kalkigen Böden nicht einfach. Harte Winter lösen dort glutheiße, trockene Sommer ab, aber der Lavendel gedeiht in dieser Umgebung, jedes Jahr streckte und streckt er noch heute dem Himmel von neuem seine leuchtend blauen, duftenden Blüten entgegen.

Einige wenige blieben zurück, bauten Lavendel an oder stiegen jedes Jahr erneut in die Berge, um mit kleinen Handsicheln den wild wachsenden Lavendel zu schneiden ...

Gleichzeitig begann in den Städten das *goldene Zeitalter des Parfüms*. Allerdings erlebte nicht nur Paris wesentlich früher seine ersten Parfümläden, in England destillierte jeder Haushalt, ›der was auf sich hielt‹, selbst.

›Höfisch‹ war der Lavendel in England schon seit dem 16./17. Jahrhundert. Aus getrocknetem Lavendel fertigte man die *Sachets*, die unter das Kopfkissen gelegt wurden, um regenerierenden Schlaf zu finden und Kopfschmerzen zu lindern.

Lavendel galt zwar als *Delight for Ladies*, aber auch Gentlemen wie Sir Walter Raleigh oder Francis Bacon pflegten in Wolken von Lavendel einherzuschreiten. Selbst der legendäre Heinrich VIII. soll sich seinen Frauen stets

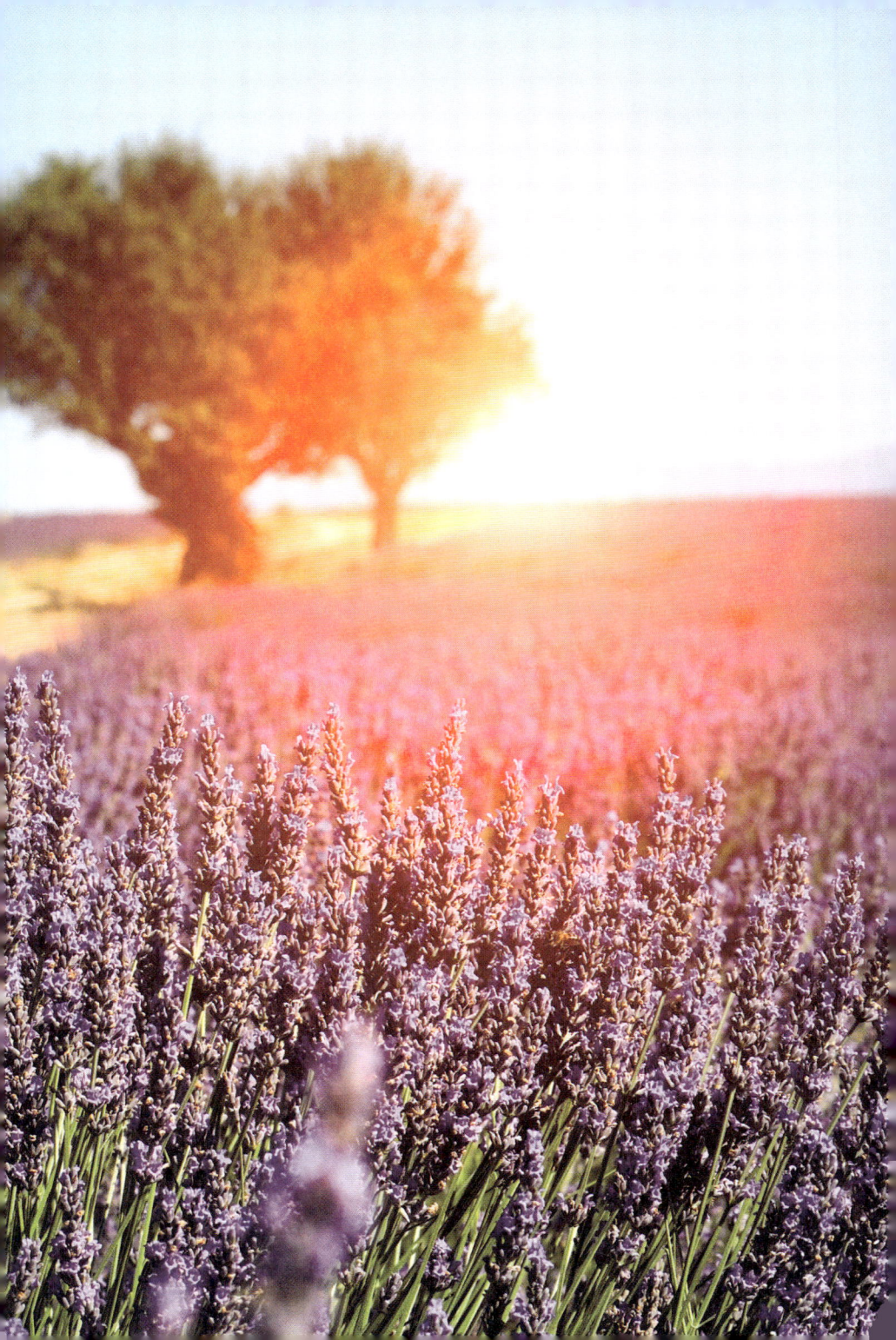

in Lavendelduft gehüllt genähert haben. Er ließ sogar einen mit Lavendelrabatten umpflanzten Schlossgarten sorgsam pflegen, damit sein Töchterlein Elisabeth I. zwischen Lavendelblüten spielen konnte. Elisabeth I. behielt die Vorliebe für Lavendel ihr ganzes Leben lang bei – ihre Inspirationen, mit denen sie die Weichen für Englands Aufstieg zur Weltmacht stellte, soll sie nicht zuletzt der anregenden Wirkung des Lavendels verdanken.

Zu dieser Zeit war es auch ausgesprochen ›in‹, einen sogenannten *Stillroom* mit entsprechendem Personal zu unterhalten, in dem Duftwässerchen und Pomaden für die Herrschaft hergestellt wurden. Anstatt sich zu waschen, übergossen sich die feinen Ladies förmlich mit Lavendelduft, um nicht unversehens in Ohnmacht zu fallen.

Und man – beziehungsweise Lady – fiel oft und gerne, jedoch gezielt in Ohnmacht, besonders wenn wieder mal die eine oder andere pikant-skandalöse Episode aus dem Leben der *Anne de Lenclos* die Runde von Frankreich über den Kanal nach England machte.

Anne de Lenclos, bürgerlich *Ninon de Lenclos*, wurde nicht nur wegen ihrer Schönheit trotz fortschreitenden Alters gefeiert, sie war auch Kurtisane, Geliebte und Vertraute J. B. Poquelin Molières. Gar mancher Gedankenblitz aus *Tartuffe*, *Der eingebildete Kranke* oder *Der Geizige* soll nicht auf dem Mist des guten J. B. gewachsen, sondern auf die Auswirkungen des Lavendeldufts zurückzuführen sein, der die schöne Anne täglich umgab, denn Lavendel spielte im ›Schönheitsrezept‹ der Muse des Dichters Molière eine nicht unerhebliche Rolle.

Kurz vor Abschluss eines im wahrsten Sinne erfüllten, 85 Jahre währenden Lebens verriet Madame de Lenclos einigen Kurtisanenkolleginnen ihr Schönheitsrezept:

Je eine Handvoll getrocknete(r) Lavendelblüten, Rosmarin, Minze, gemahlene Beinwellwurzel und Thymian.

Einen viertel Liter kochendes Wasser darübergießen, zudecken und 20 Minuten ziehen lassen.

Dann die ganze Mischung in den Badekübel geben und ungefähr 20 Minuten darin verweilen.

20. Über den Lavendel

Wie dem auch sei, Lavendel war aus dem Parfüm, dem Wohlgeruch, der alles Stinkende und Hässliche erbarmungsvoll überdeckte, nicht mehr wegzudenken.

Zwar verdrängte die Revolution die Düfte des Lavendels für einige Jahre in die Hinterzimmer der Parfümerien und tierische Ingredienzien setzten vorübergehend den Trend für die Gerüche, aber nicht nur der berühmte Parfümeur René le Florentin kreierte seine Duftkompositionen stets auf Basis der Essenz des Lavendels ...

Da wir gerade beim Parfümeur sind: Es ist allein die Aufgabe des Parfümeurs, die Bestandteile eines Parfüms zu mischen, aber es muss auch jemand da sein, der diese Ingredienzien herstellt, und das war früher wie heute richtig Arbeit.

Gehen wir doch noch einmal zurück in das Jahr 1750, an die südlichen Hänge Liguriens oder die Höhen des Luberon, und schauen wir einem Parfümeurgesellen bei seiner Arbeit zu.

Vielleicht sollten Sie sich spätestens jetzt etwas Lavendelöl in Ihre Aromalampe träufeln und ein Glas Landwein bereitstellen ...

21. Eine Nacht mit einem Lavendeldestillateur

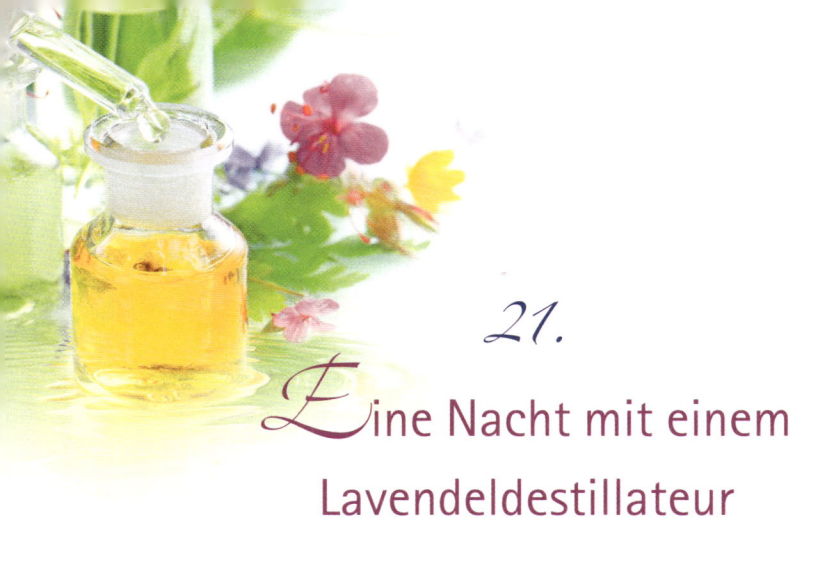

Ich habe seit zwei Wochen nicht richtig geschlafen, immer nur wenige Stunden zwischen Nacht und Morgen, zwischen Abend und Nacht, nachdem der Meister gegangen ist.

Abends geht er ins Wirtshaus, Wein trinken und Geschäfte machen.

Mich lässt er allein, mit dem Alambic, einem Stück Käse, einem halben Brot, einer Flasche Wein und dem Lavendel. Der Lavendel liegt in Haufen, säuberlich zerkleinert und getrennt. Ich soll ihn heute Nacht destillieren, in der Vollmondnacht – den Vollmondlavendel.

In den Tagen vor und nach Vollmond duftet der Lavendel besonders intensiv, die Kräuterkundigen meinen, die Pflanzen wüssten, wann Vollmond ist: Weil dann die Wahrscheinlichkeit des Regens am größten ist, bereiten sie sich auf einen Wachstumsschub vor, und in dieser Zeit produzieren sie viel Essenz.

Viele Kräuterweiblein dürften in dieser Nacht unterwegs sein, um die Zutaten für ihre Tränke, Salben und Tinkturen zu beschaffen. Viele Frauen und Männer werden nicht schlafen können, weil der Mond groß und rund am Nachthimmel steht ...

Noch sind fein zerkleinerte Lavendelrispen im Alambic, der Wasserdampf durchströmt sie und nimmt die Duftstoffe mit sich.

21. Eine Nacht mit einem Lavendeldestillateur

Ein Destillationsdurchgang dauert etwa zwei Stunden, 120 bis 130 Kilogramm Pflanzen ergeben etwa einen Liter Essenz, liebliche, klare, duftende Essenz.

Der Meister wird sie später mit Bergamotte mischen oder mit einem Hauch Rosenöl oder mit Zitrone, Geranie und Muskatellersalbei oder mit allem. Ich weiß noch nicht, welches Parfüm die Damen in diesem Jahr wünschen. Niemand weiß es.

Ich rieche den Duft des Lavendels kaum noch, denn er war Tag und Nacht bei mir – und wieder am Tag und wieder in der Nacht. Er mischt sich mit dem Geruch des brennenden Holzes unter dem Alambic, mit dem Geruch der Erde und dem Geruch der Menschen, die ihn pflücken und aus ihren Säcken auf die Waage schütten. Ich erkenne die Menschen an ihrem Geruch – der Geruch ändert sich im Laufe des Tages, aber jeder hat seinen eigenen Geruch, ein reicher Mensch riecht anders als ein armer, ein erschöpfter Mensch riecht anders als einer, der nach langem Schlaf seinen Kopf aus der Waschschüssel mit frischem Wasser hebt.

Und die Kinder, die die Blütenrispen zerkleinern und sortieren, die braunen Stellen entfernen, die der Essenz einen erdig-bitteren Beigeruch verleihen würden, die riechen anders als ihre Eltern, die die Rispen mit den kleinen Handsicheln in mitttäglicher Hitze schneiden und herbeitragen. Und diese Menschen riechen wieder anders, jeden August ein Jahr älter, bis auf die wenigen, die glücklich zusammenleben ...

Aber diese Gerüche haben mich jetzt alle verlassen, und ich spüre, wie sich der Duft der Lavendelessenz langsam ändert, ich spüre nur die Veränderung, denn jetzt kommen die Seelen der Blüten, das Süße, das Liebliche des Lavendels.

Ich muss auf den Dampfdruck achten, auf die Temperatur und auf den Zeitpunkt, um den Hahn an der Florentiner Flasche zu schließen, weil nach der Seele der Blüten etwas anderes herausdestilliert wird. Man sagt, es sei der Todeshauch, denn erst, wenn eine Blüte nicht mehr duftet, ist sie wirklich tot.

Dieser Todeshauch riecht nicht, aber er ist da, man kann ihn nur ahnen – und er kann mit in das Süße, das Liebliche gelangen und er kann es annehmen – die Blüten haben dann umsonst geblüht, das Holz unter dem Alambic wurde umsonst verbrannt und die Menschen haben umsonst gearbeitet.

Nur die Damen, von deren Haut der Lavendelduft letztendlich verfliegen wird ... Nein, die werden es nicht erfahren, oder sie werden mit den Schultern zucken ...

Der leichte Augustwind darf jetzt nicht stärker werden, er würde die Temperatur des Alambics schnell herrunterdrücken. Der Fluss der Seelen würde ins Stocken geraten, der Dampfdruck würde fallen, er wäre nicht mehr in der Lage, die Duftstoffe mit sich zu nehmen, er würde nicht mehr zu den Seelen der Pflanzen durchdringen können ...

Ich stehe auf und stelle mich vor den Alambic, sodass ich seine Temperatur mit meinem Körper spüren kann und nicht nur von der Hitze des Feuers unter ihm getroffen werde. Ich stehe und spüre die Temperatur, ich spüre, ich empfinde und ich horche. Ich hebe die Hand, ich horche aufmerksam und ich klopfe an den Kupferkörper des Alambics ... poch ... poch ... poch ... dreimal.

Ich empfinde nicht den Schmerz in den Knöcheln, ich horche. Ich horche auf den Klang des Dampfes in dem kupfernen Körper. Zu wenig Dampf lässt den Kupferkörper hohl klingen, zu viel Dampf voll wie eine Kirchenglocke. Zu wenig Druck klingt leer und zu viel Druck lässt den Alambic mit tiefem Ton dröhnen. Aber der richtige Dampfdruck lässt den Alambic wohl klingen, wie das Lachen eines glücklichen Menschen, eines Freundes, der mit dir ein gutes Tagewerk vollbracht hat.

Ich setze mich wieder neben den Alambic, neben den Hahn zum Ablassen der Essenz, beobachte und rieche die Essenz, die nur noch tröpfelt. Noch ein Tropfen ... noch einer ... Noch duftet es, lieblich, süß wie die Liebe, wie ein junges Mädchen zwischen den Brüsten, die von dem Mieder zusammengedrückt werden und die jedes Mal versprechen herauszuspringen, wenn sich das Mädchen über die Waage beugt, um ihren Sack mit Blüten auszuleeren, die dieses Versprechen aber niemals halten – niemals?

Ich schließe den Hahn – vielleicht vier, fünf Tropfen zu früh?

Ich nehme die Flasche vorsichtig unter dem Hahn weg, verschließe sie mit einem Glaspfropfen und lege einen Wulst Wachs darum. Das Wachs schmilzt

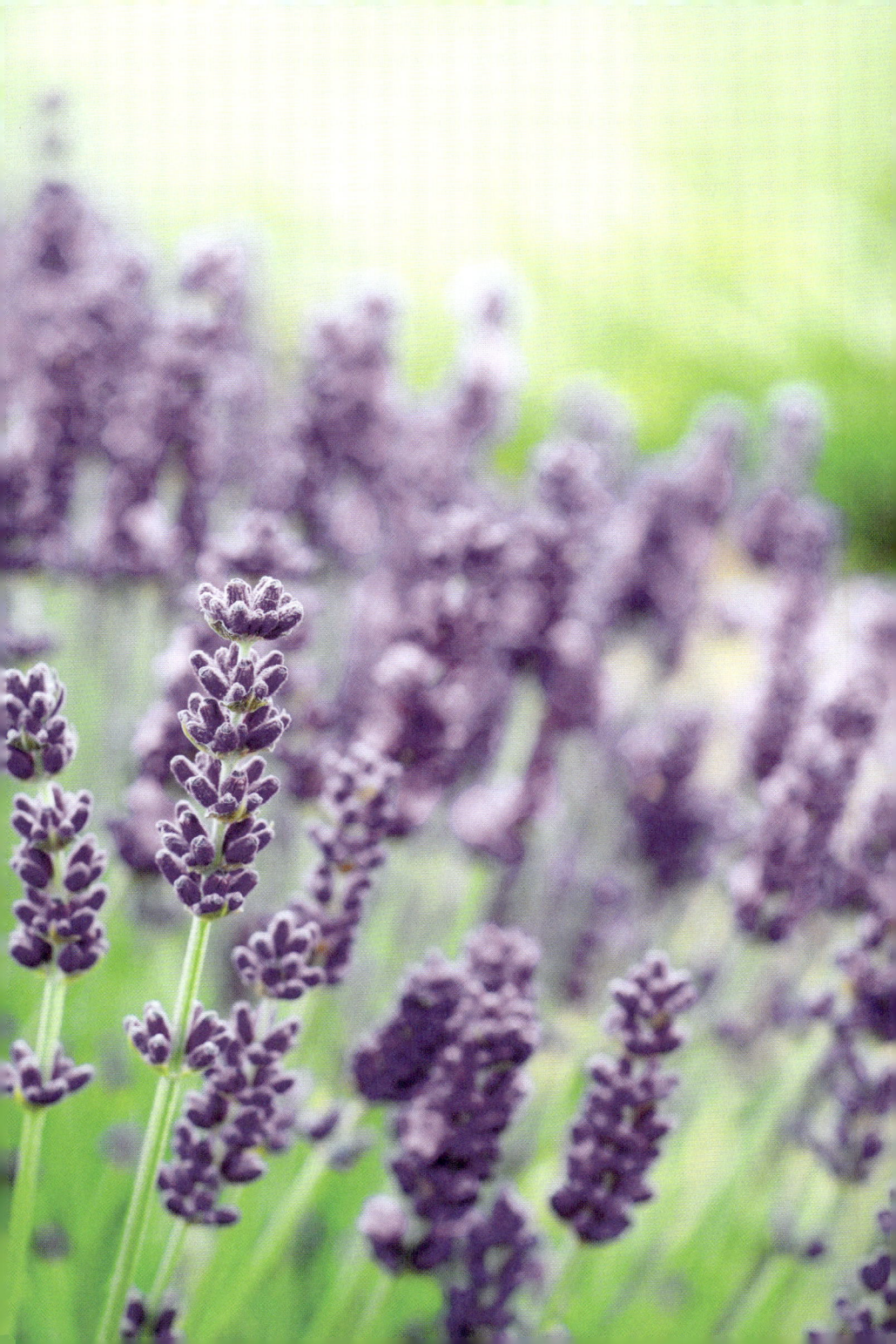

von der Wärme – wenn die Flasche abgekühlt ist, wird es sie sicher verschlossen haben.

Ich trage die Flasche einige Schritte weg vom Alambic und lehne sie an einen Stein.

Eine Flasche steht schon dort, gefüllt mit duftender Essenz, den Seelen der Lavendelrispen.

Zurück zum Alambic, ich muss ihn schnell leeren und neu füllen.

Mit einer Feuerzange nehme ich einige der brennenden Scheite unter dem kupfernen Körper weg und lege sie zur Seite. Raus mit dem ausgelaugten, toten Rest der Lavendelrispen. Die matschigen, schlaffen Hüllen der noch vor kurzem duftenden blauen Blüten fliegen dampfend und nur noch wenig duftend zu Boden.

Der Rost klemmt, fast fällt der Alambic um, als ich versuche, ihn mit einem Ast herauszuhebeln und zu rütteln. Endlich ist er heraus, ich reinige den Rost mit Sand, setze ihn wieder ein, fülle Wasser nach und beginne, den Alambic neu zu füllen. Schicht auf Schicht fülle ich die Blütenrispen ein und drücke sie fest. Ein fast mannshoher Haufen zerkleinerter Blütenrispen passt gut zusammengedrückt in den kupfernen Körper des Alambics.

Die Hitze des kleinen Feuers unter ihm trifft mich vorn, der Augustwind streicht kalt über meinen Rücken, meine Gelenke knacken und Schweißtropfen zischen auf dem Kupfer.

In mir ist jetzt kein Sinn für Düfte, ich muss den Alambic schnell füllen, es darf nicht zu viel Holz verbrennen, ich muss sonst einmal mehr gehen, um neues zu holen, aus dem kleinen Wäldchen, eine knappe halbe Stunde entfernt, denn der Alambic steht inmitten des Lavendelfeldes, damit die Pflücker und Pflückerinnen nicht so weit zu gehen haben ...

Seltsam, das Bild einer dieser Pflückerinnen taucht plötzlich in mir auf, die vollen, runden Brüste, die in der Sonne glänzten, als sie sich wiegenden Schrittes näherte, ihre blitzenden Augen – dieses Jahr allerdings eine Spur trüber. Im letzten Jahr schnitt sie den Lavendel gemeinsam mit einem dunkelhaarigen jungen Mann, dieses Jahr beugt sie den Rücken allein, um den Lavendel mit der Handsichel dicht am Boden zu schneiden.

21. Eine Nacht mit einem Lavendeldestillateur

Diese Pflückerin geht mir nicht aus dem Kopf, bis ich den Alambic gefüllt habe, die inzwischen noch glimmenden Scheite, die ich zur Seite gelegt hatte, wieder unterlege, frisches Holz dazutue und das Feuer kräftig anblase. Als die Flammen zu züngeln beginnen, richte ich mich auf – und sie steht vor mir, ihr Duft hat mich zuerst erreicht.

Sie steht mit dem Gesicht zum Mond, zum Vollmond, und sie hat die oberen Knöpfe ihres Mieders geöffnet und verströmt den süßen Duft des Verlangens, aber mit der leicht herben Note langer Einsamkeit ...

Ich schlucke und ergreife die große, bauchige Flasche, die zuerst unter den Hahn des Alambics gestellt werden muss. Ich stelle die Flasche unter, drehe den Hahn auf und schaue sie an, und sie schaut mich an und wiegt die Hüften.

Der Wind trägt Stimmen vom Dorf mit sich her, Lachen und Melodiefetzen einer Ziehharmonika.

Dort sind sie lustig.

Im Alambic beginnt das Wasser zu brodeln, der Dampf leise zu rauschen, die Geräusche der Nacht mischen sich mit dem süßen Lavendelduft ...

Sie schwingt raschelnd ihr Kleid und setzt sich, die Knospen ihrer Brüste zeichnen sich unter dem Mieder ab, sie verströmt Duft und lächelt ...

Wieder schlucke ich schwer, auch ich war zu lange allein, auch in mir beginnt etwas zu brodeln.

Doch noch ist nicht die Zeit, glühende Blicke zu erwidern, denn das Destillat beginnt zu fließen, erst zögernd, tröpfchenweise, bis es in ein dünnes Rinnsal übergeht. Grünlich sieht es aus, trübe fließt es in die Flasche.

Die ersten Tropfen der Essenz sind von mäßiger Qualität, sie werden später für Pomade verwendet werden oder für Seife oder Hautcremes. Es sind die oberen Schichten der Pflanze, die der Dampf zuerst erreicht, er reißt die äußeren Ölzellen auf und nimmt die Öle mit sich, die zur Abwehr der Insekten dienen, die groben Gerüche, angereichert mit Pflanzenresten und Staub.

Ich lege etwas Holz nach und warte. Die Flammen werden langsam größer und heißer, das Wasser erzeugt mehr Dampf und der Dampfdruck steigt. Langsam dringt der Dampf im Alambic in die Rispen ein, zerdrückt die Zellen in den Pflanzen und nimmt die köstlich duftenden Öle mit sich.

Das Destillat wird langsam klarer, ich drehe den Hahn zu und wechsle die Flasche.

Nach kurzer Zeit ist den Rispen fast die Hälfte des Destillates entzogen worden, aber nun erst beginnt der Dampf die Seelen der Pflanzen mit sich zu nehmen, das Zarte, das Duftende.

Sie sitzt noch neben dem Alambic, aber sie hat die Augen geschlossen und atmet den berauschenden, süßlichen Duft ein, der sich nun in der Vollmondnacht ausbreitet ...

Unzählige Paare werden sich jetzt lieben, aber ich muss die Zeit, die der Dampf braucht, um die duftende Essenz zu lösen, nutzen, um Holz zu holen. Holz für die nächste Füllung des Alambics.

»Ich helfe dir«, sagt sie plötzlich, als hätte sie meine Gedanken gehört, »dann haben wir mehr Zeit für uns ...«

Ich will nicht, dass eine Frau mir hilft, Holz zu tragen, aber wir trinken gemeinsam einen Schluck Wein aus meiner Flasche und gehen zusammen in das Wäldchen. Dort nehmen wir so viel trockenes Holz vom Boden, wie wir tragen können, und gehen zurück.

Unter dem Alambic ist das Feuer kleiner geworden, fast zu klein, um ausreichend Druck zu liefern und den Dampf in das Innere der Blüten zu treiben.

Ich lege Holz nach. Sie lässt sich auf dem Boden nieder, stützt sich auf die Oberarme, legt den Kopf zurück und lässt sich vom süßen Duft des Lavendels berauschen.

Vor dem Vollmond zeichnet sich ihre gerade Halslinie ab; wieso haben Frauen eigentlich keinen Adamsapfel?

Ich blase in das Feuer.

Der Wind, der soeben noch ihr Kleid gebläht hatte, hat sich gelegt.

Süßer Lavendelduft breitet sich aus und legt sich schwer auf unsere Gemüter.

Sie hält die Augen geschlossen, den Mund leicht geöffnet und atmet, ihr Mieder hebt und senkt sich.

Mühsam reiße ich meinen Blick von ihr los und schaue auf den Alambic. Mir macht die Temperatur Sorgen. Bisher hatte der leichte Wind für Kühlung gesorgt und das Feuer angeblasen.

»Setz' dich doch zu mir«, sagt sie leise.
»Einen Moment noch.«
Ich klopfe wieder an den Kupferkörper des Alambics.
Poch ... Poch ... Poch ...
Temperatur und Dampfdruck sind in Ordnung, sodass der Dampf in das Innere der Lavendelrispen eindringen kann, langsam, tiefer und tiefer, die Duftstoffe löst, aber nicht verbrennt, behutsam die dünnen Häute zerdrückt, die die duftende Essenz festhalten, sie mit sich nimmt in die Höhe, durch das gebogene Rohr in die Florentiner Flasche, wo er sich wieder von ihr trennt und zu Wasser wird.
Mein Rücken wird kühl, das Feuer flackert auf. Der leichte Augustwind ist wieder da. Ich drehe mich um und setze mich neben sie ... Für eine knappe halbe Stunde vielleicht, denn dann muss Holz nachgelegt werden, Wasser muss ich noch holen, unten vom Fluss, aber das hat noch Zeit, und eine knappe halbe Stunde ist auch viel Zeit – und noch mal eine halbe Stunde und noch mal, bis wieder die Seelen der Blüten kommen ...

Um noch ein wenig beim Lavendel zu bleiben – unser Parfümeur dürfte den ›Mont Blanc‹ in seinem Alambic destilliert haben, den *Lavandula officinalis*, den *Lavandula vera* oder den *Lavandula angustifolia*, denn dieser Lavendel wird Anfang Juli bis Ende August geerntet.

Seine Ölausbeute beträgt 0,5 bis 1,5 Prozent ätherischen Öls, das heute nahezu ausschließlich für die Aromatherapie sowie für feine Parfüms verwendet wird.

Der Mont-Blanc-Lavendel zeichnet sich durch seinen feinen und süßen Duft aus und besitzt im Gegensatz zu dem Spike-Lavendel kaum Kampfer.

Heute wird der Spike-Lavendel, der *Lavandula latifolia*, in französischen und spanischen Kalksteinvorgebirgen und in Jugoslawien in großen Mengen in Höhen zwischen 200 und 500 Metern angebaut. Die ätherischen Öle des Spike-Lavendels wandern vorwiegend in Seife, Toilettenartikel und Waschpulver.

Und dann spielt der Lavandin, der *Lavandula intermedia* oder *Lavandula hybrida*, in der Lavendelszene eine nicht unerhebliche Rolle. Lavandin ist im

Grunde genommen ein kleiner Bastard, ein sogenannter *Hybrid* aus Lavandula vera und Lavandula spika.

Der Duft des Lavandins ist etwas härter und trockener als der des ›normalen‹ Lavendels und hat ein leicht kampferartiges Aroma. Aufgrund seines hohen Bestandteils an ätherischen Ölen (1,5–2,5 Prozent) wird Lavandin hin und wieder zum ›Verschneiden‹ des *echten* Lavendelöls benutzt.

Diese ›Fälschungen‹ sind nicht immer leicht zu erkennen, da es sich ja noch um ein natürliches Öl handelt – allerdings mit einem niedrigeren Estergehalt. Für einen geübten Chemiker ist es nun kein Problem, den Estergehalt zu erhöhen, allerdings ändern sich häufig Farbe und Duft bei diesem Vorgang.

Nur sorgfältige Prüfungen des Einkäufers können hier Manipulationen verhindern, aber darauf komme ich noch zurück.

22.
Intermezzo

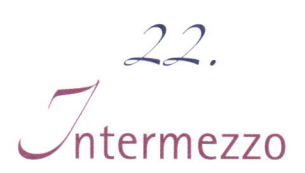

Ich habe gerade Lavendel in der Aromalampe und eine Kassette von Händel im Recorder – Konzert für Harfe, eine ausgezeichnete *Lavendelmusik*.

Irgendwie ist mir, als hätte der Lavendelduft die negativen Gedanken vertrieben und eine Atmosphäre von Reinheit und Frische geschaffen. Obwohl – oder vielleicht auch *weil* – ich, wie erwähnt, ein leicht gestörtes Verhältnis zum Lavendel hatte, habe ich einige Zeit mit diesem Duft gelebt, und ich möchte fast sagen, ich habe mich beinahe mit ihm angefreundet.

Einige Abende habe ich mit ihm verbracht, während ich die Geschichte des Parfümeurgesellen geschrieben habe. Ich habe mich in seinen Duft versenkt, ihn pur genossen, mit anderen Düften gemischt, *habe die Seele baumeln lassen*, auf dem Rücken gelegen und Gedanken kommen lassen, sie nicht abgewehrt und nebenbei sehr viel über mich erfahren.

Das heißt natürlich nicht, dass Sie sich jetzt Lavendel in Ihre Aromalampe träufeln und die große ›Selbsterkenntnis‹ erwarten können; möglicherweise mögen Sie Geranium lieber oder Ylang-Ylang.

Vielleicht liegt Ihnen diese Art des Umgangs mit Düften überhaupt nicht, das ist völlig in Ordnung, solange niemand deswegen weint.

Wichtig für mich ist, dass ich mich abends mit gutem Gewissen hinsetzen und die Kerze in der Aromalampe anzünden kann, und je mehr ich beim Duft des Lavendels recherchiert habe, desto mehr Respekt bekam ich vor den beiden Fläschchen, deren Inhalt ich inzwischen vollständig verdunstet habe. Wie viele Hände mochten wohl daran gewirkt haben?

Gewiss, heute hat man größere Alambics mit Messgeräten für Dampfdruck und Temperaturen, niemand braucht mehr Wasser und Holz zu holen, denn unter dem großen Kessel tobt ein Brenner und ein Traktor zieht den Wagen mit dem Destillationsgut bis vor die Tür, aber wenn ich an den Hochlandlavendel denke, der in den Bergen wächst, dann tauchen vor meinem geistigen Auge Menschen auf, die während der größten Mittagshitze die Handsichel schwingen – für diese Arbeit gibt es noch keine Maschine!

Nun, bevor ich mich der Enfleurage zuwende, möchte ich Ihnen noch die Lavendelmischungen verraten, die mir persönlich zugesagt haben, was Sie natürlich nicht daran hindern soll, Ihre eigenen, ganz persönlichen Duftmischungen auszuprobieren.

23. Lavendelmischungen

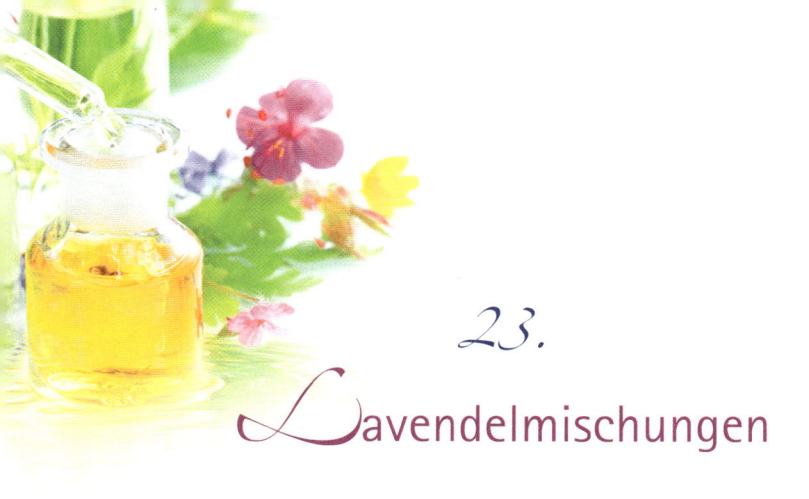

Konzentrationsfördernd (so mag ich es am Computer):
- 10 Tropfen Lemongras oder Eisenkraut
- 2 Tropfen Thymian (für den Raucher)
- 2 Tropfen Pfefferminz
- 1 Tropfen Geranium
- 3 Tropfen Lavendel

Anregend (so mag ich es abends, wenn ich später noch schreiben möchte):
- 5 Tropfen Bergamotte
- 5 Tropfen Koriander
- 2 Tropfen Geranium
- 3 Tropfen Lavendel

Entspannend (so mag ich es, wenn ich viel geschrieben habe und alles noch mal überdenke oder wenn ich mit Genuss einen richtig schönen Schmöker lese):
- 5 Tropfen Muskatellersalbei
- 2 Tropfen Ylang-Ylang
- 1–3 Tropfen Vetiver
- 3 Tropfen Lavendel

Aphrodisierend (wofür wohl?):

    10 Tropfen Ylang-Ylang

    2 Tropfen Patchouli

    3 Tropfen Lavendel

oder auch:

    5 Tropfen Sandelholz

    2 Tropfen Jasmin

    3 Tropfen Neroli

    3 Tropfen Lavendel

24. Die Herstellung der ätherischen Öle 1

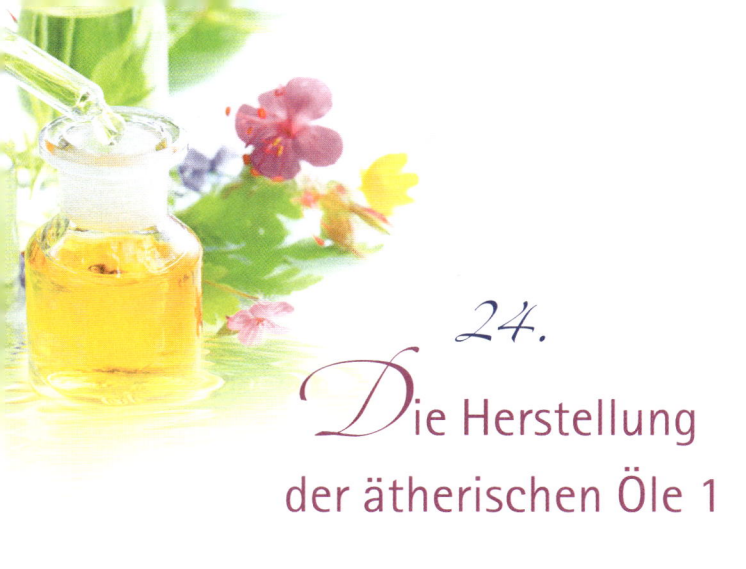

Seltsamerweise fällt mir immer, wenn ich Jasmin rieche, der Film *Casablanca* ein – nicht wegen ›Schau' mir in die Augen, Kleines!‹ und auch nicht wegen der schönen Ingrid. Nein, nein, sicher weil mir dieser Film jedes Mal genauso ans Gemüt geht wie Jasminduft – denn Casablanca liegt in Marokko, und dort wird der Jasmin für die Aromatherapie angebaut.

Gewiss, man findet in Asien, Europa und dem südlichen Nordamerika auch Jasminplantagen, und überall auf der Welt wird Jasmin in Gewächshäusern liebevoll gehegt und gepflegt, aber der Jasmin, den Sie in Ihrer Aromalampe verdunsten, wird meistens in Marokko angebaut und in sehr aufwendigem Verfahren zu ätherischem Öl verarbeitet.

Zunächst wird der Jasmin geerntet, *bevor er seinen Duft der Sonne schenkt*, weil er nachts am schönsten duftet. Ein geübter Pflücker schafft zehntausend bis fünfzehntausend Blüten pro Nacht – und nur die Blüten dürfen geerntet werden!

Jasminblüten wachsen sehr schnell, in wenigen Tagen sind sie nachgewachsen und können wieder geerntet werden. Aber wie fast alles in der Natur, in der das, was schnell wächst, auch recht empfindlich ist, zeigt sich auch die schnell wachsende Jasminblüte hier von ihrer sensiblen Seite. Der Blütenduft kann ihr nicht mit der Wasserdampfdestillation entzogen werden, denn um

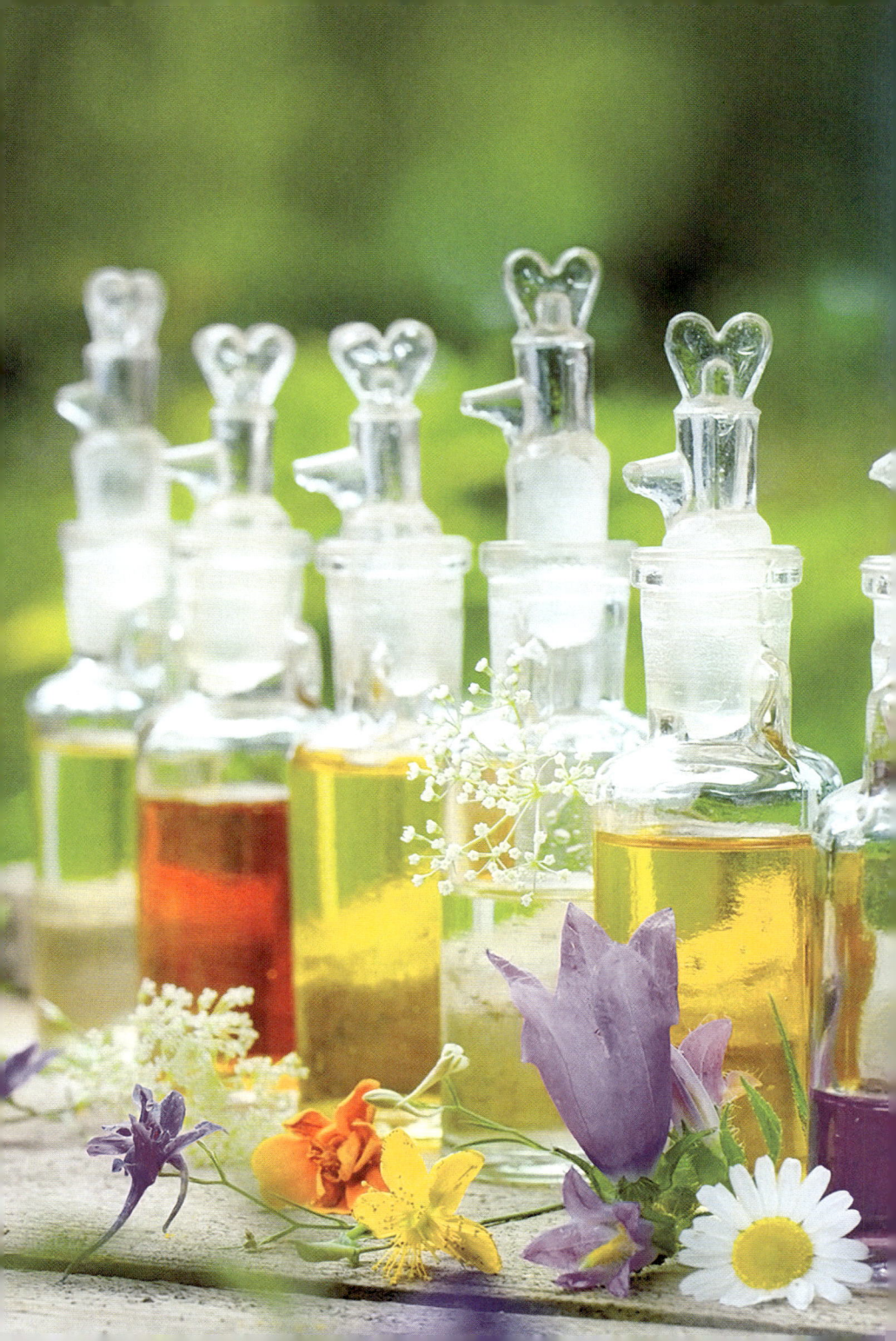

24. Die Herstellung der ätherischen Öle 1

den Dampfdruck zu erreichen, der in der Lage wäre, die Duftstoffe aus der Blüte zu lösen, ist eine Temperatur nötig, die die Duftstoffe zerstören würde. Was bleibt, ist das mühsame Verfahren der **Enfleurage** oder der **Mazeration**.

Die frisch geernteten Blüten werden bei dem aufwendigen Verfahren der Enfleurage auf eine mit raffiniertem Fett bedeckte Glasplatte gelegt – jede Blüte einzeln und mit dem Stempel nach unten! Dass zu der Enfleurage auch tierische Fette, z. B. vom Schwein, benötigt werden, mag den konsequenten Vegetarier daran hindern, sich mit dem ätherischen Öl der Jasminblüten anzufreunden. Das Fett jedenfalls nimmt die Duftstoffe auf, und die Blüten können am nächsten Tag entfernt und durch frisch gepflückte ersetzt werden.

Das Auswechseln der Blüten ist mehrmals möglich (ca. 35-mal innerhalb von 10–12 Wochen), bis das Fett gesättigt ist. (Für 2,5 kg Blüten benötigt man 1 kg Fett.)

In diesem Verarbeitungsstadium kann man sich das Fett übrigens auch in die Haare schmieren – es ist als *Pomade* bekannt.

Aber damit haben wir das ätherische Öl der Jasminblüten noch nicht. In einem weiteren Arbeitsgang werden die Duftstoffe aus dem Fett wieder herausgelöst. Fett ist nicht in Alkohol löslich, ätherische Öle jedoch lösen sich unverzüglich darin auf. Die so entstandene Flüssigkeit wird dann vorsichtig erwärmt und der Alkohol verdampft. Zurück bleibt die reine Essenz.

Dieses aufwendige Verfahren hat natürlich seinen Preis, und wenn Sie einmal auffallend preiswerter Jasminessenz begegnen, kann das mehrere Ursachen haben:

1. Das Öl ist möglicherweise geklaut, denn auch dafür gibt es schon einen Markt.
2. Es wurde ›vergessen‹, den Alkohol aus der Jasminessenz ausdunsten zu lassen oder dieser Arbeitsgang wurde derart früh beendet, dass das Öl einen noch recht hohen Prozentsatz an Alkohol enthält.
3. Das ›Jasminöl‹ beinhaltet kein Atom Jasminessenz, obwohl »reines, ätherisches Öl« auf der Flasche steht; und das ist noch nicht einmal

gelogen! Genauso wie es Experten gibt, die aus dem Spike-Lavendel und einigen anderen Ingredienzien feinen, englischen Lavendel zusammenbrauen, gibt es auch Spezialisten, die aus relativ preiswerten ätherischen Ölen Jasminduft zu mischen in der Lage sind.

4. Das Öl ist ›überaltert‹, aber das kann man, wenn man den Duft frischer Essenz kennt, relativ einfach feststellen. Überalterte Jasminessenz riecht leicht säuerlich. Natürlich ist es ratsam, Essenzen mit offenem Ablaufdatum auf jedem Fläschlein zu erwerben.

Da kann man eigentlich nur Lieferanten vertrauen, die ein Labor mit qualifiziertem Personal für die Kontrolle der Essenzen unterhalten.

Da wir gerade beim Fett sind – auch das ältere, früher in Südfrankreich durchgeführte Verfahren der **Mazeration** nutzt die Fähigkeit von Fetten zur Absorption von Duftessenzen aus.

Bei der Mazeration werden die Blüten in geeigneter Weise (z. B. in porösen Säcken) bei Zimmertemperatur in fette Öle gehängt, denen zum Teil noch tierische Fette zugesetzt worden sind. Die Blüten werden bis zur Sättigung des Öls regelmäßig erneuert. Die so gewonnenen Blütendüfte wurden früher direkt zu Salben weiterverarbeitet, später jedoch wurden die duftenden Bestandteile mit Alkohol herausgezogen.

Bei dem Verfahren der **Infusion** geht man genauso vor, jedoch wird hier mit höheren Temperaturen (ca. 65°) gearbeitet.

Wesentlich größere Bedeutung für die Aromatherapie hat heute die sogenannte **Extraktion mit tiefsiedenden Lösungsmitteln**. Bei diesem Verfahren werden Blüten, zumeist frisch oder schwach getrocknet, in statischen oder rotierenden Extraktionsapparaten kurze Zeit ›ausgezogen‹.

Das hört sich alles recht kompliziert an und wird in Büchern über Aromatherapie auch so beschrieben – sicher um die relativ hohen Preise der mit diesem Verfahren hergestellten Essenzen zu rechtfertigen.

Also: Statische Apparate stehen still am Platze, während sich rotierende Extraktionsapparate auf der Stelle drehen, damit sich die gelösten Essenzen,

24. Die Herstellung der ätherischen Öle 1

bedingt durch die auf sie einwirkende Zentrifugalkraft, durch die gelöcherte Wandung des rotierenden Behälters nach außen begeben und dort aufgefangen werden.

Die eigentliche Extraktion, also das Herauslösen des ätherischen Öls aus den Pflanzenteilen, geschieht mit Petroläther und/oder Benzol. Vielfach wird auch Aceton oder reiner Alkohol hinzugefügt, da die beiden letzteren sehr ›flüssig‹ sind und auch feinste Geruchspartikel, die sogenannten ›Spitzen‹, herauslösen können. Säfte und Destillationswässer werden meist im Kreislauf extrahiert, um möglichst wenig Lösungsmittel zu verbrauchen.

Nach beendigter Extraktion wird das Lösungsmittel durch Abdestillieren zurückgewonnen. Dies erfordert natürlich ein Erwärmen des Extraktes, was leider in einigen Fällen eine gewisse Zersetzung, besonders beim Entfernen der letzten Reste, zur Folge haben kann.

Es kann also passieren, dass *leichtflüchtige Riechstoffe*, leider meistens die Spitzen, die ›süßen‹ Elemente des Duftstoffs, verloren gehen.

Die auf diese Weise gewonnenen *konkreten Öle (Concrètes)* enthalten reichlich Wachse und Parafine, die sich beim Lösen in dem in der Parfümerie vorwiegend benutzten verdünnten Alkohol ausscheiden. Aus diesem Grund werden die *concrètes* fast ausschließlich für Seifen und Cremeparfümöle verwendet.

Für die Nutzung in der sogenannten Feinparfümerie, für Toilettenwässer und die Aromatherapie stellt man aus den *concrètes* durch das ›Ausfällen‹ der schwer löslichen Bestandteile mit verdünntem Alkohol, durch das Filtrieren der wieder abgekühlten Lösung und das Abdestillieren des Alkohols (Äthanol und Isopropylalkohol) – seit einiger Zeit auch im Vakuum – die *absoluten Öle (Absolues)* her.

Bei besonders empfindlichen Blütenölen wendet man neuerdings die **Druckextraktion mit verflüssigten Gasen** an. Dieses Verfahren eignet sich besonders zur Verarbeitung von Flieder, Maiglöckchen und Gardenia. In einen druckfesten Behälter werden z. B. Fliederblüten eingebracht, und der Behälter wird unter erhöhten Luftdruck gesetzt. Lässt man nun Butangas einfließen, wird dieses, bedingt durch den erhöhten Druck, flüssig und löst die Duftstoffe aus den Blüten.

Da sich Butan beim Entspannen, wenn der Druck wieder normalisiert wird, ohne Wärmezufuhr nahezu restlos verflüchtigt, haben die so gewonnenen Extrakte (*Butaflores*) einen besonders reinen, natürlichen Duft und enthalten wenig Paraffine und Wachse, da bei tiefen Temperaturen gearbeitet werden muss. Empfindliche Blütenöle sind nur auf diese Weise einigermaßen naturgetreu zu erhalten.

Außer Blüten werden auch Knospen, Blätter, Rinden, Wurzeln, Harze und Balsame mit Petroläther, Benzol, Aceton u. a. extrahiert. Die so erhaltenen *konkreten Resinoide* ergeben durch Behandeln mit Alkohol entsprechend die *absoluten Resinoide*. Sowohl aus den Blütenölen als auch aus diesen ›Drogenextrakten‹ werden Teilfraktionen mit besonderen geruchlichen Eigenschaften hergestellt. Diese Resinoide sind in den meisten Fällen natürlicher im Geruch als die mit dem Verfahren der Wasserdampfdestillation gewonnenen Essenzen, stören jedoch vielfach durch ihre dunkle Färbung. Durch gemeinsame Destillation mit *Glykolen* oder *Isopropylmyristat* lassen sich fast farblose Produkte gewinnen, die jedoch im Geruch schlechter sind. Ebenso muss man in Kauf nehmen, dass bei jedem Arbeitsgang auch Wirkstoffe verloren gehen. Die konkreten und absoluten Resinoide werden entweder direkt oder in Form verschiedener konzentrierter Lösungen (*Tinkturen*) zur Komposition von Parfümölen oder in der Aromatherapie – oft parallel zu den mit der Wasserdampfdestillation gewonnenen Essenzen – verwendet.

Alles klar? Bei den eben beschriebenen Verfahren werden die Duftstoffe jedenfalls meistens mit speziellen Alkoholen aus den Pflanzen gelöst und dann wieder von den Lösungsmitteln getrennt.

25. Intermezzo: Über die Bachblüten

An dieser Stelle erlauben Sie mir sicher, bevor ich zu dem Verfahren des Pressens komme, eine kleine Abschweifung – zu den *Bachblüten*.

»Diese Heilmittel«, so schreibt Edward Bach[7], »können von führenden homöopathischen Herstellern bezogen werden, obwohl man sie auch selbst herstellen kann, wie nachfolgend beschrieben wird:

Nehmen Sie eine dünne Glasschale und füllen Sie sie mit klarem Wasser aus einem Fluss oder vorzugsweise einer Quelle, und legen Sie genügend Blüten der Pflanzen hinein, sodass die Oberfläche bedeckt ist. Lassen Sie die Schale im hellen Sonnenschein so lange stehen, bis die Blüten anfangen zu verwelken. Nehmen Sie die Blüten vorsichtig heraus und gießen Sie das Wasser in Flaschen, wobei Sie die gleiche Menge Brandy zur Konservierung beifügen.

Ein einziger Tropfen genügt, um eine 0,2-Liter-Flasche mit Wasser zu präparieren, aus der man dann teelöffelweise die erforderliche Dosis entnehmen kann.

Die Dosis sollte so bemessen werden, wie es der Patient für notwendig hält: In akuten Fällen stündlich; drei- oder vier Mal täglich in chronischen Fällen, bis eine Besserung eintritt und die Patienten ohne das Mittel auskommen können.

Und wir sollten Gott immer dafür danken, dass Er in Seiner Liebe die Heilpflanzen für unsere Heilung auf den Wiesen wachsen lässt.«

Diese von Herrn Bach beschriebene Methode, den Pflanzen ihre Wirkstoffe zu entziehen, nennt sich **Mazeration**.

Ich möchte mir die Anhänger der Bachblüten keineswegs zu Feinden machen, aber wenn Sie dieses Buch bis hierher gelesen haben, werden Sie mir mir übereinstimmen, dass bei dieser Art der Mazeration eine sehr, sehr wässerige Lösung vorliegt, die kaum Wirkstoffe beinhaltet. Wer einmal mit einer Alkoholikerin oder einem Alkoholiker liiert war, der weiß sicher, was auch nur ein Tropfen Brandy anrichten kann.

Nun, da es mir schon immer Spaß gemacht hat, ausgiebig über das zu recherchieren, worüber ich schreibe, und da ich nach Möglichkeit auch selbst ausprobiere, beschaffte ich mir – übrigens lange bevor mich meine liebe Frau dazu verdonnerte, ein Buch über die Aromatherapie zu schreiben – auch mal Eisenkraut-Bachblüten. Eine Freundin, die viel davon versteht, riet mir ausgerechnet zum Eisenkraut.

Interessanterweise ist das Eisenkraut auch heute noch einer meiner Lieblingsdüfte – wenn er nur nicht so teuer wäre!

Nun ja, Herr Bach jedenfalls meint zum Eisenkraut Folgendes:

»Gehören Sie zu den Menschen, die einen flammenden Enthusiasmus haben? Die sich danach sehnen, Großes zu leisten, und sich wünschen, alles in einem Augenblick zu tun? Fällt es Ihnen schwer, geduldig Ihren Plan auszuarbeiten, weil Sie sofortige Resultate erzielen wollen? Stellen Sie fest, dass Ihre Begeisterung dazu führt, dass Sie mit anderen Menschen zu streng sind? Wollen Sie, dass andere die Dinge so sehen wie Sie? Versuchen Sie, ihnen Ihre eigene Meinung aufzuzwingen, und sind Sie ungeduldig, wenn sie nicht gehorchen?

Wenn dies der Fall ist, haben Sie die Macht in sich, eine Führungspersönlichkeit und ein Lehrer der Menschen zu sein. Eisenkraut, die kleine, malvenfarbige Blume an Hecken, wird Ihnen Güte für Ihre Mitmenschen verleihen und Toleranz gegenüber den Meinungen anderer. Es wird Ihnen zu der Erkenntnis verhelfen, dass man die großen Ziele des Lebens sanft und ruhig und ohne Spannung oder Stress erreicht.«

25. Intermezzo: Über die Bachblüten

Ich möchte nun nicht die Bachblüten gegen die Aromatherapie ausspielen, aber wenn wir uns noch einmal die Eigenschaften des destillierten Eisenkrautes für die Aromalampe verdeutlichen, gibt es doch einige Gemeinsamkeiten:

Eisenkrautduft wirkt wie ein frischer Morgen voller unverbrauchter Energie, es kühlt und erfrischt, gibt Energie und Dynamik, hilft bei Müdigkeit, Apathie, Lustlosigkeit und Desinteresse. Es wirkt anregend und erfrischend auf die Gehirnfunktion und fördert die Konzentration, weshalb es von Künstlern sehr geschätzt wird.

Eisenkraut ist das ideale Öl für ›graue‹ Werktage im Büro und wenn stumpfsinnige Arbeiten zu erledigen sind. Eine wunderbare Essenz für Momente, in denen man durchhalten muss.

Anwendung: *Der Duft wirkt erfrischend, inspirierend und anregend, er motiviert bei Erschöpfung und Lustlosigkeit.*

Aber: Ist es wichtig zu werten, was nun ›besser‹ ist – Bachblüten oder Aromatherapie? Ich meine, nein. Wichtig ist nur zu erkennen, dass ›etwas da sein muss‹, was angeregt und motiviert werden kann, etwas, wofür es sich lohnt durchzuhalten, die ›Grundeinstellung‹ zum Leben. In diesem Punkt sind Sie die- oder derjenige, die oder der das entscheidet!

Für mich ist es wichtig, jeden Tag etwas ›Nützliches‹ zu lernen, etwas zu lesen, das Konzentration verlangt und mich ein Stückchen klüger macht. Klüger aber nicht in dem Sinn, dass ich z. B. die Wirkungsweisen der einzelnen Essenzen auswendig herunterbeten kann, sondern dass ich Zusammenhänge erkenne und diese auch so begreife, dass ich sie formulieren kann – so formulieren, dass Sie es auch verstehen und etwas davon haben.

Es würde mich freuen, wenn dem so ist.

Und noch ein Punkt ist für mich wichtig: Als ich über die Sache mit dem Geruchssinn recherchierte, wuchs in mir der Respekt vor dem menschlichen Körper, dem Zusammenspiel der Details, dem *Leben an sich*, in dem Maße, wie ich die Zusammenhänge erkannte.

So erging es mir auch, als ich mich über die Gewinnungsverfahren der einzelnen Essenzen ›schlau machte‹ – ich habe ein anderes Bewusstsein nicht nur der Essenz gegenüber entwickelt, die in der Aromalampe neben der Computermaus gerade erfrischenden, inspirierenden, anregenden, motivierenden Duft verbreitet.

Bevor ich nun auf das letzte gängige Verfahren komme, den Pflanzen die Essenzen zu entziehen, möchte ich noch schnell die Blüten erwähnen, die der Meister der Bachblüten als wichtig erachtet.

Dazu meint Herr Bach Folgendes:

»So wie uns Gott in seiner Gnade die Natur gegeben hat, lässt Er zwischen den Kräutern auf den Wiesen wunderschöne Pflanzen wachsen, die uns heilen sollen, wenn wir krank sind. Sie sind da, um dem Menschen eine helfende Hand zu reichen, wenn er seine Göttlichkeit vergisst und zulässt, dass die Angst oder der Schmerz seine Sicht behindern.

Jede Heilpflanze entspricht einer der Qualitäten, und ihr Zweck besteht darin, diese Qualität zu stärken, sodass sich die Persönlichkeit über die Schwächen, welche den jeweiligen Stolperstein darstellen, erheben kann.

In der nachfolgenden Tabelle sind die Qualität, die Schwächen und das Heilmittel aufgeführt, welches der Persönlichkeit dazu verhilft, diesen Fehler zu beheben.

Die Heilmittel besitzen eine konkrete Heilkraft, die nichts mit blindem Glauben zu tun hat, noch hängt ihre Wirkung von demjenigen ab, der sie verabreicht, so wie ein Schlafmittel dem Patienten Schlaf bringt, ob es ihm nun von der Krankenschwester oder dem Arzt eingegeben wird.«

25. Intermezzo: Über die Bachblüten

Heilpflanze		Schwäche	Tugend
Blaue Zichorie	Chicory	Gehemmtheit	Liebe
Gauklerblume	Mimulus	Angst	Mitgefühl
Odermenning	Agrimony	Ruhelosigkeit	Frieden
Einjähriger Knäuel	Scleranthus	Unentschlossenheit	Standfestigkeit
Gemeine Waldrebe	Clematis	Gleichgültigkeit	Nachsicht
Tausendgüldenkraut	Centaury	Schwäche	Kraft
Enzian	Gentian	übertriebener Zweifel	Verständnis
Eisenkraut	Vervain	Enthusiasmus	Toleranz
Beiwurz	Cerato	Ignoranz	Weisheit
Drüsentragendes Springkraut	Impatiens	Ungeduld	Verzeihen
Gemeines Sonnenröschen	Rock Rose	Furcht	Mut
Sumpf-Wasserfeder	Water Violet	Kummer	Freude

26. Die Herstellung der ätherischen Öle 2

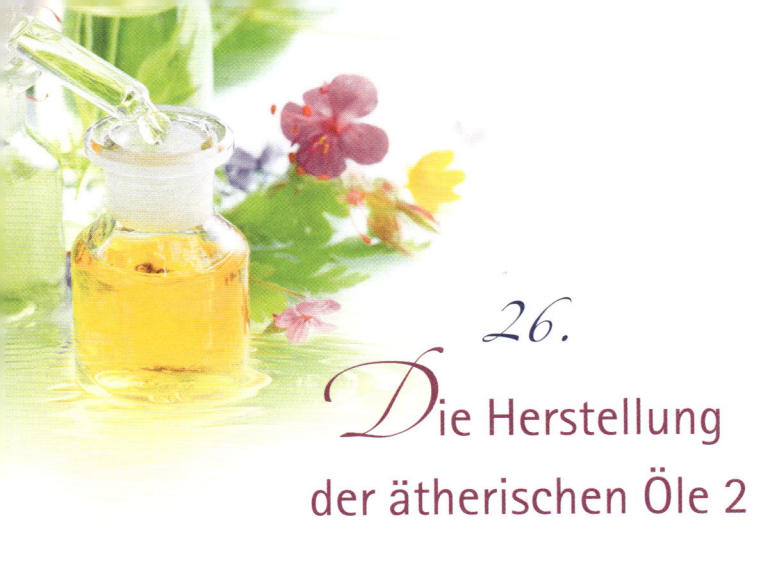

Eine der ältesten Methoden, den Früchten die Öle zu entziehen, ist das **Auspressen**.

Die Schalen werden entweder von Hand oder maschinell abgetrennt und in ganzen Stücken ausgepresst *(Sfumatrici)*, oder man entfernt die äußeren ölhaltigen Fruchtteile durch Raspelmaschinen *(Pellatrici)* verschiedener Konstruktion. Zirka 15 Prozent des Öls bleiben bei diesem Verfahren im Pressgut; vielfach wird das Fruchtfleisch zu Saft verarbeitet.

Auf diese Weise werden die sogenannten *Schalenöle* hergestellt. Die Schalenöle der Zitrusfrüchte (Zitrone, Orange, Mandarine, Limette, Bergamotte) werden überwiegend durch Pressen gewonnen, da die Ölbehälter in den äußeren schwammigen Schichten liegen und mechanisch leicht geöffnet und geleert werden können. Wichtig ist, dass für diesen Vorgang keine Hitze zu Hilfe genommen wird, weil dadurch wichtige Bestandteile der Essenz zerstört würden. Die Wasserdampfdestillation führt im Fall der Schalenfrüchte meist zu starker Geruchsverschlechterung.

Die kalt gepressten Zitrusöle sind fast so zusammengesetzt wie in den Schalen und besitzen daher auch den Geruch der Früchte, sie enthalten nur wenige ›schwer beziehungsweise nichtflüchtige Verbindungen‹, zudem nimmt der Ölgehalt in den Schalen der Früchte mit zunehmender Reife ab.

Aber noch zwei weitere Kriterien sind hier ganz besonders interessant:
1. Die Aromastoffe
2. Die (antiseptischen) Wirkstoffe

Man kann zwar kurz *vor* der Reife relativ viel Öl gewinnen, aber *während* der Reife sind die von der Pflanze produzierten Öle meistens ›wohlriechender‹, während sie lange vor der Reife vielfach ein Höchstmaß an antiseptischer Wirkung besitzen.

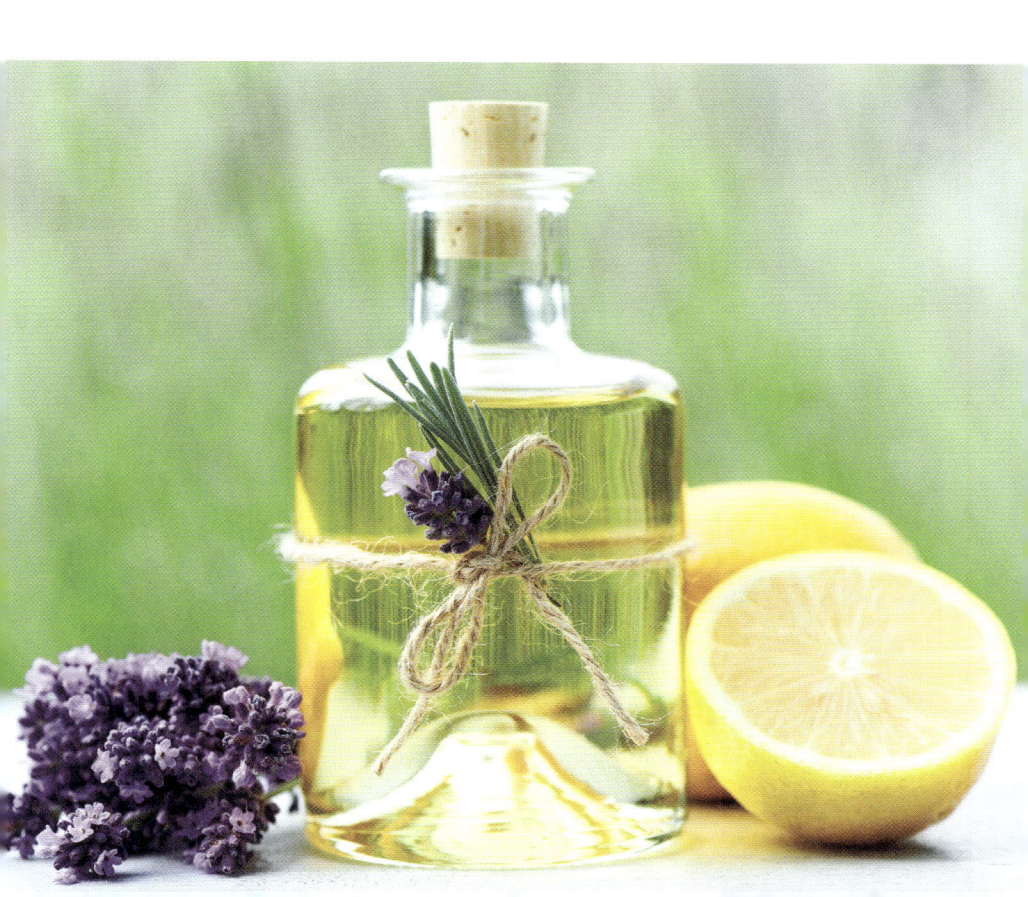

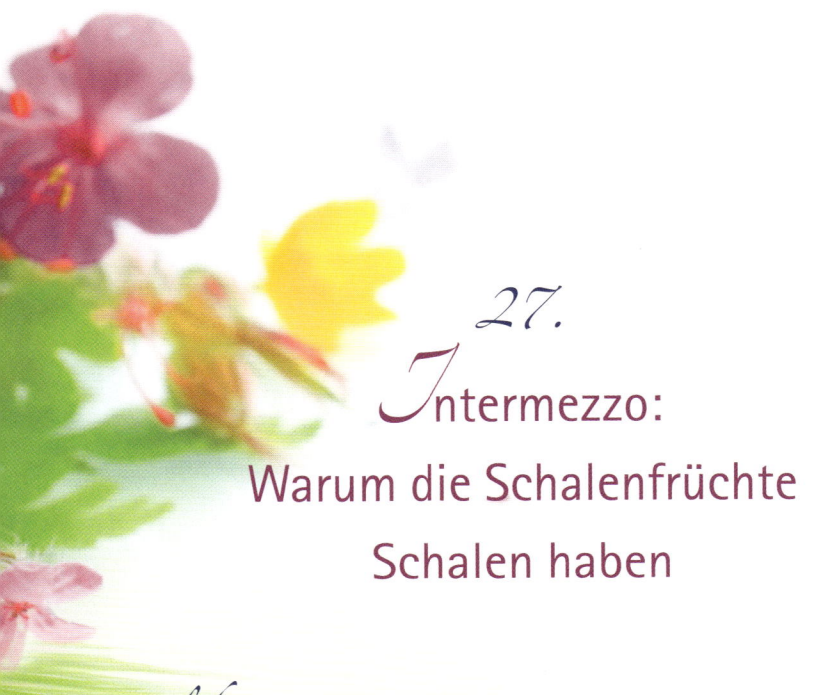

27.
*I*ntermezzo:
Warum die Schalenfrüchte Schalen haben

*M*achen wir uns doch zwischendurch mal klar, warum das so ist und warum die Schalenfrüchte überhaupt Schalen haben.

Der Meister der Bachblüten hätte sicherlich behauptet, Gott habe uns die Schalenfrüchte in dieser Form geschenkt, damit wir sie entsprechend nutzen können, und Fräulein Lieblich, meine bereits erwähnte ehemalige Biolehrerin, hätte möglicherweise gesagt: »Das ist doch alles von der Natur so wunderbar eingerichtet.«

Rupert Sheldrake, der Entdecker der morphogenetischen Felder, würde die These vertreten, dass ›die Natur von sich selbst lernt‹ und ›das nächste Stück ein wenig vollkommener baut als das vorige‹.

Sie alle haben natürlich auf ihre Weise recht, und auch in der sogenannten Gaia-Hypothese (›Die Erde ist ein Lebewesen‹) steckt genauso viel Wahrheit wie in den Gesetzmäßigkeiten der Magie – etwas, das über Jahrtausende gewachsen ist!

Wie dem auch sei, interessant für jedes Lebewesen ist, sich fortzupflanzen, auf welche Weise auch immer. Die Fortpflanzung geschieht natürlich über die Samen, und da treibt jedes Lebewesen einen gewissen Aufwand, diese bis zur Reife zu schützen und möglichst weitläufig zu streuen.

Der Eukalyptusbaum z. B. ist auf diesem Gebiet sehr erfinderisch, er ist in der Lage, feuerfeste (!) Samenkapseln zu produzieren. Ferner lässt er an gut zugänglicher Stelle sogenannte ›Dummies‹ wachsen – Pseudosamen, die nur so aussehen und schmecken wie Samen, aber das ist auch schon alles. Tieren, die sich auch von Samen ernähren, munden diese Dummys genauso wie ›richtige Samen‹ – sie fressen sich daran satt und lassen die richtigen Samen an der schwer zugänglichen Stelle in Ruhe.

Für den Eukalyptusbaum ist es weniger aufwendig, viele dieser Dummies zu produzieren als viele Samen und dabei einen hohen Prozentsatz an Verlusten einzukalkulieren, was fast alle anderen Pflanzen tun.

Wenn wir uns der Deutschen liebsten Baum, die Eiche, anschauen, so setzt dieser Baum auch auf ›Vielzahl‹, was die Eicheln betrifft, aber jede einzelne Eichel hat, und das ist schon fast philosophisch betrachtet, ihre individuelle Aufgabe während der Zeit ihrer Existenz. Kaum eine Eichel schafft es, ein Baum zu werden, aber viele werden zu Humus, aus dem andere Pflanzen wachsen, und viele dienen den Wildschweinen als Nahrung, weil nicht jedes Tier Eicheln vertragen kann. Davon werden wenige nicht verdaut und wieder ausgeschieden. Wäre allerdings nur eine dieser Eigenschaften nicht gegeben – die Eiche würde sich nicht fortpflanzen oder sie wäre nicht das geworden, was sie ist.

Genauso setzen auch die Orangen und Zitrusfrüchte auf Vielzahl, was die Anzahl ihrer Samen betrifft. Nicht umsonst zählte die Orange in der Kunst, speziell auf den Bildern der alten Meister, zu den Fruchtbarkeitssymbolen. Der *Mederapfel* ist nichts anderes als eine Zitrone – wegen der Vielzahl der Samen ein Fruchtbarkeitssymbol.

Natürlich haben die heutigen Züchtungen dieser Früchte nicht mehr viel mit denen der damaligen Zeit gemein, aber für die Pflanzen auf den Plantagen ist es sicherlich nicht mehr wichtig, viele Samen zu tragen.

Da ich die Pflanzen auch als Lebewesen betrachte und nicht als niedere Existenzform – denn sie leben nicht auf einer *niedrigeren* Ebene, sondern auf einer *anderen* als der Mensch –, ist es natürlich eine Überlegung wert, die menschliche Denkweise auf die der Pflanzen zu übertragen, ohne ›typisch menschliche Wertmaßstäbe‹ anzulegen.

Möglicherweise fragt sich der Orangenbaum auf der Plantage ja auch, warum er überhaupt noch Samen produzieren soll; viel bequemer ist es für ihn, Früchte mit viel Saft zu produzieren, die ihm zwar von den Menschen weggenommen werden, aber dafür kommen mit hoher Zuverlässigkeit Menschen vorbei, die ihn mit allem Lebensnotwendigen versorgen. Der Orangenbaum kann also den ganzen Tag über den Sinn des Lebens nachdenken oder sich mit seinen Artgenossen über das Wetter oder die blöden Menschen unterhalten, die immer herumlaufen und sich bewegen müssen – er braucht keinen Gedanken daran zu verschwenden, wie er seine Wurzeln in tiefere Erdschichten ausstreckt, um an Wasser zu kommen.

Es wäre doch denkbar, dass sich die Plantagenbäume einen recht lauen Lenz machen, denn das, was Spaß macht, bleibt ihnen ja weitestgehend erhalten.

So muss es auch für die Tiere mit einem Lustgewinn verbunden sein, die Samen der Pflanzen zu verbreiten, weil sich die Bäume mit den Schalenfrüchten daran nicht bewegen können.

Deshalb befindet sich süßer Saft um die Samen herum, und es dürfte den Tieren einen Lustgewinn verschaffen, diesen zu sich zu nehmen. So weit, so gut. Damit der Saft jedoch, in dem die Samenkerne sind, nicht so schnell wegläuft und im Boden versickert wie Heldenblut nach der Schlacht, ist um den Saft eine Hülle.

Jetzt brauchen bloß noch Tiere zu kommen, die die süßen Säfte trinken, dabei ›aus Versehen‹ die Kerne verschlucken, weitergehen und irgendwo weit weg die Kerne ausscheiden.

Schön wär's ja, aber da machen sich die Tiere keine Gedanken drum, denn erstens würden die Tiere nicht warten, bis die Samen so weit sind, dass aus ihnen Bäume wachsen, und zweitens wären zuerst die vielen kleinen Tiere da und würden sogleich die kleinsten Mengen des Saftes wegtrinken,

27. Intermezzo: Warum die Schalenfrüchte Schalen haben

die für die Tiere der Größe gedacht sind, die auch die Samen zu verschlucken in der Lage sind.

Welch tiefsinnige Weisheit steckt doch in dem Lied: »*Die süßesten Früchte fressen nur die großen Tiere!*«

Denn damit die kleinen Tiere nicht die süßen Säfte trinken, produziert der Orangenbaum eine dicke Schale um die süßen Säfte, und diese Schale macht er auch so wohlriechend, dass sie dem Tier mitteilt: ›In mir sind süße Säfte drin.‹

Für große Tiere ist es natürlich ein Leichtes, die dicke Schale aufzureißen, und ein Lustgewinn, die süßen Säfte zu schlürfen. Dass sie dabei die harten Samenkerne mit hinunterschlucken, werden sie möglicherweise nicht bemerken, oder sie nehmen es als gegeben hin, denn die Kerne besitzen eine derart günstige, glatte Form, dass sie bis zum Magen so ›mit durchgehen‹.

Von diesem Zeitpunkt an – so meinen einige Biologen – beginnt, sozusagen im Darm eines Tieres, ›das eigenständige Leben des Samenkorns‹. Durch die Magensäfte des besagten Tieres wird diesem Korn mitgeteilt, dass jetzt der Prozess »Aus mir wird ein Baum« angelaufen ist. Als weiterer genialer Zug des Baumes ist anzusehen, dass die süßen Säfte auch appetitanregende Wirkung besitzen und die Verdauungssäfte so richtig in Gang bringen. Nach dem Genuss der Orange wird sich das Tier nicht etwa auf die faule Haut legen und schlafen, nein, nein, daran hindert es schon der Vitamingehalt des Safts. Es wird sich aufmachen und ›richtige‹ Nahrung jagen oder sammeln, wobei es in jedem Fall größere Strecken zurücklegen wird – aber ich bin jetzt etwas von der Schale abgekommen.

Die Schale jedenfalls ist so dick, dass Tiere, die zu klein sind, die Kerne zu schlucken, sie auch nicht öffnen können – allerdings haben derart kleine Tiere häufig ausgeprägte Beißwerkzeuge oder Stacheln, mit denen sie sich durch die Schale hindurchbohren könnten, um den großen Tieren die süßen Säfte wegzuschlürfen.

Das dürfte für die Orange ein Problem darstellen.

Die Orange löst das Problem, indem sie dafür sorgt, dass die Schale jedem Tier (auch dem Menschen) ausgesprochen schlecht schmeckt, und die kleinen Tiere werden es sich gut überlegen, ob es ihnen der ›Lustgewinn des Safttrinkens‹

Zauber der Düfte

wert ist, wenn sie sich erst durch eine dicke, schlecht schmeckende Schale hindurchfressen müssen.

Gegen die ganz kleinen Tierchen hat sich der Orangenbaum auch etwas einfallen lassen, denn die Öle in der Schale besitzen zudem noch eine bakterienabtötende (antiseptische) Wirkung.

Die Frage, die sich mir an dieser Stelle aufdrängt, lautet: *Woher ›weiß‹ der Baum das eigentlich alles?*

Klar, das sind Geninformationen, die der Baum seinen Samenkernen mitgibt, aber diese Informationen müssen erst mal ›erarbeitet‹ werden. Diese Geninformationen sind auch für die Aromatherapie interessant – sie sind sogar ein wesentlicher Bestandteil davon.

Es ist schlicht und einfach ein Erfahrungswert, dass z. B. Zitronensaft den Eindruck von Frische und Sauberkeit vermittelt, aber ein Erfahrungswert, den unsere Vorfahren gemacht und genetisch weitervererbt haben!

Wo es nach Zitronen duftet, haben wir den Eindruck, dass es fast ›klinisch sauber‹ ist, weil wir ›wissen‹, dass sich in der Zitronenschale (bedingt auch im Saft) antiseptische Stoffe befinden.

Natürlich ›wissen‹ das auch die Bakterien und meiden die Zitrone. Die, die das nicht ›wissen‹, werden mal eine Zitrone kosten, aber das war's dann für dieses Leben, sie werden sich nicht mehr fortpflanzen.

Wie viele Bäume mögen sich wohl nicht weitervermehrt haben, weil sie nicht ›wussten‹, dass sie der Schale antiseptische Stoffe beizugeben haben? Wie viele Bäume mögen sich wohl nicht weitervermehrt haben, weil sie diese Geninformation ›falsch‹ weitergegeben haben? Denn der Baum muss auch die Zusammensetzung der Stoffe ›kennen‹, die er produzieren muss, um sich fortzupflanzen.

Jetzt und hier, eingehüllt in den Duft der Limette und den Klang des Brandenburgischen Konzerts Nr. IV, sitze ich am Geburtstag Al Capones gegen 3 Uhr morgens mit einer Flasche Riesling und vielen Büchern am Computer, und es macht sich wieder einmal ein gewaltiger Respekt vor der Schöpfung in mir breit, nachdem ich das formulierte, was Sie (hoffentlich) eben gelesen haben – sicherlich etwas zu leger für ein seriöses Buch.

27. Intermezzo: Warum die Schalenfrüchte Schalen haben

An dieser Stelle taucht trotzdem in mir die Frage nach dem Schöpfer auf, nach dem, was der Hindu *Brahman* nennt, nach dem Prinzip, das die *kreative Kraft* bezeichnet, die alle Dinge der sichtbaren und unsichtbaren Welt umfasst.

Bereits vor 140 Jahren hielt der Indianerhäuptling *Seattle* vor dem amerikanischen Präsidenten eine Rede, in der er sagte: »Jeder Teil dieser Erde ist meinem Volk heilig, jede glitzernde Tannennadel, jeder sandige Strand, jeder Nebel in den dunklen Wäldern, jedes summende Insekt ist heilig ... «

Jeder Kulturkreis auf unserem Globus hat also unabhängig voneinander die Zusammenhänge begriffen, hat erkannt, dass es Gesetzmäßigkeiten gibt, die auf unsere heutige Zeit – in noch relativ oberflächlicher Kenntnis dessen, was **ist** – übertragbar sind.

Je dünner die Ozonschicht wird und je hitziger die Debatten um den Umweltschutz und den Erhalt unseres Planeten ohne Kenntnis der ›großen Zusammenhänge‹ werden, umso mehr Menschen wenden sich nahezu fanatisch den Naturreligionen zu. In den alten Religionen finden wir Bäume und Flüsse von Geistern und Göttern bewohnt, in der hinduistischen Vorstellung vom Karma können wir in jedem Tier, in jeder Pflanze einen Verstorbenen, sogar einen Verwandten oder einen Freund wiedererkennen, also jemanden, der mit uns Gemeinsamkeiten hat, sich auf gleicher ›Bewusstseinsebene‹ bewegt.

Man hat also erkannt, dass Zusammenhänge bestehen, dass es Ursache und Wirkung gibt und dass an jedes Lebewesen gewisse Anforderungen gestellt werden, oder ist es nur der große Schöpfungsplan, der den Menschen als Hüter und Wächter einer Natur einsetzt, in die sich der *Schöpfer* nicht mehr einmischt ...?

28. Der kontrollierte biologische Anbau

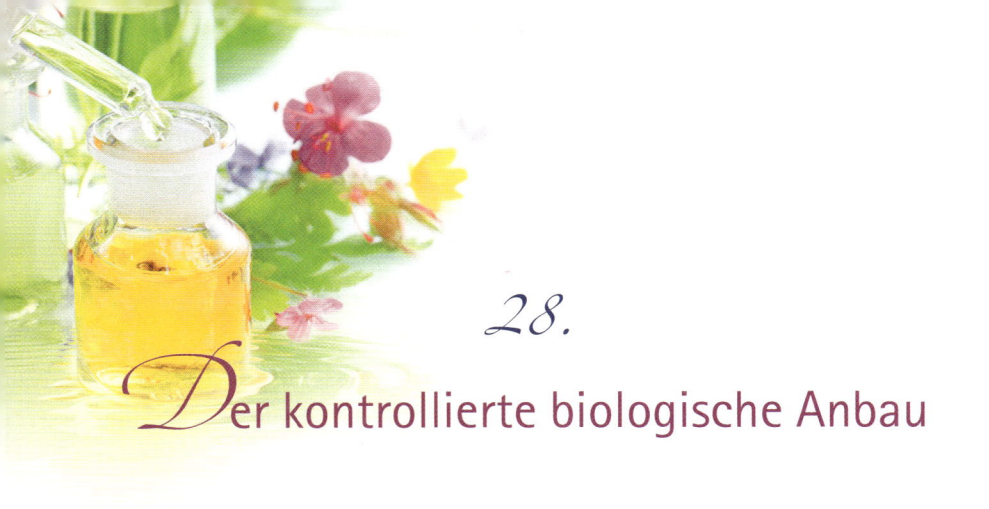

$\mathcal{S}$pätestens an dieser Stelle wird die Sache mit dem **kontrolliert biologischen Anbau** interessant.

Wenn man als Plantagenbesitzer die Schalenfrüchte für die Saftherstellung anbaut, ist es in einigen Ländern – selbst für den Öko-Landwirt – vom Gesetzgeber her erlaubt, in gewissen Grenzen Pestizide zu spritzen, die Insektenfraß verhindern und nicht in das Fruchtfleisch gelangen.

Bis hierher hat die Sache auch noch ihre Ordnung, da sich Spritzmittel in den Fruchtsäften im Labor relativ leicht nachweisen lassen. Aber der eine oder andere Plantagenbesitzer kann schon mal ›weich‹ werden und doppelt kassieren – nämlich für das Fruchtfleisch **und** die Schalen, aus denen dann die Öle gepresst werden. Wenn der Bursche allerdings vorher gespritzt hat, können besagte Pestizide mit in das ätherische Öl gelangen.

Um diesem Fall vorzubeugen, haben sich einige Importeure zusammengetan und eine oder mehrere sachkundige Personen beauftragt, umherzureisen und bei den entsprechenden Zulieferern Stichproben zu ziehen.

Da die meisten ›nachwachsenden Rohstoffe‹, wie die Pflanzenteile zur Herstellung der Essenzen heißen, an Ort und Stelle verarbeitet werden, wirft der Inspekteur natürlich auch den einen oder anderen Blick auf die Verarbeitungsmittel.

Das ist besonders in Gegenden wichtig, in denen die Essenzen mit sogenannten Wanderdestillen hergestellt werden. Diese Wanderdestillen sind auf

28. Der kontrollierte biologische Anbau

Lastwagen oder Anhänger montiert, und der Destillateur fährt zur Erntezeit von Ort zu Ort und destilliert das, was ihm die Leute nach der Ernte bringen.

Als ich einmal einen unserer Ölezulieferer besuchte, erzählte mir dieser, wie der Inspekteur den Destillateur dabei erwischte, wie er, statt seinen Destillationsapparat ordentlich zu reinigen, literweise Trichloräthylen verwendete.

Natürlich lassen sich derartige Fremdanteile im Labor feststellen, aber nicht alle haben so etwas. Zurückgewiesene Chargen werden in den seltensten Fällen vernichtet, denn bis jetzt sind schon erhebliche Kosten aufgelaufen.

Manchmal werden die Essenzen von Parfümherstellern und Putzmittelfabrikanten aufgearbeitet und verwendet, ab und zu trifft man derartige Chargen sogar in Bioläden oder in deren Schaufenster wieder, der prallen Sonne ausgesetzt, wobei sie so heiß werden, dass man sich mit den manchmal sogar klaren Fläschchen Locken drehen könnte.

Wenn jemand ätherische Öle in klaren, durchsichtigen Fläschchen anbietet, zeugt das natürlich von einer gewissen Grundeinstellung, denn inzwischen dürfte jeder wissen – und der Händler ganz besonders –, dass die Essenzen lichtempfindlich sind.

Zurück zu den Laborprüfungen – meine liebe Frau hat gesagt, das soll ich nur anhand der Rose beschreiben, weil das sowieso kein Mensch liest, aber der Leser weiß, dass ich mich damit ausgiebig beschäftigt habe.

Also: Rosenöl ist eine schwach- bis grüngelbe Flüssigkeit mit sehr intensivem, warmem Geruch, der bei starker Verdünnung deutlich rosenähnlich wird. Bei leichter Abkühlung (unter 21° C) scheidet das Öl in farblosen Blättchen ein Gemisch aus höheren Paraffinkohlenwasserstoffen, das etwa 16 bis 22 Prozent des Rosenöls ausmacht; der flüssig bleibende Teil wird als *Elopten* bezeichnet.

Bulgarisches Rosenöl muss nach dem Standard der Handelsorganisation ›*Bulgarska Rosa*‹ folgende Daten aufweisen:

d_{30} 0,8480 bis 0,8610, n^{25}_D 1,4530 bis 1,4640, a_D 2,2 bis 4,8°,

E.P. +16,5 bis +23,5°, S.z. 0,92 bis 3,75 E.Z. 7,2 bis 17,2, E. Z. nach Acetylierung 197,0 bis 233,3.

Hauptinhaltsstoffe sind: 30–40 % *Geraniol*, 5–10 % *Nerol*, 34–55 % *Citronellol* (*›Rhodinol‹*) und *Phenyläthylkohol* (in normal destillierten Ölen nur etwa 1 % nach Zusatz des kohoabierten Öls bis 15 %), daneben Linalol und Äthanol sowie Ester sämtlicher Alkohole (2,5–6 %), 0,5–1 % *Citral, Carvon, aliphatische Aldeade, Farnesol*, ca. 1 % *Eugenol*, 1–1,2 % *Eugenolmethyläther, Zimt-, Phenylacet-* und *Salicyldehyd*.

Alles klar? Macht nix, renommierte Firmen bieten jedenfalls nur Essenzen an, in denen diese Ingredienzien labormäßig nachgewiesen wurden.

Da wir gerade bei Rosen sind: Wenden wir uns jetzt doch einmal den ›Liebesdüften‹ zu!

29. Warum manche Düfte aphrodisierend wirken

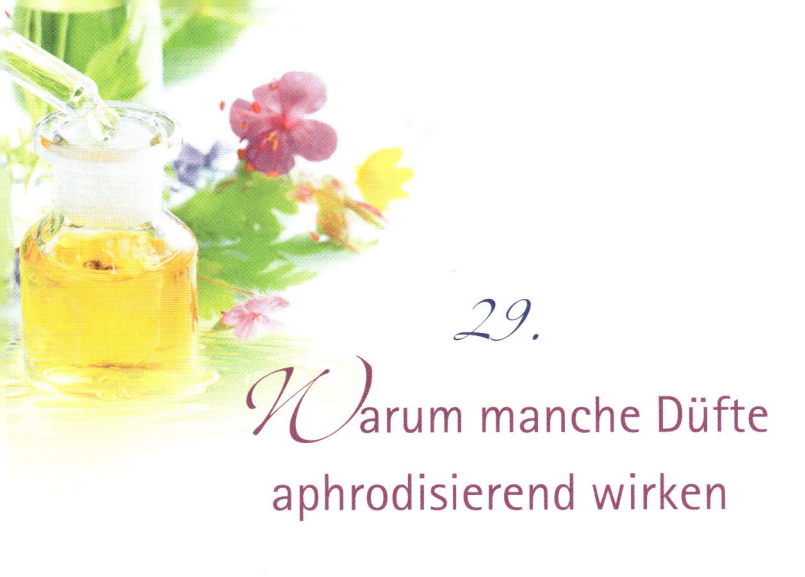

Wenn ich jetzt zum Thema Liebe komme, lasse ich die ›Pflichtübungen‹ wie die Liebe zum Vaterland und so einfach mal weg und komme gleich zur Sache:

Wie bei den Orangen erwähnt, gehe ich davon aus, dass jedes normale Lebewesen – auch der Mensch – daran interessiert ist, sich fortzupflanzen oder sich zumindest durch die körperliche Vereinigung einen Lustgewinn zu verschaffen.

Doch vor den Lustgewinn hat die jahrmillionenlange Entwicklung des Menschen, die heute ihren vorläufigen Abschluss erreicht hat, den Flirt – oder etwas weniger vornehm ausgedrückt: die ›Anmache‹ – gesetzt – bei den Tieren nennt mensch es ›Balzverhalten‹.

»Liebe und Moschus lassen sich nicht verheimlichen.«

Persisches Sprichwort

Genau wie bei uns Menschen möchte natürlich jeder einen – oder gar mehrere – besonders attraktive Partner für sich. Die Männchen bemühen sich nach Kräften, bei den Damen einen möglichst guten Eindruck zu erwecken,

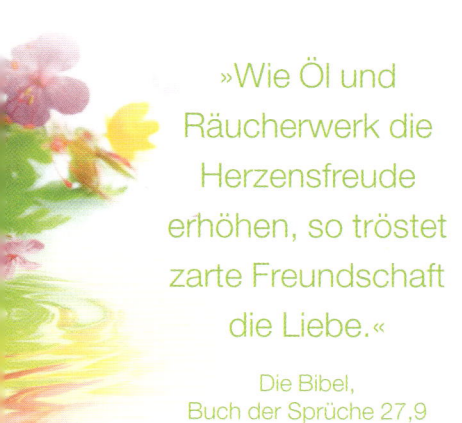

> »Wie Öl und Räucherwerk die Herzensfreude erhöhen, so tröstet zarte Freundschaft die Liebe.«
>
> Die Bibel,
> Buch der Sprüche 27,9

was wir Menschen im Anfangsstadium des Flirts relativ mühelos mit einer dicken Brieftasche, einem hohen Nettoeinkommen oder einem imposanten Sportwagen erreichen können. Die Herren der Tierwelt sind in diesem Punkt allerdings auf ihr Aussehen, ihre Kraft, Ausdauer und die Imposanz ihres Auftretens angewiesen.

Die Frösche fangen an zu quaken und zeigen der Fröschin damit, dass sie große Lungen haben und somit groß und stark sind. Der Birkhahn führt einen tagelangen Balztanz auf, und die Hirsche gehen einfach mit ihren Geweihen aufeinander los, wie dereinst die Ritter während der Turniere mit ihren Lanzen. Alles nur, um der holden Weiblichkeit zu zeigen, dass von ihnen gesunde Nachkommen zu erwarten sind – auch wenn man es zu ›Zeiten der Rittersleut'‹ nicht offen zugab.

Mensch wie Tier scheidet, wenn es erwähnten Lustgewinn anstrebt, sogenannte *Pheromone* aus. Diesem Vorgang stehen wir machtlos gegenüber, meines Wissens ist es nicht einmal mit speziellen Meditationstechniken möglich, unsere Pheromone zu beeinflussen.

Hier dürfte sich für die Gurus der Neuzeit ein interessantes Betätigungsfeld auftun!

»Wir leben nicht, wir werden gelebt«, sprach Sigmund Freud, lange bevor er wusste, dass es diese Pheromone gibt, kannte er doch nur die Phänomene, die die Pheromone auslösen – denn erst 1959 gelang es dem Nobelpreisträger Adolf Butenandt und seiner Crew, zwölf Milligramm des Duftstoffs zu isolieren, mit dem sich die Seidenspinner verständigen.

Ohne diese geheimnisvollen Duftstoffe würden die Motten-, Schmetterlings- und sonstige Gliederfüßlermännchen die oft mehrere Kilometer entfernt herumflatternden Weibchen ihrer Gattung nicht finden.

29. Warum manche Düfte aphrodisierend wirken

Um die Männchen ihrer Art herbeizulocken – auf unserer Erde sind ungefähr 100 000 (!) verschiedene Falterarten bekannt – schüttet das Weibchen einen artspezifischen Duftstoff aus, der beim potenziellen Kavalier des Schmetterlingsweibchens sofort Begierde auslöst und ihn veranlasst, selbst den süßesten Nektar einer schönen Blüte im Stich zu lassen und zum Objekt der Begierde zu flattern.

In unmittelbarer Nähe des duften(den) Weibchens aktiviert der Freier nun seinerseits Verführungsdüfte, wodurch er sich der Dame gegenüber sowohl als Artgenosse zu erkennen gibt als auch Aufschluss über seinen physischen Zustand vermittelt.

Nach diesem ›Flirt‹ nimmt die Begegnung dann ihren konventionellen Verlauf – oder auch nicht, wenn sich nämlich Duft und Aussehen so unterscheiden wie ein fettiges Fertiggericht vom Foto auf der Verpackung.

Nicht viel anders ist es bei uns Menschen, denn genau wie bei den Tieren taucht bei uns im Anfangsstadium des Flirts (Freud lässt schön grüßen) unbewusst die Frage auf: ›Können wir uns riechen?‹

Diese Frage beschäftigte den Humanethologen Karl Grammer, beobachtete er doch anlässlich eines Versuches, dass flirtende Männer ihre Hände hinter dem Kopf verschränken und die Achselhöhlen präsentieren. In der Körpersprache bedeutet das Offenheit und Cleverness, aber der Mann scheidet auch zusammen mit dem Schweiß den Sexualduftstoff *Androsteron* unter der Schulter aus, den ›herben Männerschweiß‹, den die Damen angeblich so lieben.

Da braucht der Mann die Dame des Herzens also nur unter der Achsel riechen zu lassen und schon ist sie ›hin und weg‹ wie die Frauen in der Deowerbung im Fernsehen – ja, denkste!

Karl Grammer ging diesem Phänomen nach, ließ 300 Frauen an mit Männerschweiß benetztem Löschpapier riechen und war etwas bestürzt, als fast alle Frauen meinten, ›das Zeug stinkt‹.

Einige Frauen jedoch fanden den Geruch ›angenehm‹.

Der Wissenschaftler kam arg ins Grübeln und diesem Phänomen bei einem anderen Versuch zufällig auf die Schliche: In den Tagen vor dem Eisprung waren die Reaktionen auf Androsteron neutral bis positiv!

Wie die Pfadfinder sind die Männer demnach ›allzeit bereit‹ und produzieren einen Lockstoff, der normalerweise abschreckt, jedoch anziehend wirkt, wenn ein Sexualkontakt mit hoher Wahrscheinlichkeit auch zur Fortpflanzung, zur Weitergabe der eigenen Gene führen würde.

Das erklärt, warum wir nicht jeden Tag gleich auf jeden Duft ansprechen, denn Karl Grammer fand auch das Ding mit dem *MAO* heraus. MAO ist ein Enzym namens *Monoaminoxidase*. Diese Substanz spielt bei der Impulsübertragung von Nervensignalen ins Stammhirn eine wesentliche Rolle. Je mehr MAO ausgeschüttet wird, desto zurückhaltender reagiert der Mensch auf Eindrücke, die Emotionen auslösen.

Bestimmte Düfte wie Cajeput, Geranium, Lavendel, Mandarine, Majoran, Muskatellersalbei, Myrte und Orange, die ausgleichend oder harmonisierend wirken, sorgen dafür, dass unsere Blutplättchen etwas mehr oder weniger MAO als üblich durch den Körper transportieren.

Nun ist es aber nicht so, dass Sie sich ständig in einer ›Liebesschwingung‹ aufhalten, wenn Sie permanent Cajeput oder Myrte in Ihrer Aromalampe verdunsten.

Da ist nämlich noch die Sache mit den Hauttypen.

Wie eine Untersuchung des Kieler Psychologen Professor Roman Ferstl zeigte, stoßen sich Menschen mit ähnlichem Geruchs- und so mit ähnlichem Gewebetypus ab, sie können sich im wahrsten Sinne des Wortes ›nicht riechen‹!

Wie kommt das? Nun, wer aus der Haut gleich riecht, wird mit hoher Wahrscheinlichkeit auch unter der Haut recht gleich sein, im Fall einer Fortpflanzung kann es zu den gleichen Ergebnissen wie bei Inzucht führen.

Tatsache ist: Je ähnlicher sich die Partner in Geruch und Gewebe sind, desto schlechter sind die Überlebensaussichten ihrer möglichen Kinder. So hat man entdeckt, dass 80 bis 90 Prozent der Frauen, die ihr Kind bereits vor der zwölften Schwangerschaftswoche verloren haben, einen Partner desselben Geruchs- und Gewebetypus hatten.

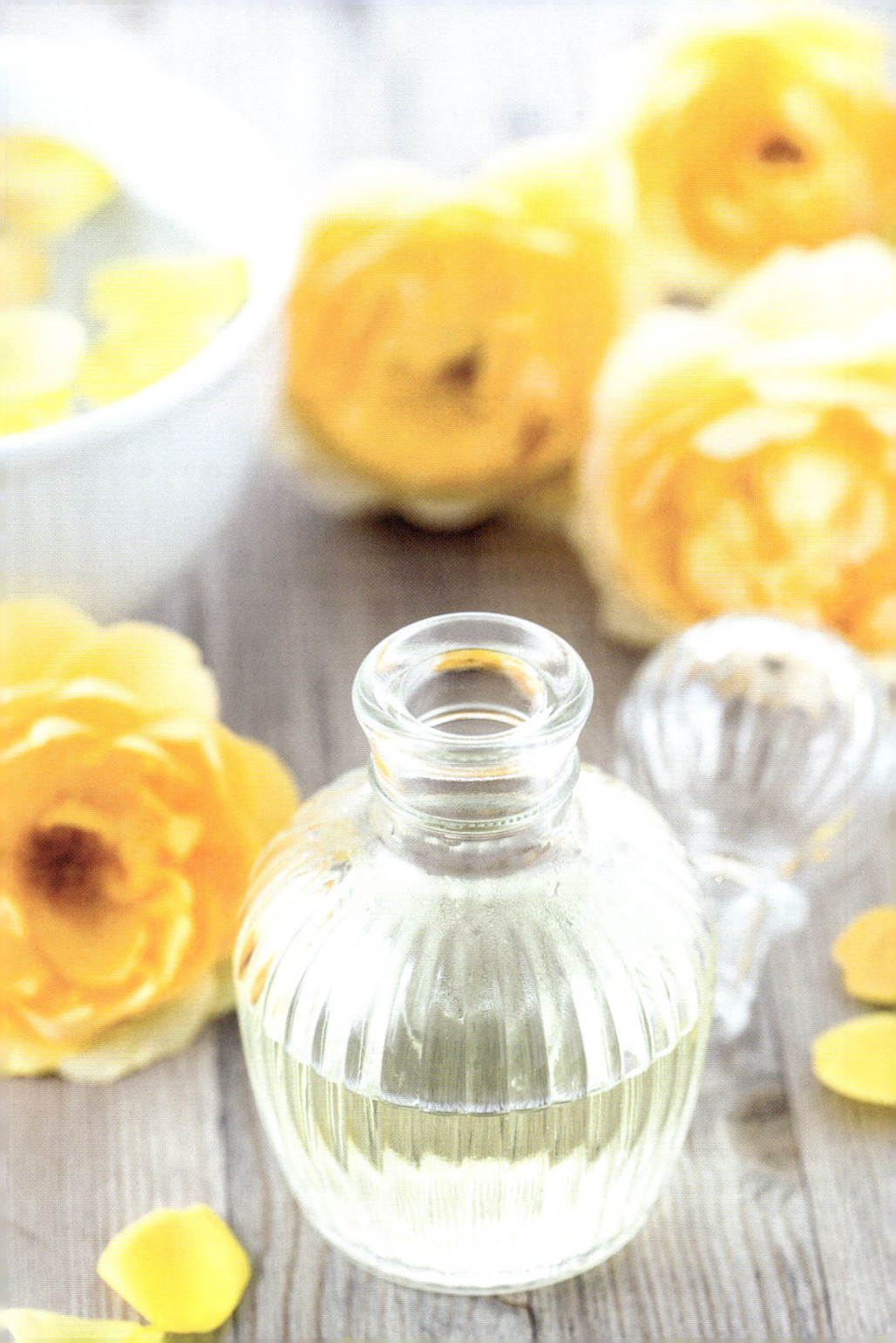

Meine schon zitierte ehemalige Biolehrerin Fräulein Lieblich hätte jetzt sicherlich geantwortet: »Das ist doch von der Natur so wunderbar eingerichtet, damit gleich von Anfang an vermieden wird, dass sich Menschen ineinander verlieben, bei denen abzusehen ist, dass sie keine gesunden Kinder zur Welt bringen können! Aber das hat die Parfümindustrie gleich wieder zerstört, weil man mit diesen scheußlichen künstlichen Parfüms jede natürliche Empfindung sofort kaputtmacht.«

Aus ihrer Sicht hatte Fräulein Lieblich sicher recht, aber mir genügt die Antwort nicht – denn: Warum ist das so? Ich konnte nicht in Erfahrung bringen, ob diese Warnfunktion auch eine Geninformation ist, eine Geninformation über Generationen gewachsen. Das müsste bedeuten, dass das Unterbewusstsein des Menschen Erkenntnisse sammeln und weitervererben kann. (Wieder ein schöner Gruß von Freud.)

Kommen hier möglicherweise wieder die morphogenetischen Felder ins Spiel – oder die sogenannten *Vibrationen*, die Schwingungen, wie der Aromatherapeut, Psychologe und Autor Daniel McKenzie vermutet?

Sicherlich kennen Sie die Redewendung: »Der oder die hat nicht meine Wellenlänge.« Vibrationen, also ›Schwingungen‹, treten in unterschiedlichen Frequenzen – Anzahl der Schwingungen pro Zeiteinheit – auf. Je höher die Frequenz, desto geringer die Wellenlänge.

Es klingt wahrscheinlich, dass Düfte auch Schwingungen abgeben, die sogar gemessen werden können. Daniel McKenzie geht bei seinen Überlegungen davon aus, dass es zwei verschiedene, jedoch gleichzeitig arbeitende ›Mechanismen‹ zur Geruchswahrnehmung gibt.

Die Sache mit den Geruchsmolekülen hatten wir schon, der anderen liegen die *Vibrationen* zugrunde, die wir empfangen können, ohne dass sie unsere Riechschleimhaut erreichen. Diese Theorie besagt, dass die Geruchswahrnehmung mit einer Vibration von Molekülen verbunden ist. Diese Schwingungen können tatsächlich thermodynamisch im Infrarotteil des Lichtspektrums gemessen werden. Hier wird der Zusammenhang zwischen Geruch und Farbe deutlich; Gerüche sind demnach ›*unsichtbare Farben*‹.

29. Warum manche Düfte aphrodisierend wirken

In dem Buch *The Kirlian Aura* von Stanley Kripper und Daniel Rubin stellen die beiden Autoren eine interessante Theorie auf: »Wenn der Geruchssinn mit elektromagnetischen Wellen verbunden ist, könnte man erwarten, dass auch die Haut auf Gerüche reagiert.«

Wir wissen, dass die Haut auf ätherische Öle anspricht, aber noch eindrucksvoller finde ich, dass manche Menschen auch mit der Haut ›sehen‹ können.

Die Russin Rosa Kuleschowa, die von der Sowjetischen Akademie der Wissenschaften sehr gründlich geprüft wurde, kann tatsächlich mit ihren Händen und Ellenbogen ›sehen‹, Farben unterscheiden und Texte lesen, ohne das Papier zu berühren. Wenn also Menschen mit der Haut ›sehen‹ können, ist möglicherweise auch eine Geruchswahrnehmung durch die Haut möglich ...?

McKenzies Theorie einer ›unmerklichen Schwingung‹ steht also mehr im Zusammenhang mit dem sogenannten ›sechsten Sinn‹, mit der außersinnlichen Wahrnehmung, als dass es sich dabei um eine physikalisch messbare Vibration handelt. Jedes Objekt hat demnach eine Vibration, die dessen Geruch hervorbringt.

Kann es demnach sein, dass die Gerüche und somit die Schwingungen, die unsere Haut ständig abgibt, nicht unwesentlich an unserer ›Aura‹ und dem ›Astralkörper‹ mitwirken, dem feinstofflichen, normalerweise unsichtbaren Bewusstseinsträger, dem Träger von Prana und Lebenskraft?

Ein faszinierender Gedanke, denn wenn unsere Haut gleichzeitig Sender und Empfänger ist, können *auch* durch die Haut die Schwingungen eines anderen Menschen aufgenommen werden. Da unsere Haut aber auch ›schwingt‹, mischen sich diese Schwingungen, und es kommt zu interessanten ›Mischprodukten‹, die dem Hypothalamus unseres Gehirns nahelegen, die entsprechenden Botenstoffe, Hormone und Morphine in Bewegung zu setzen – oder auch nicht.

Nach ähnlichem Prinzip funktionieren z. B. Radios und Fernseher. Der Sender sendet eine Trägerfrequenz aus, auf die das ›Nutzsignal‹ – die Musik – aufmoduliert worden ist. Im Empfänger, Ihrem Radio, verstellen Sie den Oszillator des Radios, wenn Sie an dem Knopf für die Senderabstimmung drehen und damit den Zeiger die Skala entlangwandern lassen. Der Oszillator erzeugt seinerseits Schwingungen, die in der Mischstufe Ihres Radios mit den Schwingungen, die das Empfangsteil, der Tuner, vom Sender empfangen hat, gemischt werden – und zwar so, dass der Zwischenfrequenzverstärker sie aufbereiten kann und Sie das Nutzsignal, die Musik, schließlich am Lautsprecher hören, wenn sie den Verstärker passiert hat. In dem Moment, in dem gesendet wird, haben Sie keinen Einfluss auf die Musik, sie läuft ab, Sie können nur einen anderen Sender wählen oder abschalten.

Aber versuchen Sie doch mal Ihre Emotionen abzuschalten! Gar nicht so einfach, nicht wahr?

Da ist meine alte Freundin Carola. Ihr Mann zog nach langjähriger Ehe aus und zu seiner Geliebten. Carola war verzweifelt und wollte ihren Mann unbedingt zurückhaben. Nach einigen langen Diskussionen kam Carola auf die Idee, ihrem Mann hin und wieder duftende Briefe zu schicken, aber mit dem Parfüm besprengt, das sie in der Zeit getragen hatte, als sie noch glücklich zusammenlebten und der Schwur der ewigen Treue noch nicht sonderlich lange zurücklag.

Carola war der ›Sender‹, und als ihr Mann die duftenden Briefe las, lief in ihm ein Film mit Szenen aus glücklichen Zeiten mit Carola ab. Es dauerte zwar eine Weile, aber er kehrte zu Carola zurück.

Etwas anders geht Mona vor, eine lebenslustige junge Frau, die immer (!) das gleiche Parfüm trägt, und zwar eines, das voll im Trend liegt. Mona kriegt sehr oft Anrufe von ihren Freunden, die einfach nur mal so fragen, wie es ihr geht. Diese Freunde haben sicherlich an irgendeiner Frau ›Monas Parfüm‹ gerochen, und dann fiel ihnen Mona ein – und sicherlich noch etwas mehr.

Einen Flop allerdings erlebte Sybille, die ihrem Mann, weil sie ihm etwas Gutes tun wollte, regelmäßig Rasierwasser mitbrachte, und zwar das gleiche, was der Vater ihres Mannes zu benutzen pflegte. Sybilles Mann wurde regelmäßig jeden Morgen an seinen Vater erinnert, der ihn noch bis ins hohe Alter von achtzehn Jahren geschlagen hatte – wer ist von solchen Erinnerungen schon begeistert?

30. Liebesdüfte

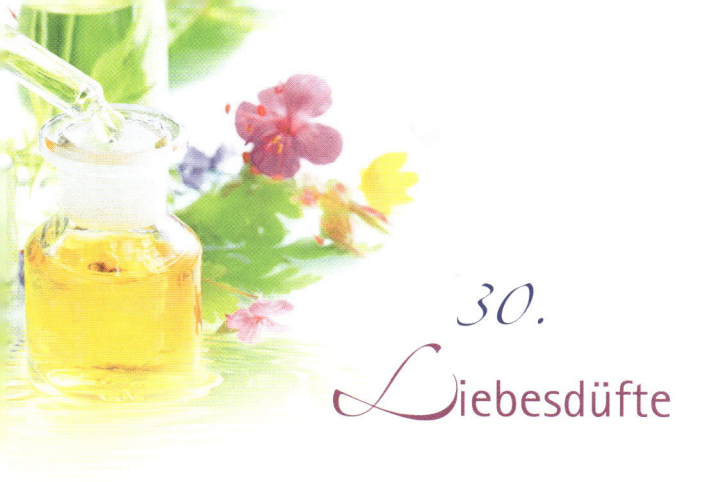

Aber kehren wir doch wieder zurück zu den Blumen und den Bienen. In einem vorigen Kapitel haben Sie möglicherweise über die beiden Blumen geschmunzelt, die sich gegenseitig ihre Liebe gestanden und die Bienen kommen lassen wollten. Um die Bienen anzulocken, verströmen die Blüten einiges an Duftstoffen. Das funktioniert auch bei uns Menschen, wie Sie eben gelesen haben, und da wirken die süßen Blütendüfte am besten.

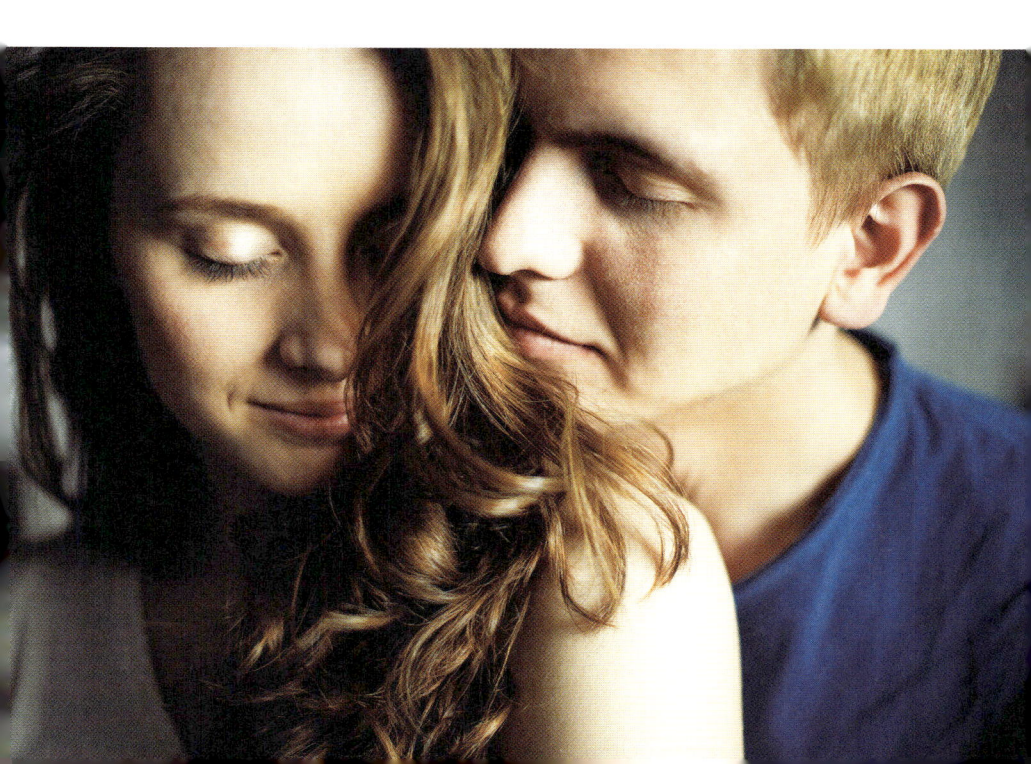

Denn fast jeder Mensch – von wenigen Ausnahmen abgesehen – mag gerne Süßes. Süßes verbindet man unwillkürlich mit etwas Angenehmem, mit einem Lustgewinn, mit dem *süßen* Leben, den Glocken, die *süßer* nie klingen, bis zu Gary Lee's Sweet Little Sixteen, und *süß* ist auch die Muttermilch.

Kommt es daher, dass süße Düfte wie Cananga, Geranium, Jasmin, Moschus, Neroli, Rose, Sandelholz oder Ylang-Ylang aphrodisierend wirken? Aber was hat das Sandelholz dann zwischen den aphrodisierenden, *süßen* Düften zu suchen?

Sandelholz, besonders auf die Haut aufgetragen, riecht so ähnlich wie der Sexualduftstoff Androsteron – und damit sind wir wieder am Anfang. In den Gegenden, in denen das Edelweiß wächst, pflegen die Burschen hin und wieder auf den Berg zu steigen und der Dame ihres Herzens ein solches Edelweiß zu brechen und zu bringen. Und wenn der Bursche dann schweißtriefend und somit Androsteron verströmend, denn das Edelweiß wuchs an unzugänglicher Stelle, vor dem Madel steht, sagt er ihr damit: ›Ich bin stark, gesund und mutig, von mir kriegst du gesunde Nachkommen‹. Die gleiche Wirkung hätten doch auch einige Tropfen Sandelholz gehabt – oder?

Bewährte ›Liebesmischungen‹ für die Duftlampe

Ylang-Ylang	2 Tropfen
Sandelholz	5 Tropfen
Rose	5 Tropfen
Cassia	3 Tropfen
Jasmin	2 Tropfen
Sandelholz	5 Tropfen
Neroli	4 Tropfen
Rose	2 Tropfen
Bergamotte	1 Tropfen

Ylang-Ylang	4 Tropfen
Neroli	2 Tropfen
Bergamotte	1 Tropfen
Patchouli	5 Tropfen
Sandelholz	2 Tropfen
Rose	2 Tropfen
Ylang-Ylang	10 Tropfen
Lavendel	4 Tropfen
Vetiver	2 Tropfen
Neroli	2 Tropfen
Sandelholz	5 Tropfen
Zeder	2 Tropfen
Rose	2 Tropfen

Betrachten oder ›beschnuppern‹ wir doch mal einige der beschriebenen Liebesdüfte:

2 Tropfen Jasmin, 5 Tropfen Sandelholz

Jasmin, klar, ein süßer Blütenduft, die Erotik schlechthin, und was das Sandelholz betrifft, da kommt wieder die Sache mit dem Androsteron ins Spiel, zudem bindet das Sandelholz den süßen Duft des Jasmins – somit wird er etwas länger duften.

4 Tropfen Neroli, 2 Tropfen Rose, 1 Tropfen Bergamotte

Neroli und Rose sind Blütendüfte, gut – und Bergamotte? Erinnern Sie sich bitte mal an die Pflanzenbotschaft: *»Komm' aus dem schwarzen Loch und tanz' mit mir in der Sonne.«* Die Bergamotte gibt dieser Mischung also eine spritzige, aktivierende Komponente. Gegensätzlich ist die folgende:

10 Tropfen Ylang-Ylang, 4 Tropfen Lavendel, 2 Tropfen Vetiver
Hier haben wir mit dem Vetiver eine beruhigende Komponente. Lavendel lässt eine Atmosphäre von Reinheit, Frische und Ordnung entstehen, Depressionen lichten sich und der Seelenhaushalt kommt ins Gleichgewicht. Ylang-Ylang schenkt Geborgenheit und Vertrauen sowie das Gefühl, sich vollkommen fallen lassen zu können.

Sicher finden Sie heraus, wie und warum die folgende Mischung wirkt:
5 Tropfen Patchouli, 2 Tropfen Sandelholz, 2 Tropfen Rose

Ich frage mich, warum in den ›klassischen‹ Liebesdüften die ›zimtige Komponente‹ immer etwas zu kurz kommt; in kühleren Jahreszeiten wird Ihnen Cassia mit seiner wärmenden Wirkung möglicherweise gefallen. Aber nun genug davon, wichtig sind auch Mischungen für den Arbeitsbereich.

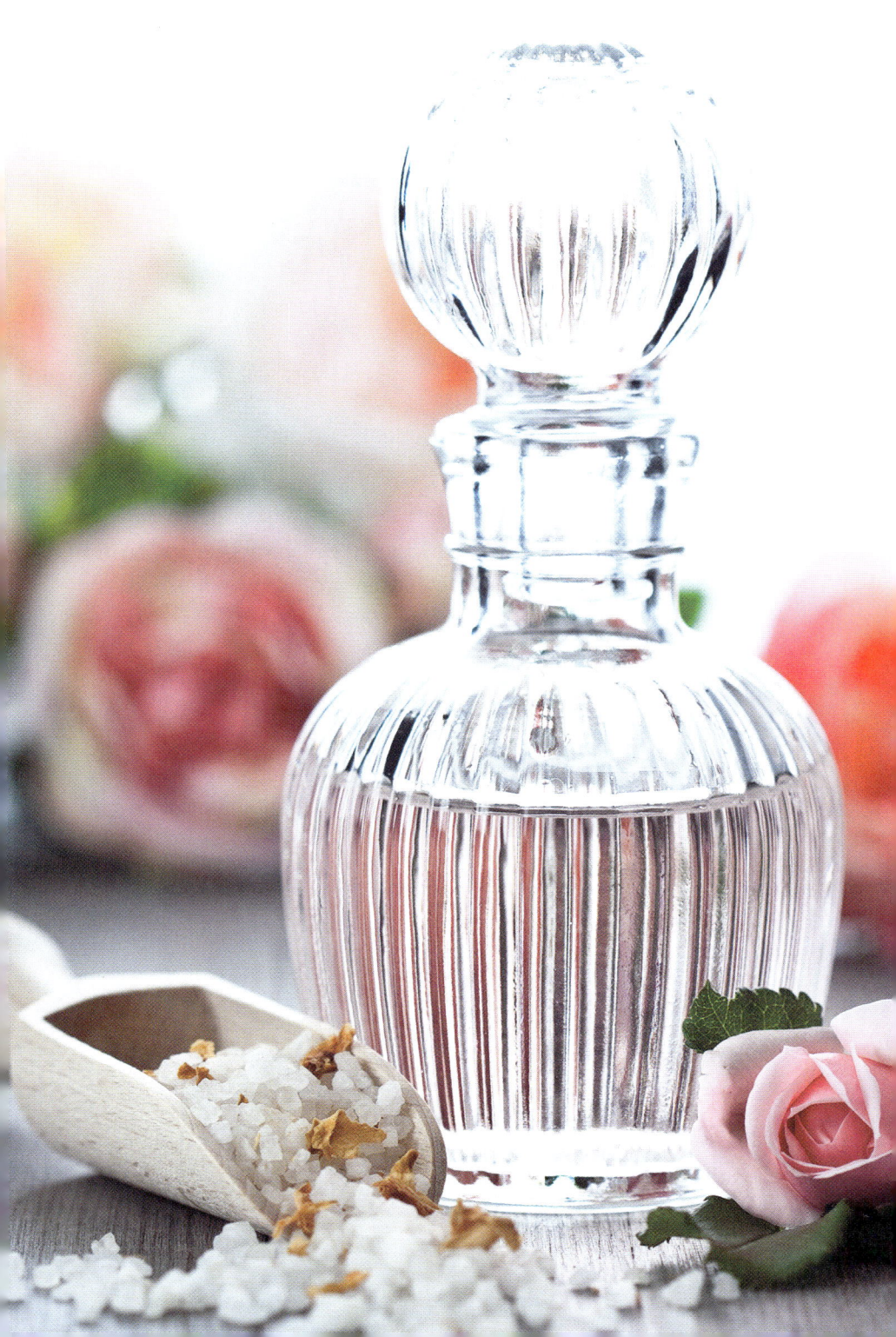

31. Mischungen zum Arbeiten

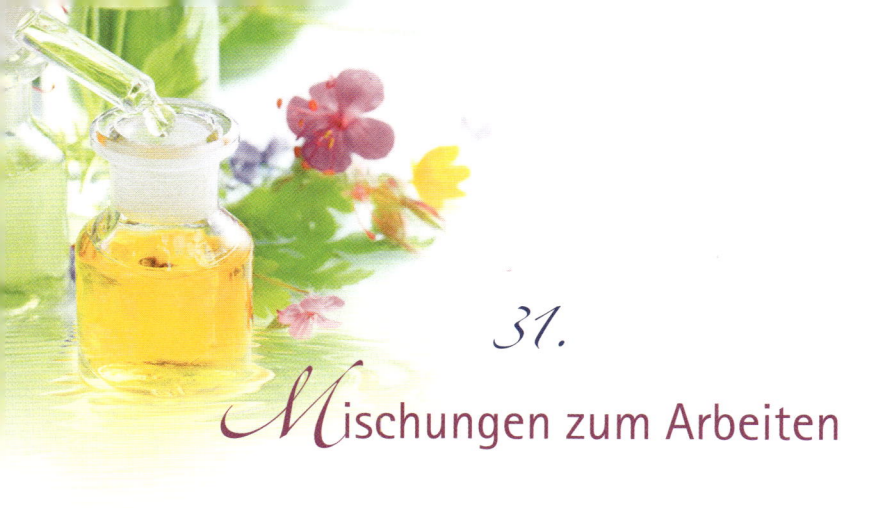

Da man sich bei der Arbeit normalerweise konzentrieren muss und in den seltensten Fällen dabei schlafen kann, ist es ganz angebracht, aktivierende, konzentrationsfördernde Düfte zu wählen, als da wären: Minze, Koriander, Muskatellersalbei, Rosmarin.

Oder auch aufbauend: Basilikum, Melisse, Muskatellersalbei, Vetiver.

Oder aufmunternd, wenn es an guter Laune mangelt: Limette, Rosmarin, Geranie.

Oder belebend, wenn der tote Punkt naht: Orange, Petitgrain, Zitrone, Koriander.

Oder beruhigend, wenn schwierige Gespräche geführt werden: Geranium, Kamille, Lavendel, Mandarine, Melisse, Myrte, Zedernholz.

Oder entspannend, wenn Sie sich neuen Aufgaben zuwenden: Niaouli, Rosenholz, Thuja, Vetiver, Ylang-Ylang.

Oder wenn Sie eine frische Komponente mögen: Bergamotte, Blutorange, Eisenkraut, Minze, Eukalyptus, Lavendel, Lemongras, Limette, Zitrone.

Oder wenn Sie hin und wieder mal die eine oder andere Inspiration benötigen: Eisenkraut.

31. Mischungen zum Arbeiten

Oder wenn Ihnen Müdigkeit entgegengähnt: Lemongras, Rosmarin, Thymian.

Natürlich sollten Sie jeden der Düfte selbst mögen und auch etwas Rücksicht auf Ihre Mitmenschen nehmen, sofern Sie nicht allein arbeiten. Bei Zitrusdüften, Eisenkraut oder Lemongras ist die Wahrscheinlichkeit sehr gering, dass Sie sich bei Ihren Mitarbeitern unbeliebt machen, zudem sind Rosmarin und Thymian ausgezeichnete Bakterienkiller – ganz angebracht in Grippezeiten und Räumen, in denen sich viele Menschen aufhalten.

Die ›klassischen Mischungen‹ für den Arbeitsbereich sind auf Bergamotte, Limette oder Zitrone aufgebaut, und je nach Gemütslage mit Blumigem, Erfrischendem oder Herbem angereichert.

Ich mag zurzeit, wenn ich zu nächtlicher Stunde am Computer sitze, eine Mischung aus Myrte, Koriander, etwas Rosenholz und einem kleinen Spritzer Limette.

32. Mischungen für den Wohnbereich

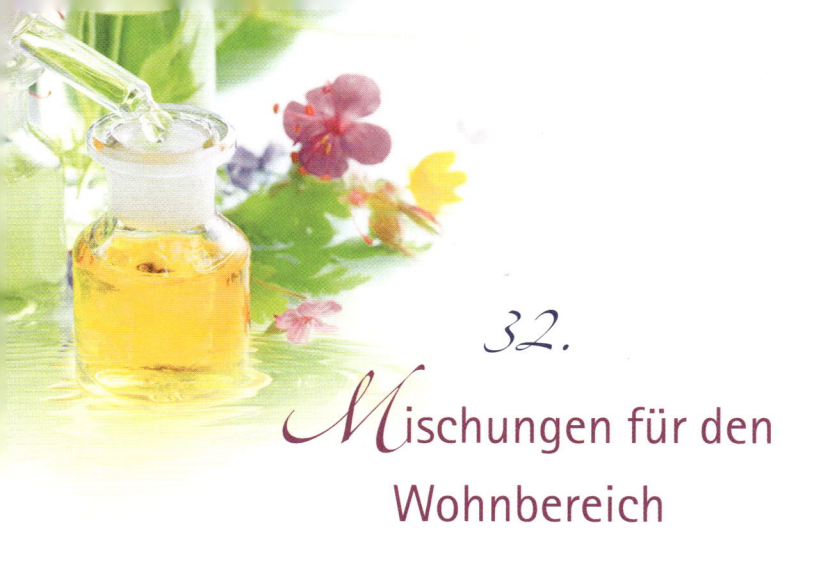

Ich mag es nach vollbrachtem Tageswerk, mit Filzlatschen und einem kühlen Bier vor dem Fernseher zu sitzen und Autorennen, Western, Comedy-Serien oder Actionfilme zu sehen, was in den seltensten Fällen auf große Begeisterung bei meiner Frau stößt, die lieber Tee oder Wein trinkt und mühelos irgendwelchen hochgeistigen Literaturverfilmungen folgt, während sie ihre Buchführung erledigt.

Etwa so unterschiedlich sind auch die Geschmäcker, was die Mischungen für die Wohnraumbeduftung betrifft.

Drängen Sie Ihrem *Lebensabschnittspartner*, wie es neuerdings so schön heißt, bitte keinen Duft auf, der möglicherweise unangenehme Assoziationen hervorruft, wie im Fall der lieben Sybille, die ihren Mann mit Rasierwasser zu beglücken suchte.

Das ›klassische‹ Rezept für den Wohnbereich mit ausgleichender, harmonisierender Wirkung besteht aus:

3 Tropfen Geranium, 1 Tropfen Rose und 5 Tropfen Zedernholz oder
6 Tropfen Bergamotte und 3 Tropfen Neroli oder Ylang-Ylang.

Wenn wir davon ausgehen, dass wir es im Wohnbereich recht harmonisch haben möchten, sind folgende Düfte und Kreationen angebracht:

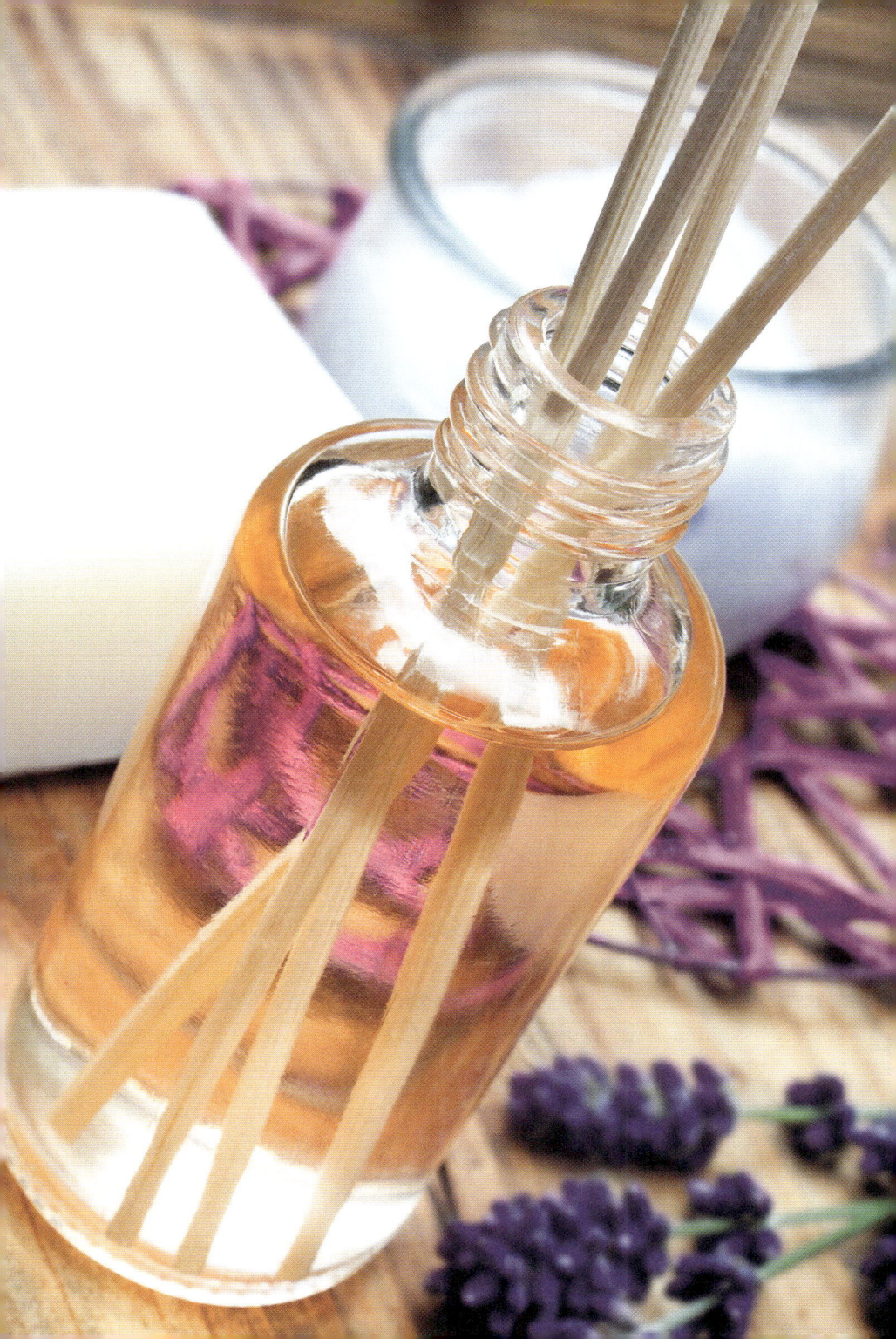

bei Abgeschlagenheit: *Rosmarin*
bei Antriebslosigkeit: *Eukalyptus*
bei Appetitlosigkeit: *Koriander*
bei Depressionen: *Bergamotte, Lavendel, Neroli, Rose*
bei geistiger Erschöpfung: *Basilikum, Pfefferminz*
zur Meditation: *Wacholderbeere, Weihrauch, Ylang-Ylang, Zimtrinde*
bei Migräne: *Kamille, Majoran, Rosmarin*
bei Nervosität: *Lavendel, Rose, Sandelholz*
zur inneren Sammlung: *Weihrauch*
bei Stress: *Kamille*

Und wenn es draußen kalt wird, mischen Sie sich doch einfach Winterdüfte.
Abendstern im Schneegestöber:
    5 Tropfen   Blutorange
    4 Tropfen   Cassia
    2 Tropfen   Myrte
    1 Tropfen   Vetiver

Natürlich müssen Sie sich nicht an diese Vorgaben halten; aber die Blutorange erinnert an die Weihnachtsfeste von früher, wo ja immer alles schöner war. Der zimtige Charakter des Cassia ist auch einer der ›klassischen‹ Weihnachtsdüfte und wirkt zudem wärmend auf Seele und Gemüt. Die Myrte bringt einen Hauch mediterraner Sonne in die Mischung, die sanft vom Vetiver gebunden wird.

Passend zum Grog vor dem Kamin ist auch ein
Winterlicher Waldspaziergang:
    7 Tropfen   Thuja
    3 Tropfen   Geranium
    3 Tropfen   Grapefruit
    1 Tropfen   Patchouli

32. Mischungen für den Wohnbereich

Thuja, der *Lebensbaum*, ist die Grundlage dieser Kreation meiner lieben Frau. Sie können stattdessen auch Fichten und/oder Kiefern verwenden, die Geranie durch den Spritzer eines anderen Blütenduftes ersetzen, aber die Frische des Neuschnees wird durch die Grapefruit erreicht und die sowohl erdige als auch sinnliche Komponente des Patchoulis rundet diesen Spaziergang wunderbar ab.

Vielleicht möchten Sie ja auch noch etwas mit Mischungen experimentieren, bevor Sie mutig werden und sich auch mal ein Parfüm selbst zusammenstellen.

33.
Parfüms in Eigenregie

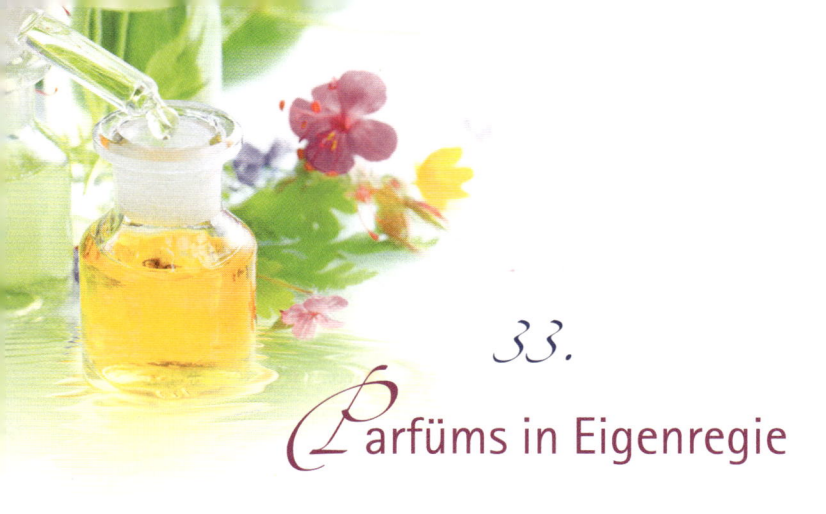

In manchen Büchern über ätherische Öle, besonders wenn sie von Frauen geschrieben wurden, wird häufig, wenn es zum Thema Parfümherstellung kommt, mehr oder weniger dogmatisch festgestellt, dass die eigene Parfümherstellung der angenehmste und kreativste Teil der Aromatherapie ist.

Ich jedenfalls bin nicht geneigt, viel Geld für ein – meistens aus synthetischen Ingredienzien hergestelltes – Parfüm auszugeben, das sich jeder Yuppie auf die Haut schmiert, um ›in‹ zu sein, und die meiner Ansicht nach ebenso schwachsinnige wie nervende Fernsehwerbung für Trendparfüms auch noch mitzubezahlen; da stelle ich mir meinen Duft doch lieber selbst her!

Mit Ihrem persönlichen Parfüm können Sie Ihre Ausstrahlung unterstreichen und Ihre Stimmung, Ihr Wohlbefinden positiv beeinflussen und eventuell – je nachdem, was Sie vorhaben – z. B. mit Sandelholz Ihre sinnliche Ausstrahlung erhöhen.

Als Trägersubstanz mit hautpflegenden Eigenschaften erfreut sich Jojobaöl zunehmender Beliebtheit, dicht gefolgt von Weizenkeimöl und dem Öl der Avocado, das ich persönlich am meisten schätze.

Ich habe mal als Basis Avocadoöl mit Rizinus gemischt und Teebaum, Bay, Geranium, Ylang-Ylang sowie Rosmarin beigegeben, als ein Freund mit einer Nagelbettentzündung vorbeikam. Nach Anwendung dieser Mischung war sie innerhalb von zwei Tagen abgeklungen, aber das als heißer Tipp zur Hautpflege

33. Parfüms in Eigenregie

nur nebenbei, denn ätherische Öle sollten nicht unverdünnt mit Haut, Schleimhäuten oder gar Augen in Berührung kommen.

Damit die Duftstoffe auch schön von Ihrer Haut verdunsten, ist es angebracht, das Parfüm mit 70-prozentigem Alkohol oder Weingeist anzureichern.

Empfehlenswert ist es, zunächst 1–2 ml Alkohol in ein Fläschchen zu geben und die ätherischen Öle in diesen Alkohol zu mischen. Was beim Kochen *abschmecken* heißt, müsste beim Parfümmischen *abschnuppern* heißen, jedenfalls sollten Sie nach jedem Arbeitsgang gut mischen, sich dabei Zeit nehmen und Notizen machen.

Das Abschnuppern erfolgt nach Geschmack und Gemütslage. Eines der Standardparfüms für den Herrn, das einem teuren ›Trendduft‹ recht nahe kommt, besteht aus folgenden Ingredienzien:

- 3 Tropfen Zedernholz
- 3 Tropfen Petitgrain
- 2 Tropfen Myrte
- 1 Tropfen Latschenkiefer
- 1 Tropfen Rose
- 1 Tropfen Eisenkraut
- 2 Tropfen Eichenmoos
- 1 Tropfen Vetiver

Anfangs habe ich diese Mischung strikt nachvollzogen – mir gefiel sie recht gut, aber sie beinhaltet einige ebenso teure wie schwer zu beschaffende Bestandteile, zudem erschien sie mir wegen des recht geringen Zedernholzanteils nicht ›männlich‹ genug.

Nach einigem Abschnuppern sah meine Kreation so aus:

- 6 Tropfen Zedernholz
- 3 Tropfen Petitgrain
- 3 Tropfen Patchouli
- 2 Tropfen Myrte
- 2 Tropfen Thuja
- 1 Tropfen Ylang-Ylang

2 Tropfen   Lavendel
1 Tropfen   Limette
1 Tropfen   Vetiver

Meine Frau ist nach wie vor der Ansicht, dass die ursprüngliche Komposition eleganter war, aber mir gefällt der dominierende, leicht rauchige Zedernholzduft. Sie hingegen schätzt zurzeit Blütendüfte, speziell folgende Duftkomposition:

10 Tropfen   Bergamotte
10–15 Tropfen   Geranium
10 Tropfen   Patchouli

oder auch diese:

12 Tropfen   Rosenholz
6 Tropfen   Ylang-Ylang
2 Tropfen   Jasmin

Für *blumige* Kompositionen eignen sich besonders:
Bergamotte, Cananga, Geranium, Jasmin, Lavendel, Rose, Neroli, Petitgrain und Ylang-Ylang.

Eichenmoos, Lemongras, Muskatellersalbei, Myrte, Rosenholz, Sandelholz und Zedernholz hingegen ergeben eher *würzige* Kreationen, während Fichtennadel, Latschenkiefer, Thuja und Vetiver an einen kleinen Waldspaziergang, aber leider auch an die kleinen grünen Steine in den Toilettenbecken erinnern. Und Patchouli – nun ja, das hatten wir ja bereits bei den Liebesdüften.

Und dann haben die Aromatherapeuten eine Übersicht der gut miteinander harmonierenden ätherischen Öle erarbeitet:

Ätherisches Öl	harmoniert gut mit
Basilikum	Bergamotte, Geranium, Ysop
Bergamotte	Jasmin, Lavendel, Neroli, Zypresse
Eukalyptus	Benzoe, Lavendel, Fichte
Fenchel	Geranium, Lavendel, Rose, Sandelholz
Geranium	Basilikum, Rose, div. Zitrusnoten
Jasmin	mit fast allen ätherischen Ölen
Kamille	Geranium, Lavendel, Patchouli, Rose
Lavendel	Fichte, Muskatellersalbei, Patchouli, Rosmarin, Zitrusnoten
Melisse	Geranium, Lavendel, Neroli, Ylang-Ylang
Muskatellersalbei	Geranium, Lavendel, Sandelholz, Wacholder, Weihrauch, Zedernholz, Zitrusnoten
Neroli	Benzoe, Geranium, Lavendel, Muskatellersalbei
Pfefferminze	Benzoe, Rosmarin
Rose	Bergamotte, Geranium, Jasmin, Muskatellersalbei, Patchouli, Sandelholz
Rosmarin	Basilikum, Lavendel, Pfefferminze, Weihrauch, Zedernholz, Zitrusnoten
Sandelholz	Benzoe, Neroli, Thuja, Weihrauch, Ylang-Ylang, Zypresse
Thymian	Bergamotte, Melisse, Rosmarin, Zitrone
Ylang-Ylang	Jasmin, Sandelholz
Zitrone	Lavendel, Neroli
Zypresse	Fichte, Lavendel, Sandelholz, Wacholder

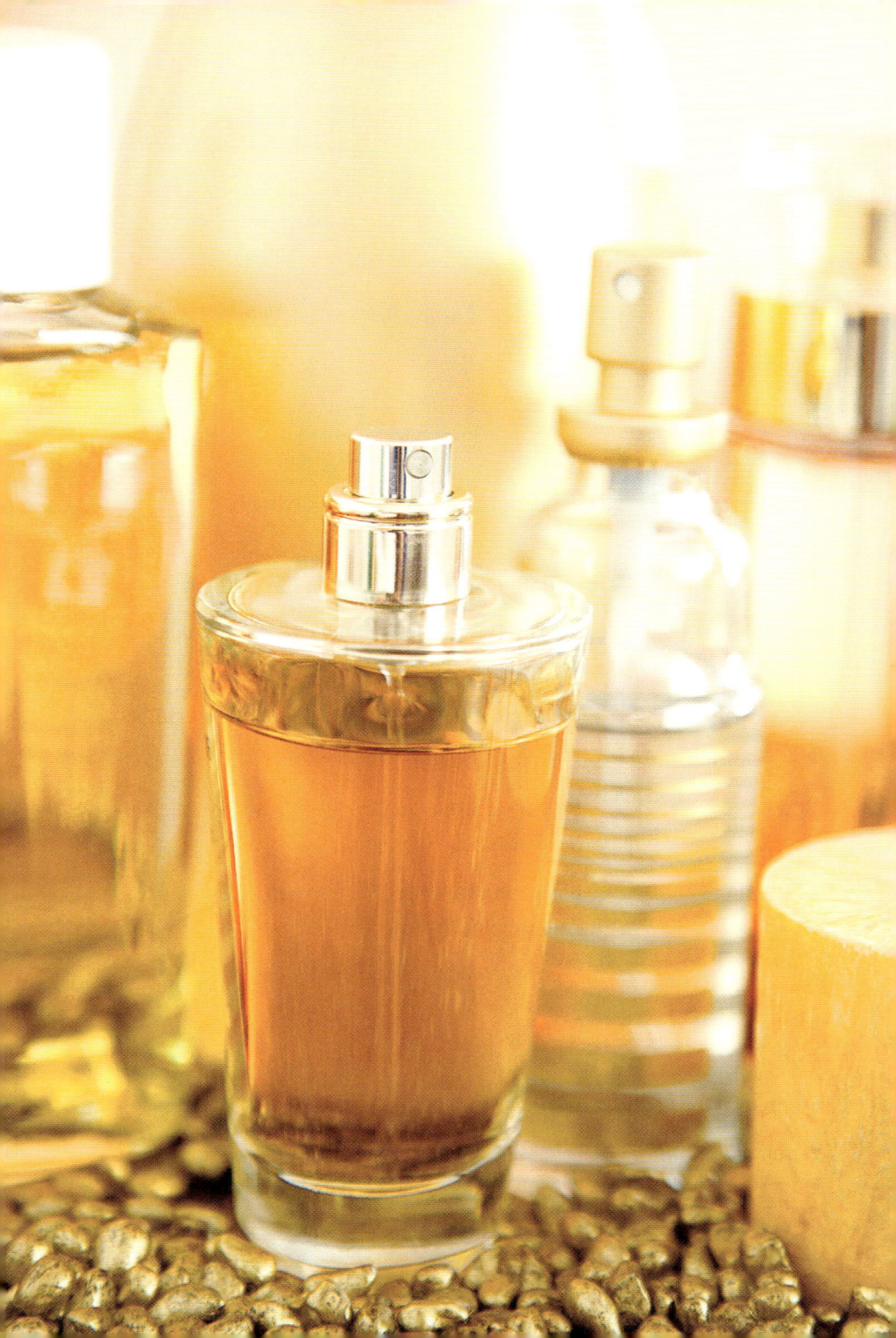

33. Parfüms in Eigenregie

Möglicherweise haben Sie, wenn Sie dieses Buch langsam und mit Genuss gelesen haben – wie man es mit guten Büchern tun sollte, es sei denn, Sie haben es sich gekauft oder geschenkt bekommen, wollten sich erst mal einen Überblick über die Aromatherapie verschaffen und waren derart gefesselt von den interessanten Beiträgen, dass Sie es in einem Rutsch bis hierher durchlasen –, es unterlassen, schon mal das eine oder andere ätherische Öl auszuprobieren.

Sicher waren Sie, wenn Sie den eben erwähnten Handlungsbedarf erfüllt haben, von der wohltuenden Wirkung der ätherischen Öle angetan und etwas verwundert, dass sich die Essenzen in unterschiedlichen Geschwindigkeiten verflüchtigen und dass sie, was die Geruchsintensität betrifft, recht verschieden sind.

Vetiver hält sich in Ihrer Aromalampe verhältnismäßig lange, etwa so wie ein von Idealen beseelter Soldat bei der Verteidigung eines Brückenkopfes, während sich der Duft des Eukalyptus so schnell verflüchtigt haben wird wie ein Politiker niederer Ethik, der ›seine Schäflein ins Trockene gebracht hat‹. Umgekehrt wird Ihnen bei gleicher Menge ätherischen Öls der Eukalyptusduft intensiver in die Nase steigen als der des Vetivers. Für die Flüchtigkeit, also die Geschwindigkeit, mit der sich die Essenzen bei gleicher Temperatur verflüchtigen, den sogenannten *Evaporationswert*, gilt eine Skala von 1 bis 100. So hat Eukalyptusöl die höchste Verdunstungsgeschwindigkeit und Vetiver die geringste.

Aromatherapeuten wie Louis Appell, W. A. Poucher und last but not least Robert B. Tisserand ließen diese Phänome keine Ruhe, und sie erarbeiteten Tabellen, die ich mir erlaubt habe nachzuvollziehen und etwas zu ergänzen.

Da Gerüche nur mit erheblichem Aufwand gemessen werden können, wenn überhaupt, ist eine derartige Auflistung rein subjektiver Art. Für die Duftintensität gilt eine Skala von 1 bis 10, aber keines der ätherischen Öle ist unter 4 eingestuft worden. Die Herren Aromatherapeuten gingen auf diese Weise vor, weil ursprünglich auch andere aromatische Stoffe in die Untersuchung einbezogen worden waren, von denen einige unter der Stufe 4 lagen.

Wenn Sie eigene Mischungen oder Parfüms kreieren, können Sie mit dieser Tabelle arbeiten und ihr in etwa entnehmen, wie viel von jeder Essenz Sie nehmen sollten, um Ausgewogenheit oder Dominanz herzustellen.

Wenn Sie jetzt z. B. Eukalyptus und Cajeput zu gleichen Teilen in Ihrer Aromalampe mischen, wird zunächst der Eukalyptus-Anteil dominieren, aber wenn Sie den Raum verlassen und zwei Stunden später zurückkehren, wird der Cajeput-Anteil der Mischung überwiegen, weil das Eukalyptusöl schon zum größten Teil verdunstet sein wird.

Etwas anders verhält es sich, wenn Sie Benzoe, Eichenmoos, Myrrhe, Narde, Patchouli, Sandelholz, Vetiver, Weihrauch und Zedernholz mischen. Diese Essenzen ›binden‹ die schnell flüchtigen Duftstoffe. Nehmen Sie aber bitte nicht zu viel dieser Basisnoten bei Ihrer eigenen Mischung, denn dann kann es passieren, dass ein süßer Blütenduft von einer herben Basisnote ›gefesselt‹ wird.

Ich bin überzeugt, dass Sie den Bogen sehr schnell raus haben werden, Ihre persönlichen Düfte für diverse Gelegenheiten zu kreieren – denken Sie mal an das vorige Kapitel.

Ätherisches Öl	Duftintensität	Evaporationswert
Anis	8	81
Basilikum	7	78
Benzoe	4	95
Bergamotte	5	57
Cajeput	5	67
Cananga	6	79
Cassia	8	85
Eichenmoos	6	88
Eukalyptus	8	5
Fenchel	6	85

33. Parfüms in Eigenregie

Ätherisches Öl	Duftintensität	Evaporationswert
Geranie	6	67
Jasmin	7	65
Kamille	9	47
Kardamom	9	68
Koriander	7	57
Lavendel	4	85
Lemongras	8	73
Limette	7	38
Mandarine	7	42
Melisse	4	17
Muskatellersalbei	5	82
Myrrhe	7	95
Myrte	5	78
Narde	6	82
Neroli	5	79
Niaouli	5	78
Orange	7–8	35–45
Palmarosa	4	22
Patchouli	5	95
Pfefferminze	7	70
Rose	7	80
Rosenholz	5	34
Rosmarin	6	18
Sandelholz	5	95
Thuja	6	65
Vetiver	4	100

Ätherisches Öl	Duftintensität	Evaporationswert
Wacholder	5	30
Weihrauch	7	75
Ylang-Ylang	6	81
Zedernholz	4	97
Zitrone	6–8	35–45
Zypresse	4	30

Ich will Ihnen keineswegs den Mut zu eigenen Kreationen nehmen, aber die richtigen Parfümeure gehen meistens nach dem folgenden Schema vor, das ich Ihnen auch empfehle:

Im Prinzip ist es nicht so schwer, wie es auf den ersten Blick aussieht. Sie gehen einfach von ›innen nach außen‹ vor, beginnend mit Ihrem Lieblingsduft in der Mitte, um den Sie dann das komponieren, was Sie als Sekundärnote gerne tragen.

Weiterhin besteht auch die Möglichkeit, die ›Mitte‹ selbst herzustellen, und zwar mit Alkohol. Ich habe mal ›gewürzten Weihrauch‹ über Nacht in Alkohol gelegt – nicht anders funktioniert das Verfahren des Alkoholauszuges der Essenzen.

Vielleicht versuchen Sie es mal mit den Rindenstücken und Harzen, die Sie von Ihrem letzten Waldspaziergang mitgebracht haben, oder auch mal mit Kaffee ...

Die Mittel der Aromatherapie sind natürliche Pflanzenessenzen und Öle. Bewusste Anwender benutzen niemals aromatische Substanzen tierischen Ursprungs wie Moschus oder Zibet.[8]

Diese Substanzen bedingen Tod oder Leiden der betreffenden Tiere, aus denen man diese Duftstoffe ›gewinnt‹. Aus dem gleichen Grund wird in der Aromatherapie auch kein tierisches Fettöl wie Walrat (Spermazet) oder Lebertran verwendet. Spätestens an dieser Stelle wird eine enge Beziehung zu den vegetarischen Prinzipien der Naturheilkunde deutlich.

Ob und in welcher Form Sie sich auf eine derartige Lebensweise einlassen, liegt an Ihnen – es ist nicht Thema dieses Buches. Reine Pflanzenessenzen jedenfalls sind Teile der Pflanzen – aber trotzdem eine eigenständige Substanz. Solange sie nach der Destillation oder ihrer spezifischen Gewinnungsart unter angemessenen Bedingungen aufbewahrt werden, verlieren sie lange Zeit nichts von ihrer Heilkraft.

Zwar ist die Essenz nicht die Pflanze selbst, aber sie spricht für die Pflanze, besitzt ihre Persönlichkeit, man könnte sogar sagen:

Ätherische Öle sind die Seelen der Pflanzen, deshalb wirken sie auf höheren Ebenen.

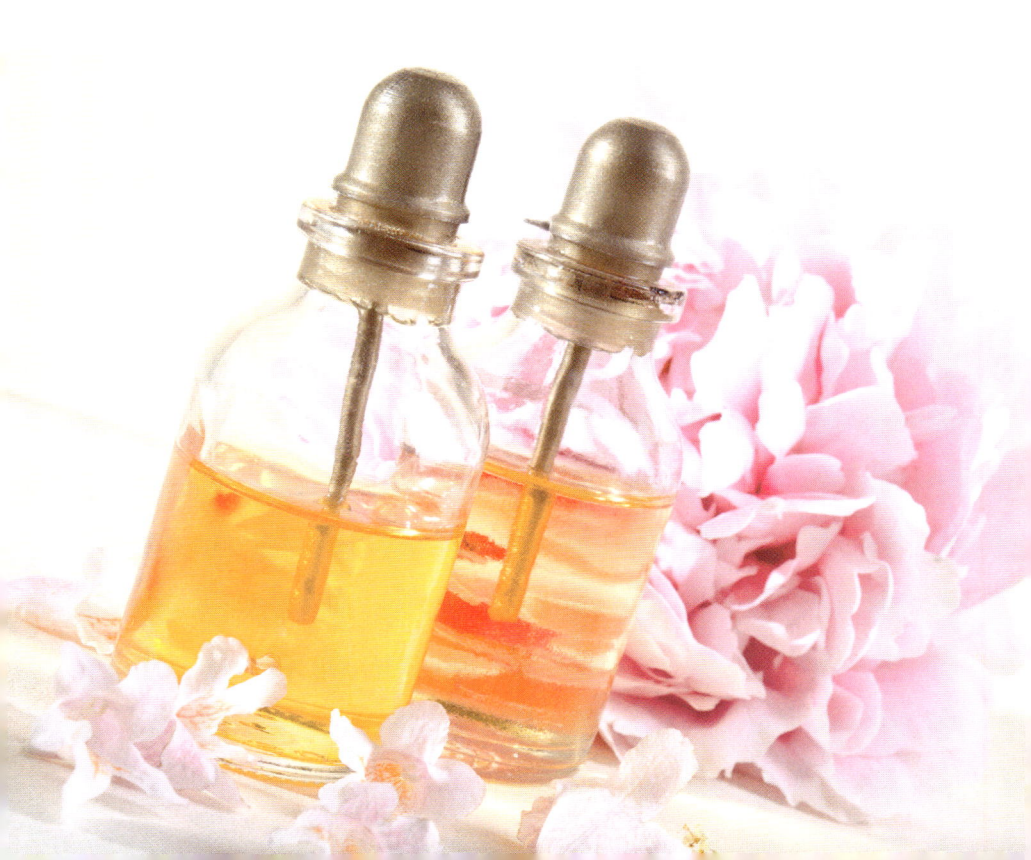

Im Gegensatz zu synthetischen oder anorganischen duftenden oder gut riechenden Substanzen besitzen die ätherischen Öle *Lebenskraft*; sie sind dynamisch, das bedeutet, es ist eine *Struktur* vorhanden, es ist etwas *durch systematische Koordination aller Teile zu einem Ganzen* geworden. Die Natur bildet Strukturen, die noch nicht im Labor herzustellen sind. Wir können Riechstoffe zwar synthetisch herstellen, doch bis heute können wir sie nicht so strukturieren, dass sie einen ›lebenden‹ Organismus bilden.

Die Pflanzen, aus denen die Essenzen für die Aromatherapie gewonnen werden, können allerdings nur dann ihre volle Dynamik entwickeln, wenn sie in der ihnen entsprechenden Umgebung gewachsen sind. Monokulturen mit wachstumstreibender Düngung und unkontrolliertes Abernten von Wildwuchspflanzen bringen unser Ökosystem aus dem Gleichgewicht und gefährden einige Pflanzenarten. (Rosenholz steht inzwischen in Brasilien auf der ›schwarzen Liste‹.)

Wir wissen heute durch die Kirlian-Fotografie, dass jede lebende Substanz Strahlung abgibt, die man als Licht sehen kann. Dies ist eine Manifestation der *Lebenskraft*, der Kraft, die das Leben hervorbringt.

Gewiss, sowohl bei den organischen Substanzen als auch bei den anorganischen handelt es sich um chemische Verbindungen, aber die organischen, die ätherischen Öle, besitzen eine ›natürliche Struktur‹, die Seele der Pflanze. Sie besitzen eine Lebenskraft, einen zusätzlichen ›Impuls‹, der nur in lebenden ›Dingen‹ vorhanden ist. Aber Leben besteht aus Bewegung und Stillstand, Wachen und Schlafen, Schaffen und Ruhen, kurz aus Yin und Yang.

34.
Ätherische Öle
aus esoterischer Sicht

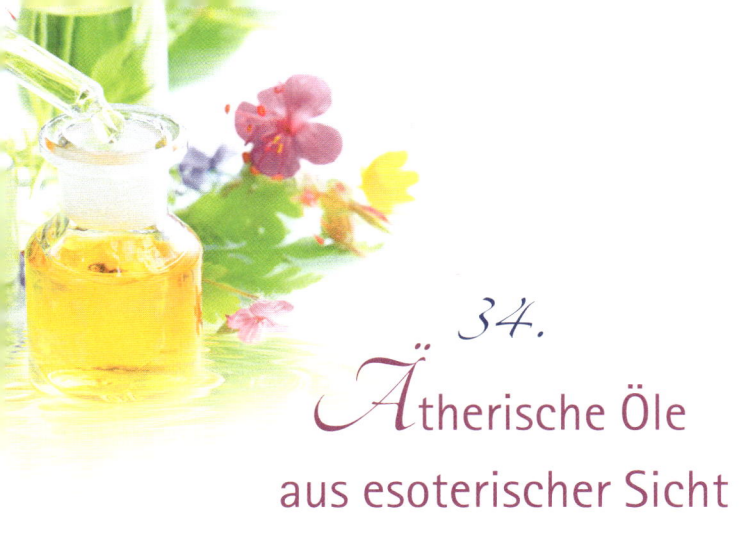

Yin und *Yang* – wir benutzen diese Bezeichnung aus dem Osten, weil wir nichts Vergleichbares kennen.

Yin und Yang sind die beiden konträren, kosmologischen Grundprinzipien der chinesischen Philosophie, denen alle Dinge, Wesenheiten, Ereignisse und Zeitabschnitte zugeordnet werden.

Diese beiden Prinzipien stellen die Polarisation dar, in die die Einheit des Uranfangs auseinandergebrochen ist. Sie werden anschaulich als Kreis dargestellt, der durch eine geschlängelte Linie symmetrisch aufgeteilt wird. Von den beiden entstehenden Feldern ist das eine dunkel, das andere hell, jedes trägt jedoch in der Mitte einen Punkt in der Farbe des jeweils anderen Feldes als Zeichen der gegenseitigen Abhängigkeit beider Prinzipien.

Dem Prinzip Yin entspricht
    das Negative,
    das Weibliche,
    das Dunkle,
    die Erde,
    die Leere,
    die Passivität,

das Feuchte,
die Angst,
die Vorsicht,
das Einatmen,
das venöse Blut,
das parasympathische Nervensystem.

Dem Prinzip Yang entspricht
das Positive,
das Männliche,
das Helle,
der Himmel,
die Fülle,
die Aktivität,
das Trockene,
der Zorn,
der Mut,
das Ausatmen,
das arterielle Blut,
das sympathische Nervensystem.

Die Einflüsse von *Yin* und *Yang* stehen sich nie als grundsätzlich feindlich gegenüber, sie befinden sich vielmehr in ständiger Einflussnahme aufeinander und nehmen in bestimmten Zeitabschnitten periodisch wechselnd zu oder ab.

Das sinnlich wahrnehmbare Universum entstand, als die Einheit zur Zweiheit wurde, zur *Dualität*. Diese Dualität, dieses *Yin* und *Yang*, finden wir überall in unserem Universum, in jedem Atom, in Natur und Technik.

Tag und Nacht, Mann und Frau, aktiv und passiv, gut und böse, eins bedingt das andere, in jedem *Yin* ist auch ein wenig *Yang*!

So wie der Mann auch weibliche Züge besitzt, hat die Frau auch männliche Seiten, und da es nach der östlichen Philosophie nichts hundertprozentig Gutes

34. Ätherische Öle aus esoterischer Sicht

gibt, kann es auch nichts hundertprozentig Böses geben. In jedem Bösen ist auch ein Funken Gutes und umgekehrt. Aber das Gute bedingt das Böse, beides zusammen ist die ›Dramaturgie des Lebens‹, das *Streben nach Harmonie*.

Yin und *Yang* sind immer bestrebt, einander im Gleichgewicht zu halten, ohne sich jedoch ständig zu neutralisieren. Vor und nach einem mächtigen Sturm herrscht Windstille, und nach einer Periode intensiver Aktivität muss eine Zeit der Ruhe folgen.

Wenn nun eine Krankheit auf eine gesunde Phase folgt, in der wir gehungert und gegessen haben, gewacht und geschlafen, gearbeitet und entspannt – kurz in der Nähe des Zentrums, des *Yin-Yang*, des Nichts, aber auch der Ausgewogenheit weilten –, so wird diese Krankheit unser *Yin-Yang* aus der Harmonie bringen.

Da aber die Pflanzenessenzen natürliche organische Stoffe sind, steht ihre Wirkung im Einklang mit dem Körper, sie haben also richtig angewendet eine *normalisierende* Wirkung. Wenn eine Krankheit durch den Faktor *Yin* verursacht wird, versucht der Körper, dies zu kompensieren, indem er eine seiner *Yang*-Eigenschaften verstärkt.

Hierbei können ätherische Öle beziehungsweise deren Wirkungen hilfreich sein.

Einteilung der ätherischen Öle nach Yin und Yang:

Angelika	Yang	Fichte	Yang
Anis	Yin	Geranium	Yin
Basilikum	Yang	Immortelle	Yin
Benzoe	Yang	Jasmin	Yin
Bergamotte	Yang	Kamille	Yang
Cajeput	Yang	Kardamom	Yang
Cassia	Yin	Kiefer	Yang
Eukalyptus	Yang	Koriander	Yang
Fenchel	Yang	Lavendel	Yin

Lemongras	Yang	Rosenholz	Yang
Limette	Yin	Rosmarin	Yang
Majoran	Yang	Sandelholz	Yang
Mandarine	Yin	Thuja	Yang
Melisse	Yang	Thymian	Yang
Muskatellersalbei	Yang	Vanille	Yin
Myrrhe	Yang	Vetiver	Yang
Myrte	Yang	Wacholder	Yang
Narde	Yang	Weihrauch	Yang
Neroli	Yin	Ylang-Ylang	Yin
Niaouli	Yang	Ysop	Yang
Orange	Yin	Zimt	Yin
Palmarosa	Yin	Zedernholz	Yang
Patchouli	Yang	Zitrone	Yang
Pfefferminze	Yang	Zypresse	Yang
Rose	Yin		

35.
Intermezzo: Yin und Yang

Yin und Yang – die alte östliche Weisheit. Als ich das erste Mal mit ihr in Berührung kam, zuckte ich die Achseln und fragte mich, was mir so etwas heutzutage nutzt. Ich befand mich damals in der Lehre zum Radio- und Fernsehtechniker und setzte die Spannung (= Yin), den Strom (= Yang) – das ›Denkmodell‹ funktioniert. Die Spannung ›liegt an‹, und als weiteres Denkmodell fließt der Strom – jedoch definiert –, wenn das elektrische Gerät, das Sie eingeschaltet haben, in Harmonie, pardon, in Ordnung ist, denn der ›Schöpfer‹ des Gerätes hat darauf geachtet, dass jedes Bauteil seine ihm zugewiesene Aufgabe erfüllt, seinen Beitrag zur Harmonie beisteuert. Allerdings hätte mein damaliger Meister mich sicher schief angeschaut oder mit unverhohlener Aggression reagiert und mir unaufgefordert gute Ratschläge, meine berufliche Laufbahn betreffend, erteilt, die sicherlich irgendwas mit ›Teer in Straßenritzen schmieren‹ zu tun gehabt hätten, wenn ich ihm dieses Denkmodell zu erklären versucht hätte.

Vorbei die Zeit, aber in allem, in dem zwei oder mehr Einzelkomponenten mitwirken, sind die Grundzüge des Schöpfungsplans ersichtlich, wenn Sie verstehen, welche Aufgabe jeder Einzelkomponente zugewiesen worden ist. Hier bewahrheitet sich wieder eines der Gesetze des großen Al Murphy: Alles, was aus zwei oder mehr Teilen besteht, fällt früher oder später auseinander! Irgendwann wird selbst unser Sonnensystem auseinanderfallen oder wieder in sich zusammen, wenn Sie ein Anhänger der Urknalltheorie sind; und angesichts der hohen Scheidungsrate wird Al Murphy Recht behalten, wenn man seine Ehe nicht im Harmoniebereich betreibt. Interessiert es Sie, dass ich gerade Melisse (die Beschreibung dieses für diese Situation absolut passenden Öls steht auf Seite 91 f.) in der Aromalampe habe?

Nun gut, Sie erinnern sich an das Intermezzo, in dem ich mich über die Schalenfrüchte ausließ, und an die Rede des Häuptlings Seattle? Die Indianer dereinst hatten die Auswirkungen des Schöpfungsplans erkannt und fügten sich harmonisch ein, um diesen Schöpfungsplan nicht aus der Harmonie zu bringen. Zur gleichen Zeit begriffen die Chinesen auf der anderen Hälfte unseres Planeten den gleichen Schöpfungsplan, nur gingen sie mit den Erkenntnissen anders um. Im Laufe der Zeit entwickelten sie die Schrift, also die Fähigkeit zu abstrahieren und eine Möglichkeit, eine Gesetzmäßigkeit mit wie auch immer gearteten Zeichen reproduzierbar zu definieren – reproduzierbar für einen anderen Menschen, irgendwann später, so wie ich jetzt etwas schreibe und Sie es jetzt lesen. Somit stellen wir beide – Sie als Leser und ich als Schreiber – wiederum ein Yin-Yang dar. Dieses Yin-Yang ist aber nur in Harmonie, wenn wir beide etwas von diesem Buch haben, sonst funktioniert es nicht. So ist es bei jedem Geschäft, in jeder Beziehung, im Krieg, in der Liebe, im Sport, in Kunst und Wissenschaft – und natürlich in der Aromatherapie ganz besonders, wenn Sie ein Parfüm oder eine Mischung zubereiten, wie im vorigen Kapitel beschrieben. Wir haben die verschiedenen Düfte nach Yin und Yang nachvollziehbar definiert, wir haben die Duftintensität festgestellt – stellen wir jetzt einfach mal die Duftbilanz einer Liebesmischung auf:

Öl	Charakter	Intensität	Menge	Summe
Sandelholz	Yang	5	5 Tropfen	25
Zeder	Yang	4	2 Tropfen	8
Rose	Yin	7	2 Tropfen	14
Neroli	Yin	5	2 Tropfen	10

35. Intermezzo: Yin und Yang

Hier liegt also eine *Yang*-betonte Mischung vor, nachdem wir die beteiligten Komponenten auf *Yin* und *Yang* reduziert haben.

In der Kunst habe ich die Maler, die erklären, dass sie ihre Bilder ›auf das Wesentliche reduzieren‹, immer im Verdacht, keine Lust zu haben, Details zu erarbeiten. So bin ich anfangs auch mit den ätherischen Ölen umgegangen, und Sie werden möglicherweise, wenn Sie dieses Buch von Anfang bis Ende gelesen haben, eine gewisse Wandlung festgestellt haben. Aber mit *Yin* und *Yang* haben wir die Basis, auf der wir unsere Komponenten aufbauen können, um ein harmonisches Leben zu führen.

Nach Paracelsus – ich erwähnte ihn hin und wieder – sind es sechs ›Grundregeln‹, die die Ordnung der Lebensführung umfassen, das *regimen sanitatis*. Aber jede einzelne lässt sich auf *Yin* und *Yang* übertragen. Demnach ist Gesundheit und Wohlbefinden – die Harmonie – keine natürliche Ordnung, sondern eine humane Leistung, zeitgemäß ausgedrückt: eine Sache der Vorsorge:

> Der Umgang mit Licht und Luft,
> die maßvolle Ernährung,
> der Rhythmus von Wachen und Schlafen,
> der richtige Wechsel von Arbeit und Ruhe,
> das innersekretorische Gleichgewicht,
> die Sexual- und Psychohygiene.

Überall spielen die ätherischen Öle ihre duftende Rolle.

Bevor ich Ihnen meine Schlankheitskur verrate, verweilen wir doch noch ein paar Seiten in der Zeit des großen Paracelsus.

36.
Mit den Gestirnen gehen

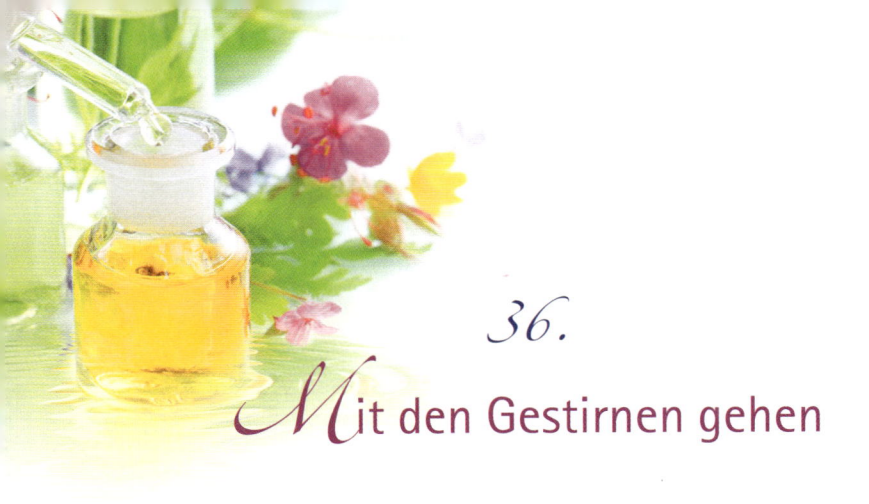

Paracelsus war der Ansicht, dass jeder Arzt zugleich Alchemist und Astrologe sein sollte:

»Daher muss er die Medizin nach den Gestirnen beurteilen, um die höheren und niederen Gestirne zu verstehen. So ist die Medizin ohne Wert, wenn sie nicht vom Himmel ist, sie muss vom Himmel sein ... «

So schrieb er seinerzeit und weiter:

»Zum Beispiel alles, was das Gehirn betrifft, wird dem Gehirn vom Mond zugeführt, was die Milz betrifft, fließt an jenen Ort mit den Mitteln des Saturns, alles, was das Herz betrifft, wird diesem gebracht durch die Sonne. Auf diese Weise werden die Nieren von der Venus regiert, die Leber vom Jupiter, die Galle vom Mars.«

»Es wird immer schwieriger, den Eindruck zu vermeiden, dass in der Beurteilung der Astrologie Pythagoras, Plato, Plotinus, Ptolemaios, Thomas von Aquin, Albertus Magnus und Johannes Kepler recht hatten – zumindest im Prinzip, während die gesamte moderne Wissenschaft im Unrecht ist. «[9] So begannen Jan Gerhard Toonder und John Anthony West im Jahre 1970 den Versuch einer objektiven Beurteilung der Astrologie. Wenn wir die Heilpflanzen unter diesem Gesichtspunkt betrachten, sind wir wieder bei der anfangs erwähnten Signaturenlehre. Die Signaturenlehre besagt auch, dass jede Heilpflanze die Kräfte bestimmter Planeten in stärkerem und andere in geringerem

Maß besitzt. Wie im menschlichen Organismus bestimmte Organe, können bestimmte Pflanzenteile unter diesen, andere unter jenen Planeteneinfluss fallen, wobei jedoch ein oder zwei Planeten stets die ganze Pflanze beherrschen. Eine Spezies wird daher stets nach dem stärksten Einfluss klassifiziert. *»Mit den Gestirnen gehen«* kann nach Ansicht der alten Überlieferungen die Ergebnisse Ihrer Düfte verbessern oder zumindest helfen, Ihr persönliches Öl für die jeweilige Anwendung zu finden. Der Vollständigkeit halber habe ich mich nicht auf die Pflanzen beschränkt, aus denen die Essenzen für die Aromatherapie gewonnen werden.

Die Sonne

Alles Leben wird durch die Aussendung von Licht und Wärme von der Sonne erhalten. Als Mittelpunkt unseres Sonnensystems enthält die Sonne in hochionisierter Form – im Plasma-Stadium, d. h. im vierten Aggregatzustand der Materie – die Elemente, aus denen die anderen Planeten entstanden. Die Sonne erzeugt zudem außerordentlich starke magnetische Felder. Nach der Pioneer-Mission wissen wir, dass das Magnetfeld der Sonne selbst die Bahn des Plutos erreicht. Die anderen Planeten verwandeln die Sonnenenergie nach ihrer Größe und ihren Elementen in spezifische Energieströme, die wiederum zu uns auf die Erde gelangen. Die Sonnenenergie, die zum Beispiel vom Planeten Uranus ausgeht, ist dieses ›reflektierte‹ Magnetfeld. Die Sonne regiert Geist und Willenskraft, Energie, Vitalität, Ganzheit, Selbstintegration sowie Herrschaft, Organisation und die Kraft allgemein. Physiologisch regiert die Sonne das Herz, den Kreislauf, das Rückgrat, die Gesundheit allgemein und den Herz-Meridian der Akupunktur. Ferner die Verteilung der Wärme im Körper, die Thymus-Drüse, den Pons Varolii, der die Funktion des Atems kontrolliert, und die Augen – alte Überlieferungen differenzieren sogar, und zwar das rechte des Mannes und das linke der Frau. Zusammen mit Saturn und den Zeichen Jungfrau und Skorpion regiert die Sonne die Milz. Die von der Milz verwandelten Energien werden zum

Solarplexus geleitet, von wo sie sich über den ganzen Körper ausbreiten. Das Image der Sonne ist männlich, bewusst und libidohaft. Die mit der Sonne assoziierten Krankheiten sind organisch, konstitutionell und strukturell. Das Metall der Sonne ist das Gold, das Tierkreiszeichen ist der Löwe. Der Duft ist der Weihrauch, der Edelstein das Katzenauge (Chrysolith), nach indischer Auffassung auch der Rubin. Die therapeutischen Wirkungen der solaren Pflanzen sind: tonisierend, stimulierend, wärmend und schweißtreibend, sie wirken auf Kreislauf, Herz, Thymus, Milz und Augen.

Pflanzen, die besonders der Sonne unterstehen:

Alant	Passionsblume
Angelika (mit Venus)	Pfeffer
Bergamotte	Reis
Esche (mit Jupiter)	Ringelblume
Walderdbeere (mit Jupiter)	Pfingstrose
Ingwer	Rosmarin
Johanniskraut	Senf
Kamille	Sonnenblume
Kalmus	Sonnentau
Lorbeer (mit Jupiter)	Tausendgüldenkraut
Zitronenmelisse (mit Jupiter)	Wacholder (mit Jupiter und Merkur)
Mistel	Weinraute
Gewürznelke	Weinstock (mit Jupiter)
Walnussbaum (mit Merkur)	Zimtblätter
Oliven (auch unter Jupiter klassifiziert)	Zitrone
Orange	

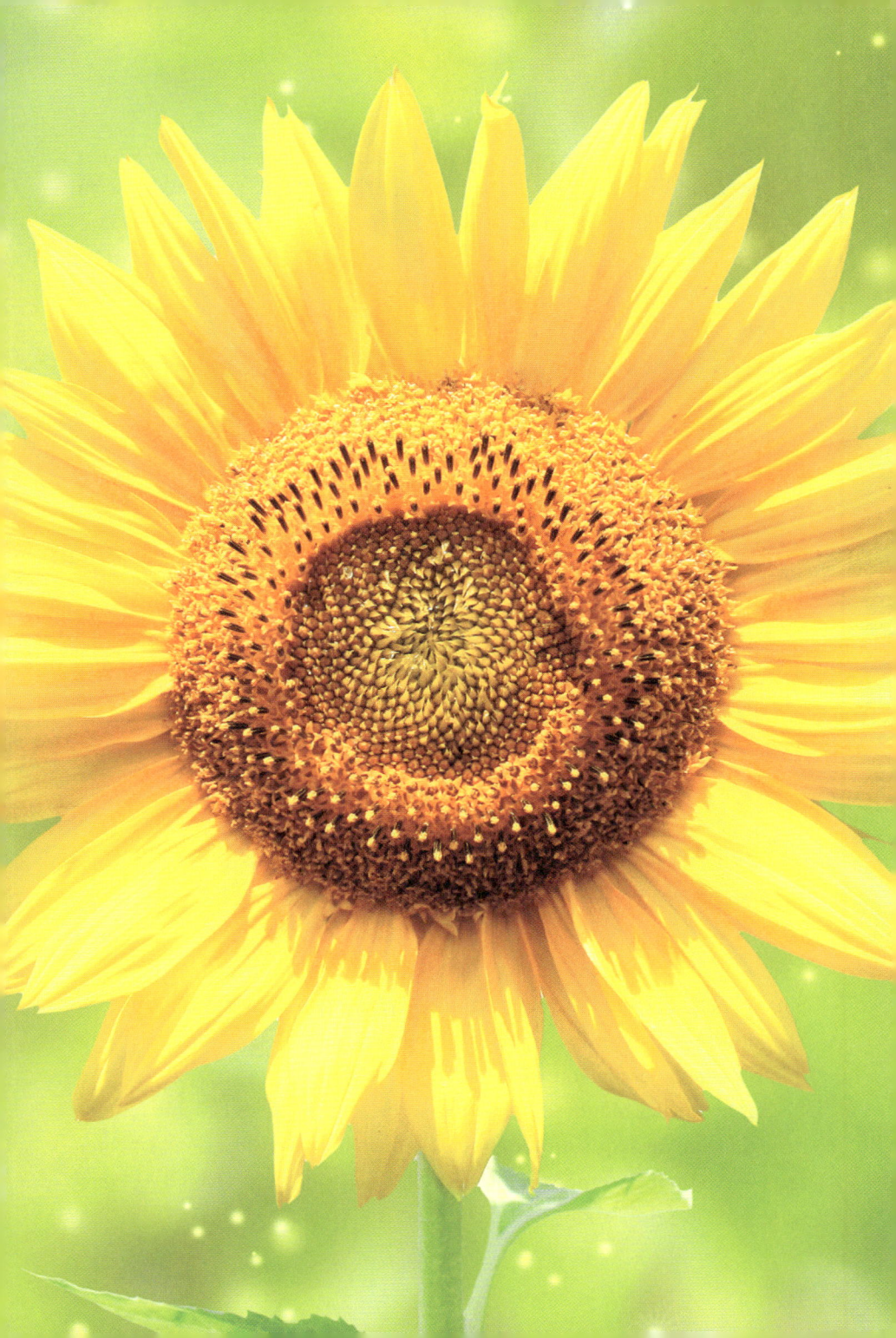

Der Mond

Der Mond ist der einzige natürliche Satellit der Erde, er reflektiert Licht und andere Energien der Sonne, sammelt und trägt sie während eines Umlaufs durch die Zeichen des Tierkreises. Er beeinflusst das Wasser auf der Erde durch Ebbe und Flut.

Bei Vollmond erhöhen sich die Chancen für Blutungen und Geburten, bei Neumond ist die nächtliche Aktivität des Menschen normalerweise gering, bei Vollmond hoch.

Der Mond beeinflusst das Wachstum, die Fruchtbarkeit, die Empfängnis, das Unterbewusstsein, die Gefühle, Rhythmen, Instinkte, Reflexion, Passivität, Mütterlichkeit, Familie und Erbe.

Dem Mond unterstehen Magen und Speiseröhre, Brüste, Eierstöcke und die Gebärmutter, der Mond regelt die Menstruation, die Flüssigkeiten im Körper, die Harnblase, das Cerebellum, die Bauchspeicheldrüse sowie das Erinnerungsvermögen.

Der Mond steht in Beziehung zu den Augen (zum linken des Mannes und zum rechten der Frau), zum Gehirn, zum Speichel, zu den Säften der Drüsen, zur Sinnlichkeit, gemeinsam mit dem Merkur und dem Zeichen Skorpion zur Schilddrüse, mit dem Zeichen Stier zu den Mandeln, zum Tränenregulativ und zur Umwandlung von Flüssigkeiten.

Das Image des Mondes ist weiblich, wechselhaft, mütterlich und familiär, helle und dunkle Züge sind vermischt. Wohlwollen und Mütterlichkeit einerseits – Wildheit und rohe Instinkte andererseits, denn der Mond hat auch seine dunkle Seite!

> »In die Erde eindringend erhalte ich die Geschöpfe durch meine Kraft; indem ich zum Mond voller Säfte werde, nähre ich alle Pflanzen.«
>
> Bhagavad Gita XV, 13

Mit dem Mond assoziierte Krankheiten verlaufen periodisch – er bewirkt eine unregelmäßige Mensis sowie Krankheiten der lunaren Organe. Bei Vollmond werden Epileptiker, Mondsüchtige wie auch hysterische Menschen ungünstig beeinflusst.

Mondhafte Metalle und Mineralien sind: Silber, Mondstein, Perlen und Bernstein.

Die Duftstoffe des Mondes sind: Jasmin (nach einigen Quellen hat der Jasmin jedoch mehr Jupiter-Eigenschaften), Ysop und Mohn.

Das Tierkreiszeichen des Mondes ist der Krebs.

Die therapeutischen Wirkungen der mondhaften Pflanzen: viele Nährpflanzen, umstimmend, kühlend, Feuchte bringend, enzymhaft und gärungsfördernd.

Pflanzen, die besonders dem Mond unterstehen:

Rossfenchel	Mönchspfeffer
Gänseblümchen (gemeines)	Melone
Gurke	Schlafmohn (mit Saturn)
Kohl	Muskat
Kürbis	Kopfsalat
Linde (mit Venus)	Wasserrose
weiße Lilie	Weide
Schwertlilie (mit Saturn)	Ysop

Der Merkur

Von allen Planeten ist der Merkur der Sonne am nächsten. Im Horoskop kann er nie mehr als 28 Grad von der Sonne entfernt stehen, er ist daher nur als Morgen- oder Abendstern sichtbar. Das magnetische Feld des Merkurs ähnelt dem der Erde. Der Planet reflektiert das Licht der Sonne, infrarote Strahlen und Radiowellen wie der Mond.

Seine Umlaufzeit um die Sonne dauert 88 Tage.

Merkur ist der Vermittler, der Bote der Götter, bei den Römern galt er auch als Gott des Handels.

Als Hermaphrodit steht er zwischen den polarisierten Geschlechtern, ambivalent und unzuverlässig, trocken und kalt, wenn männlich feucht und kalt, wenn weiblich.

Als der ägyptische Hermes Trismegistos (Thot) erfand er Sprache und Schrift, zudem gilt er als Schutzherr der Heilkunst.

Dem Merkur unterstehen der Intellekt, die Vermittlung und die Übertragung, mentale und nervliche Prozesse, Rede und Schrift, Geschicklichkeit, Ambivalenz und die Verteilung der Energien.

Der Merkur regiert mit dem Uranus das Nervensystem, die Ohren, das Gehör, die Zunge, die Sprache, die Stimmorgane, besonders die Nerven der Arme, des Bauches, mit dem Mond die cerebrospinalen Nerven des Gehirns, die Bronchien, die Atmung, die Koordination zwischen Körper und Geist, die Vernunft, die Füße, die Nerven der Geschlechts- und Harnorgane, der Schilddrüse, der Hände, der Beine und des Herzens, den optischen Nerv, die ›unsichtbare‹ Nervenflüssigkeit, die Bewegungsnerven, die Larynx, die Lungen, die mentalen Fähigkeiten (mit Mond, Uranus und Neptun) und das Rückenmark. Das sonnenhafte Cerebrum und das mondhafte Cerebellum sind durch den merkurischen Pons verbunden.

Merkur gilt als der Götterbote, Heiler und Vermittler, aber auch als der planetare Genius der Tricks – seine Symbole sind die geflügelten Sandalen und der Caduceus.

Die mit dem Merkur assoziierten Krankheiten sind hauptsächlich nervliche Störungen, die jeweils mit den Organen zusammenhängen, die von den Tierkreiszeichen beherrscht werden, in denen sich der Planet befindet. Da der Merkur wandlungsfähig ist, hängt die Art der Störung sehr von den übrigen Planeten ab, zu denen der Merkur in Verbindung steht.

36. Mit den Gestirnen gehen

Metall und Mineralien des Merkurs sind: Quecksilber, Topas, Opal, Turmalin und Peridot – nach Auffassung der Inder und Agrippas auch der Smaragd.

Die Duftstoffe des Merkurs sind: Wermut, Narzisse, Anis, Petersilie.

Seine Tierkreiszeichen sind: Zwillinge und Jungfrau.

Die Wirkungen merkurischer Heilkräuter sind: Umstimmung, Wirkungen auf das Gehirn und das Nervensystem und die Regulierung der Menstruation.

Menstruationspflanzen, die besonders dem Merkur unterstehen:

Alant	Kümmel
Alraune (mit Saturn und Mond)	Lavendel
Anis	Maiglöckchen
Akazie	Majoran
Baldrian	Maulbeerbaum
Bohnenkraut	Myrte
Dill	Petersilie
Eberraute	Salbei
Fenchel	Sellerie
Geißblatt	Süßholz
Knoblauch	Wermut (mit Venus)

Die Venus

Die Venus ist ungefähr so groß wie die Erde. Durch ihre dichte Kohlendioxid-Atmosphäre reflektiert sie stark das Sonnenlicht; nach Sonne und Mond ist sie der hellste Himmelskörper.

Als einziger Planet rotiert die Venus in umgekehrter Richtung, die Sonne geht auf der Venus im Westen auf und im Osten unter. Sichtbar ist die Venus

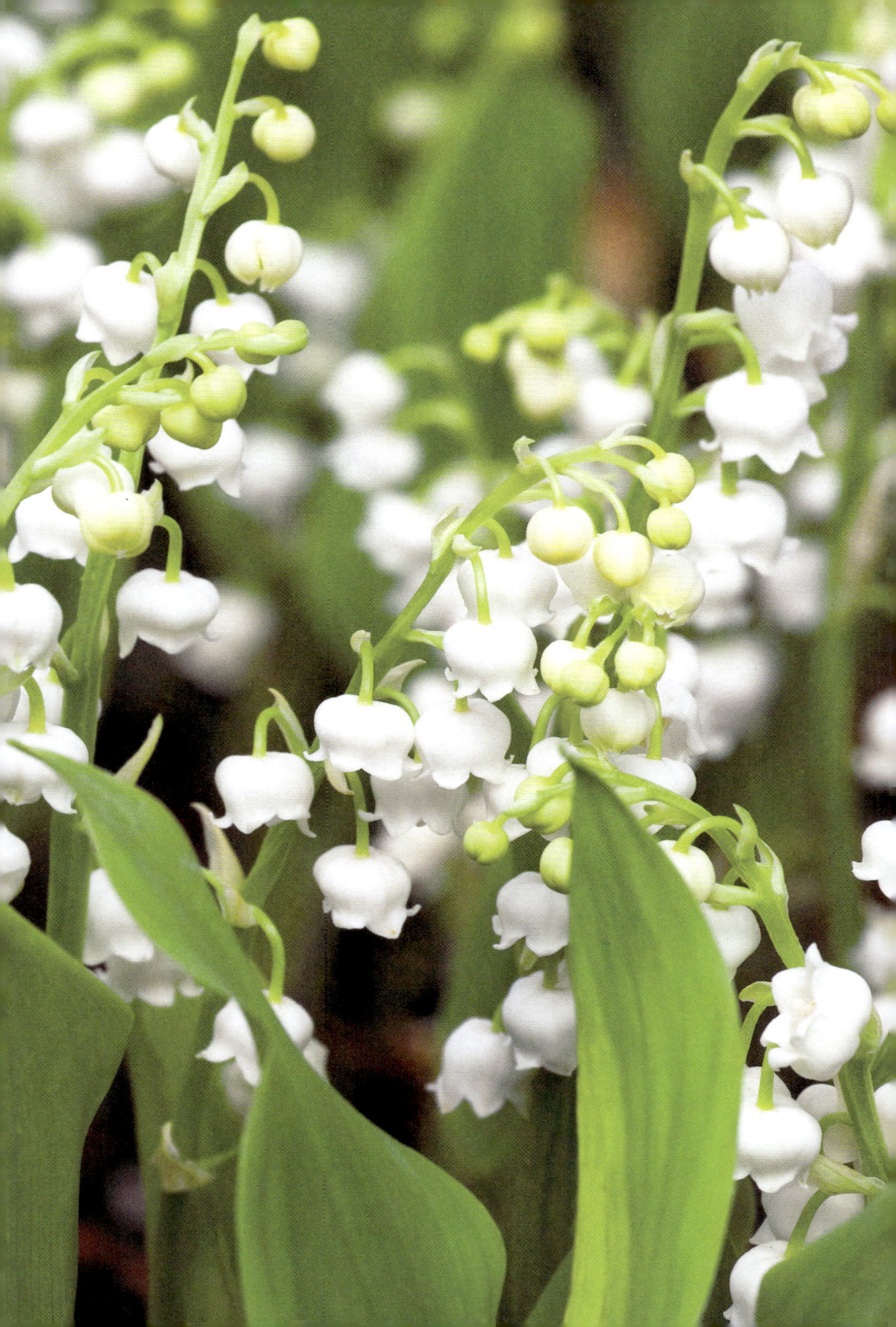

als Morgen- oder Abendstern. Die eigentliche Venusoberfläche ist unter dem dichten Wolkenmantel verborgen, sie wird daher als Beherrscherin der okkulten Intelligenz betrachtet.

Als *Ishtar* oder *Ashtaroth* war die Venus in Babylon die Göttin der geschlechtlichen Liebe, als *Aphrodite* bei den Griechen. Die Griechen unterschieden zwischen der gewöhnlichen und der himmlischen Aphrodite – die erste beherrschte die Liebe zwischen Mann und Frau, die zweite die gleichgeschlechtliche Liebe.

Bei den Hebräern, den Phöniziern, den Ägyptern und den Indern ist die Venus männlich. Bei den Indern ist Venus (Sanskrit: *Sukra*) der Lehrer und Arzt der Titanen. Nach dem Mahabharata-Epos besitzt Sukra das Elixier der Unsterblichkeit, mit dem er Tote zu neuem Leben erwecken konnte, darunter seine Mutter und Kacha, einen Sohn des Brihaspati (Jupiter), der sich in Sukras Tochter Jayanti verliebt hatte. Der Sukra hat nach indischer Überlieferung sechzehn Strahlen.

Die Venus steht in starker Beziehung zur Musik und zur Alchemie, sie regiert Kunst, Harmonie, Proportion, Zuneigung und die Fähigkeit, Einzeldinge in ein Ganzes zu integrieren und zwischen den Gegensätzen zu vermitteln, was das Sternzeichen der Waage auszeichnet. Die Tendenz der Venus ist wohliges Entspanntsein.

Die Venus beherrscht die Metamorphose der Zellen, die Reproduktion und die Anreicherung von Substanzen, die Gewebebildung, die Auswahl und die Umwandlung der Substanzen in den Zellen, die Erhaltung des Körpers, den Teint, die Entspannung des Gewebes, das Gesicht, die Wangen, das Kinn, die Oberlippe, den Bauch, die Kehle, die Nieren, die Nebenschilddrüsen, die vermittelnd und stabilisierend auf Muskeln, Nervenbildung und Nervenenergie wirken und durch ihr Hormon entscheidend den Kalkstoffwechsel beeinflussen. Sie beherrscht die Thymusdrüse, den Hörkanal, den venösen Kreislauf, die Venen des Magens, den Appetit, die Brüste, die Keimung, den Speisesaft (Chylus) in den Eingeweiden, die diuretischen und Erbrechen bewirkenden Prozesse, die Eustachische Röhre, die Exosmose, die Gärung, die Befruchtung, die inneren Geschlechtsorgane, die Harmonie innerhalb der Systeme, die Eierstöcke, den Symen, die Samengefäße und die Samenleiter, das Lymphsystem, den Bauchnabel, den Hals, die Nase, den Geruchssinn, den Gaumen und – zusammen mit Sonne, Merkur, Neptun und dem Zeichen des Löwen – das Rückgrat.

Das Image der Venus geht aus den Eigenschaften Ishtars, Aphrodites und Sukras hervor. Kein Einfluss der Venus oder des Jupiters begünstigt irgendwelche Krankheiten, es kann lediglich durch kritische Aspekte mit anderen Planeten zu Konfrontationen kommen. Eine schlecht aspektierte Venus begünstigt Krankheiten der Gebärorgane und der Geschlechtsorgane sowie Nieren. Ebenso schiebt man der Venus Krankheiten in die Schuhe, die durch Unmäßigkeit und Ausschweifungen begünstigt werden.

Die Metalle und Mineralien der Venus sind: Kupfer, rosa Korallen, Jade – und nach indischer Überlieferung auch Diamanten.

Die Tierkreiszeichen sind: Stier und Waage.

Venusische Düfte sind: Sandelholz, Styrax für den Stier und Galbanum für die Waage.

Pflanzen, die besonders der Venus unterstehen:

Apfel	Kastanie
Artischocke	Sauerklee
Birken	Klette
Birne	Kreuzkraut (gemeines)
Brombeere	Jakobskreuzkraut
Kardedistel	Minze
Eisenkraut	Katzenminze
Kichererbse	Orchidee
Walderdbeere (mit Sonne und Jupiter)	Pfirsich
Holunder (mit Saturn und Merkur)	Rose

Sauerampfer
Sauerkirsche
Sauerklee
Schafgarbe
Schlüsselblume (mit Sonne)
Thymian (mit Sonne)
Veilchen
Weizen
Wermut (mit Merkur und Mars)

Der Mars

Mars, der erste der äußeren Planeten, besitzt zwei Monde: *Daimos* und *Phobos*. Die rot-orangefarbene Oberfläche des Planeten besteht hauptsächlich aus Eisen und Aluminium. In 687 Tagen umkreist der Mars die Sonne, in 780 Tagen durchläuft er den Tierkreis.

Die Wirkung des Planeten Mars ist heftig, zentrifugal, beschleunigend und verstärkend. Mars ist das aktive Prinzip, die dynamische Energie. Gut angewendet sind die marsianischen Kräfte konstruktiv, unkontrolliert bringen sie jedoch Zerstörung.

Physiologisch regiert der Mars das Muskelsystem, die roten Blutkörperchen, die Körperhitze und die Verbrennungsprozesse im Körper, die Geschlechtsorgane, die Nebennieren und mit Sonne und Jupiter die Blutbildung. Aus der Nahrung absorbiert er Eisen und leitet es dem Blut zu.

Sonne und Mars gemeinsam bringen Lebenskraft, Initiative und Mut. Zusammen mit Jupiter, den Zeichen Löwe, Waage, Skorpion, Schütze und Jungfrau hat der Mars Anteil an den Leberprozessen. Der Mars beeinflusst ebenfalls die Bewegungsnerven, die linke Gehirnhälfte, die Galle, das Fibrin im Blut, das Rektum und den Astralkörper. Nach Paracelsus beherrscht Mars die Kundalini, die Polarität zwischen dem Gehirnpol (Widder) und den Geschlechtsorganen (Skorpion), Anfang und Ende der ›Schlangenkraft‹.

Der Mars herrscht ferner über das Zwerchfell, das linke Ohr, die Entschlackungsprozesse, den Kopf und Kopfverletzungen, Entzündungen, operative Eingriffe.

Das Image des Mars ist männlich, aggressiv, kriegerisch, intensiv geschlechtlich und der sogenannte ›tierische Magnetismus‹.

Mit dem Mars verbundene Krankheiten sind Entzündungen aller Art, Masern, Pocken, Scharlach, Typhus, hoher Blutdruck, akute Schmerzen, schnell verlaufende Fieberprozesse und Blutungen.

Marsianische Metalle und Mineralien sind: Eisen, Stahl, Zinnober, der Rubin und dunkelrote Korallen.

Marsianische Duftstoffe sind: Senf, Knoblauch, Zypresse und Schwefel.

Die therapeutischen Wirkungen marsianischer Pflanzen sind: aphrodisisch, stimulierend, tonisch, blutbildend, auf die Blutgefäße wirkend.

Pflanzen, die besonders dem Mars unterstehen:

Ananas	Kiefer
Anemone	Koriander (mit Venus)
Aronstab	Paprika
Basilikum (mit Jupiter)	Rhabarber, chinesischer (mit Jupiter)
Berberitze	Heckenrose (mit Jupiter)
Blutwurz (mit Sonne)	Meerrettich
Buchsbaum	Rettich, schwarzer
Brennessel (mit Pluto)	Zaunrübe, rote
gelber Enzian	Senf
Eiche	Tabak
Gänseblümchen, gemeines (mit Mond)	Wermut (mit Venus und Merkur)
Geißblatt (mit Merkur)	Weißdorn (mit Saturn)
Hopfen	Küchenzwiebel
Knoblauch	Meerzwiebel

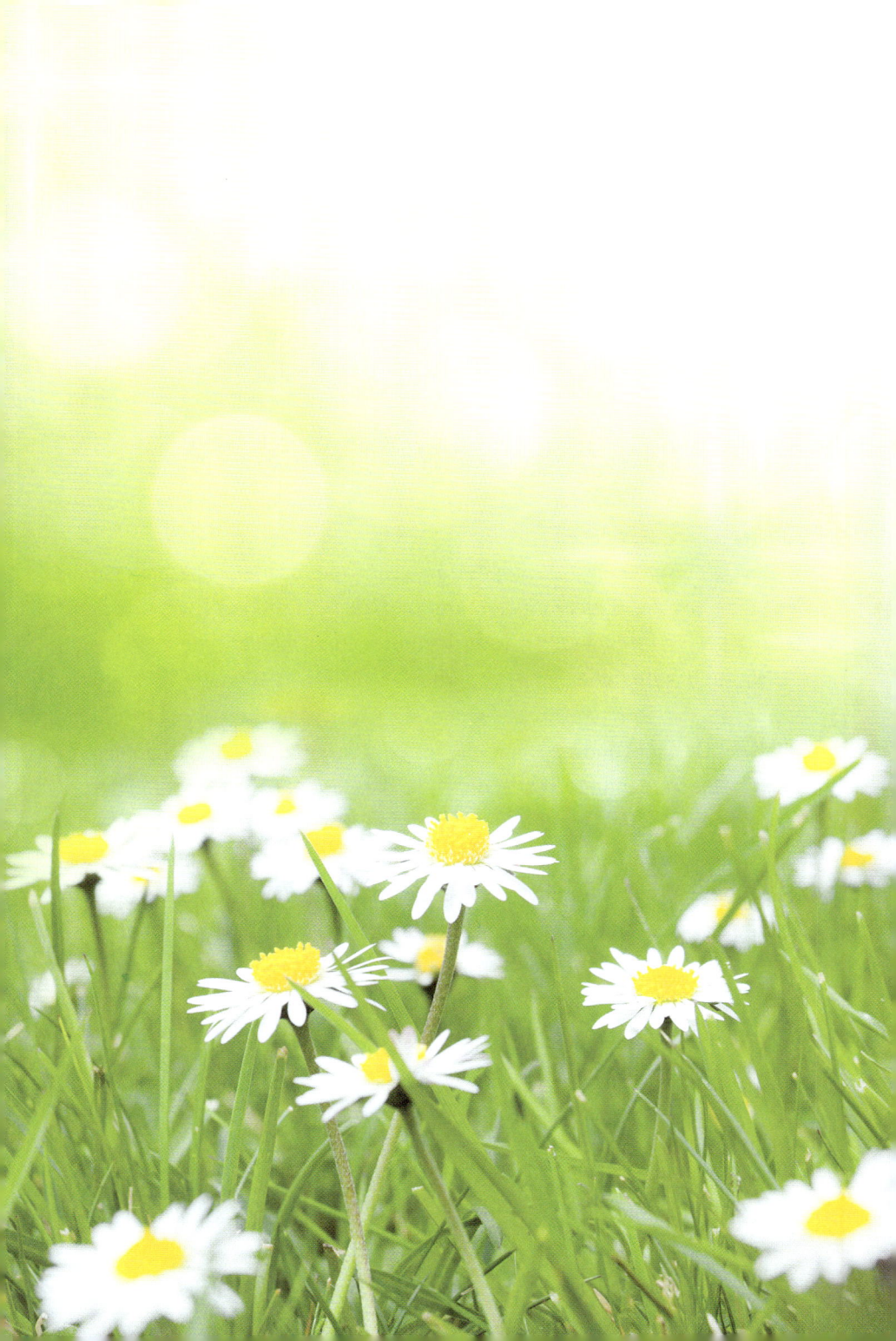

Der Jupiter

Die Umlaufbahn des Jupiters liegt jenseits des Asteroiden-Gürtels. Der größte Planet unseres Sonnensystems besteht hauptsächlich aus Wasserstoff und Helium, er enthält den größten Teil der Materie, die nicht zur Entstehung der Sonne verbraucht worden ist. Der Jupiter hat ein sehr starkes magnetisches Feld, seine dreizehn Monde lassen ihn wie ein kleines Sonnensystem erscheinen.

Der Jupiter sendet Energie zur Erde. Besonders während der Konjunktion mit unserem Planeten – sie findet alle 399 Tage statt – bringt der Sonnenwind Energien aus der Magnetsphäre des Jupiters zu uns. Der Jupiter umkreist die Sonne in elf Jahren und 315 Tagen, dabei dreht er sich in weniger als zehn Stunden um seine Achse.

Physiologisch regiert der Jupiter die Leber, die Arterien – besonders die der Beine und des Bauches –, den Kreislauf, gemeinsam mit Mars und dem Zeichen der Fische die Anreicherung des Blutes durch die Nahrungsaufnahme, die Nahrungsaufnahme und Assimilation, das Fibrin im Blut, die Versorgung des Blutes mit Sauerstoff, den Samen, den Zuckerhaushalt im Körper, den Erhalt des Gewebes und die Zähne, die Fettpolster, die Nieren, die Nebennieren, die Milz, die Verdauungsorgane, die Füße, die Geschlechtsorgane und deren Venen, Schenkel und Gesäß, die Lungen, die Rippen, das rechte Ohr, die Abwehrkräfte im Körper, die Kohlehydrate, die Bildung und Vermehrung der Zellen, die Konservierung der Energie und das sanguinische Temperament. Der Einfluss des Jupiters auf den Hinterlappen der Hypophyse reguliert den Flüssigkeitskreislauf und das Körperwachstum.

Sein Image hat der Jupiter als König der Götter, als religiöser Lehrer – in Indien nennt man einen Lehrer Guru –, als Vater. Er ist der Reichtum verschenkende Wohltäter, aber auch der sehr auf Genussbefriedigung ausgerichtete Genießer.

Jupiter-Krankheiten sind: Alle Krankheiten, die auf Unmäßigkeit beim Essen und Trinken zurückgehen, schlechte Verdauung, zu viel Blutandrang und unsauberes Blut. Von sich aus verursacht Jupiter keine Krankheiten, lediglich schlechte Aspekte mit anderen Planeten begünstigen Krankheiten des Blutes, der Lungen, der Leber und indirekt auch solche des Herzens.

Ein schlecht aspektierter Jupiter begünstigt ebenfalls Schlaganfälle, Abszesse, Krämpfe sowie unter Umständen krebsartige Prozesse aufgrund seiner Expansivität.

Jupiter-Metalle und Mineralien sind: Zinn, Lapislazuli, Amethyst, blauer Saphir, nach indischer Überlieferung der gelbe Saphir.

Jupiter-Duftstoffe sind: Benzoe, Nelken, Hyazinthen, Mastix, Veilchen.

Die therapeutischen Wirkungen von Jupiter-Pflanzen sind: belebend, antispasmodisch, balsamisch, erweichend, anthelminthisch (gegen Würmer), hepatisch und auf den Kreislauf wirkend.

Pflanzen, die besonders dem Jupiter unterstehen:

Ahorn	Hafer (mit Merkur)
Alant	Himbeere
Anis (mit Merkur)	Huflattich (mit Merkur)
Apfelbaum	Jasmin
Aprikosenbaum	Rosskastanie
Arnika	Edelkastanie (mit Venus)
Beinwell	Steinklee
Blaubeere	Linde (mit Venus)
Borretsch	Löwenzahn
Eiche (mit Mars)	Lavendel (mit Merkur und Sonne)
Enzian, gelber (mit Sonne)	Lorbeer (mit Sonne)
Esche (mit Sonne)	Lungenkraut (mit Merkur)
Feige	Mandelbaum
Fenchel (mit Merkur)	Manna
Flachs (mit Saturn und Mars)	Melisse (mit Sonne)
Ginseng	Mistel (mit Sonne und Mond)

Muskatbaum (mit Mond)
Myrrhe (mit Sonne)
Nelke
Odermenning
Ölbaum (mit Sonne)
Pappel (mit Saturn und Sonne)
Pfefferminze (mit Venus)
Rainfarn
Rose (mit Venus)
Heckenrose (mit Mars)
Spargel

Süßholz (mit Merkur)
Salbei
Sandelholz (mit Venus)
Sauerampfer
Tausendgüldenkraut
Tomate
Wacholder (mit Sonne und Merkur)
Weinrebe (mit Sonne)
Ysop (mit Mond und Mars)
Zuckerrohr

Der Saturn

Der Saturn, fast so groß wie der Jupiter, unterscheidet sich von den anderen Planeten durch seine Ringe aus dünnen Schichten von Eispartikeln, Staub und Steinen. Zehn Monde umkreisen diesen ebenso kalten wie trockenen Planeten. In 29 Jahren und 167 Tagen umläuft der Saturn die Sonne.

Als Planet der Einschränkung, Begrenzung und Zusammenziehung ist der Saturn der Gegenspieler des Jupiters, dessen Expansivität er im Gleichgewicht hält. In alten Überlieferungen hat der Saturn das Image des ›Unglücksplaneten‹, er gilt als Planet des Schicksals, des Karmas, er ist der kosmische Buchhalter.

Feindlich ist sein Einfluss nur gegenüber unbeherrschten Menschen. Selbsterkenntnis und Disziplin sind Voraussetzung für die positive Verwertung der Saturneinflüsse, auf undisziplinierte Menschen wirkt der Saturn wie ein strafender Erzieher.

Auf diese Weise ist der Saturn der weise Hüter der Schwelle zum Übersinnlichen. Mythologisch war er bei den Griechen der Gott der Zeit – *Chronos*,

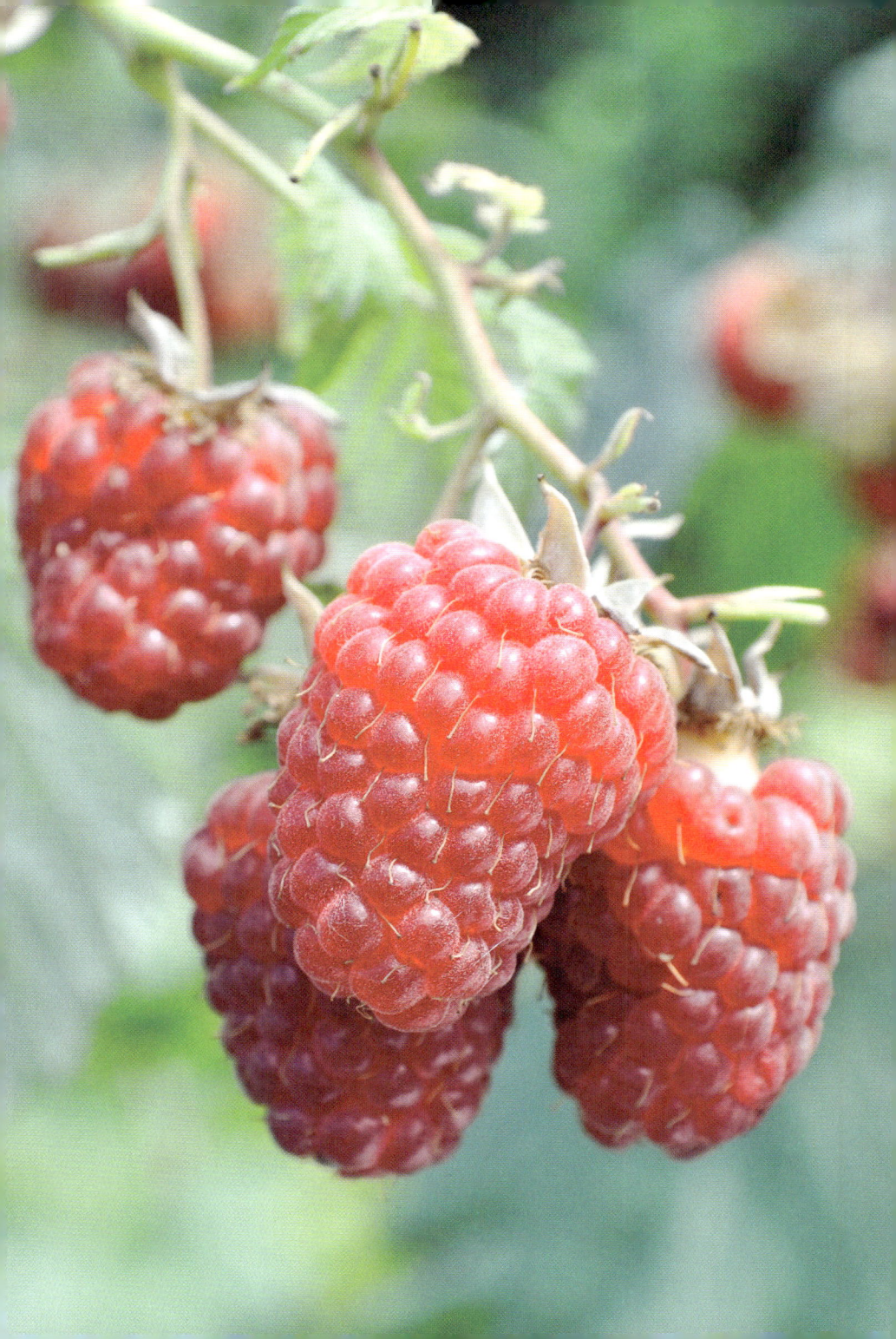

der alte Mann mit einer Sichel, um die Verbindung mit der Landwirtschaft zu symbolisieren.

Der Saturn herrscht über das Alter und alle langsamen und chronischen Prozesse. Physiologisch beherrscht er alle Alterungsprozesse, das Knochensystem, die Zähne – gemeinsam mit der Sonne, dem Neptun und dem Zeichen Löwe das Rückgrat –, die Verhärtungsprozesse, die Hörorgane, und – wenn sich der Saturn im Löwen aufhält – die linke Vorkammer des Herzens. Der Saturn ist ferner für das Endokardium, die Sterilität, die Harnblase und gemeinsam mit der Sonne, dem Jupiter, der Venus und dem Mars sowie dem Zeichen Löwe und dem Wassermann für die Zusammensetzung des Blutes, die Mineralien im Blut und die Blutzirkulation innerhalb des Gewebes zuständig. Weiterhin spielt der Saturn eine Rolle bei der Funktion der Gelenke, der Waden – gemeinsam mit dem Stier –, bei der Absorbierung und Assimilation der Darmflüssigkeit, beim Vagusnerv – zusammen mit dem Mars, dem Merkur, dem Mond und den Zeichen Löwe und Skorpion –, bei der Galle, den Knien, dem Langzeitgedächtnis. Gemeinsam mit der Sonne und den Zeichen Skorpion und Jungfrau spielt er eine Rolle bei der Milz sowie bei allen zusammenziehenden Prozessen.

Mit dem Saturn verbundene Krankheiten sind: Rheumatismus, Verhärtungen, Verkalkung, Melancholie und Depression, chronisch verlaufende Krankheiten, Lethargie, Frigidität, Eigenbrötlerei und Erkrankungen der saturnischen Organe.

Saturnische Metalle und Mineralien sind: Blei, Onyx, Chalzedon, schwarze Koralle, Magnetstein.

Saturnische Duftstoffe sind: Benzoe, Zypresse, Mohn, Harze, Quitte.

Saturnische Pflanzen wirken hauptsächlich: belebend, zusammenziehend, beruhigend, koagulierend, mineralisierend, knochenbildend.

Pflanzen, die besonders dem Saturn unterstehen:

- Aloe
- Alraune (mit Merkur und Mond)
- Rote Bete
- Beinwell (mit Jupiter)
- Buche
- Efeu
- Eibe
- Gerste
- Hanf (mit Neptun)
- Haschisch (mit Neptun)
- Holunder (mit Merkur und Venus)
- Kiefer
- Tollkirsche (mit Mars)
- Kornblume
- Königskerze, großblumige
- Kümmel (mit Merkur)
- Schwertlilie (mit Mond)
- Mais
- Klatschmohn (mit Mond)
- Schlafmohn (mit Mond)
- Nachtschatten, bittersüßer
- Stechpalme
- Pappel (mit Jupiter und Sonne)
- Quitte
- Roggen
- Christrose (Nieswurz)
- Weidenröschen
- Salomonsiegel
- Schierling (mit Neptun und Uranus)
- Schlehe
- Stiefmütterchen
- Ulme
- Weißdorn (mit Mars)
- Wintergrün
- Küchenzwiebel (mit Mars und Mond)

37.
Schlankheitskur mit ätherischen Ölen

So, und zum Schluss habe ich Ihnen – trotz meiner fast 90 Kilo Lebendgewicht – noch eine Schlankheitskur mit ätherischen Ölen versprochen. Bei mir funktioniert sie gerade – warum sollte dies bei Ihnen nicht auch der Fall sein?

Ich bin davon ausgegangen, dass man (frau), wenn er/sie zu dick ist, zu viel isst. Lachen Sie bitte nicht, es ist so! Der zivilisierte Mensch in unseren Landen isst nämlich nicht nur, um Nahrung aufzunehmen, man verschafft sich mit der Speise einen Lustgewinn und zeigt mit der Nahrungsaufnahme auch seinen sozialen Status an, denn Menschen essen nun mal gern in Gesellschaft.

Als ich noch in einem Ingenieurbüro tätig war, habe ich dieses ›Sozialspiel‹ auch mitgemacht und hin und wieder den einen oder anderen Kunden zum Essen eingeladen. Um zu zeigen, wie gut es mir beziehungsweise der Firma ging, musste es natürlich ein Restaurant der oberen Mittelklasse sein. Rückblickend gebe ich den Statistikern recht, die behaupten, dass in einer Gruppe von sechs oder mehr Menschen jeder um bis zu 76 Prozent (!) mehr isst, selbst bei einem Essen zu zweit steigt die Nahrungszufuhr um etwa 28 Prozent.

Das soll natürlich nicht heißen, dass Sie in Zukunft Ihre Mahlzeiten allein zu sich nehmen sollen, denn wenn Menschen stressfrei zusammen speisen, bekommen sie Nahrung für ihre Seele – nicht nur für den Körper.

37. Schlankheitskur mit ätherischen Ölen

Erinnern wir uns noch mal an die ›Harmonielehre‹ des großen Paracelsus:
- Der Umgang mit Licht und Luft
- Die maßvolle Ernährung
- Der Rhythmus von Wachen und Schlafen
- Der richtige Wechsel von Arbeit und Ruhe
- Das innersekretorische Gleichgewicht
- Die Sexual- und Psychohygiene

Nun, beim Essen zu zweit und einem guten Gespräch, vielleicht auch beim Duft von *Palmarosa* (die Beschreibung finden Sie auf der Seite 101) tun wir etwas für unsere Psychohygiene, wobei die Nährstoffe ›harmonischer‹ umgesetzt werden.

Es gilt also, die Freude am Essen und körperliches sowie seelisches Wohlbefinden in Übereinstimmung zu bringen, wobei wir uns nicht eines Quells der Lebensfreude berauben sollten – nur gilt es, maßvoll und souverän damit umzugehen!

Inzwischen sind sich die Experten darüber einig, dass es wenig Sinn hat, wenn dem einzelnen Menschen von einem anderen Menschen – oder vom Trend – bestimmte Speisen ›verboten‹ werden. Diäten und schlecht schmeckende, sogenannte ›entsinnlichte‹ Speisen berauben uns der Lebensfreude, wir schieben Frust, Kohldampf und eine Bugwelle Übellaunigkeit vor uns her, in der unsere Mitmenschen dann zu schwimmen haben.

Bei mir artet so etwas immer in den sogenannten ›Frustfraß‹ aus – den berühmten nächtlichen Gang an den Kühlschrank, eine Marzipankur oder den ebenso hemmungslosen wie heimlichen Verzehr von Sahnetörtchen, weil ich nämlich hin und wieder behaupte, ›richtige Männer‹ seien daran zu erkennen, dass sie keine Sahnetörtchen essen und ihren Bauch vorm Spiegel nicht einziehen.

Über das, was wir essen sollen, können, müssen – und ich will auch nicht Ihrem Hausarzt ins Rezept pfuschen, denn der kann Ihre Situation besser als ich beurteilen, weil er Sie persönlich kennt; ich kann nicht wissen, ob Sie aus irgendwelchen Gründen eine bestimmte Diät halten müssen – aus ethischen, ernährungswissenschaftlichen und was weiß ich für Gründen sind sogar dicke Bücher geschrieben worden, irgendwann habe ich aufgehört, so etwas zu lesen und mich ›gesund‹ zu ernähren.

Weiterhin ist es für mich ein Quell der Lebensfreude, ›Christine, der Ausgemergelten‹ bei einer ihrer Ausführungen über ›gesunde, lebensspendende Körnerkost‹ zu folgen und mit wissendem Lächeln zu lauschen – mit einem richtig fetten Eisbein in der einen und einer Zigarette ohne Filter, selbstgedreht aus schwarzem Tabak, in der anderen Hand sowie einer Dose Cola in der Hosentasche, die während einer der seltenen Pausen mit gut vernehmbarem Zischen geöffnet wird.

Derart pubertäres Verhalten muss als Erwachsener natürlich geübt werden, aber es ist den Aufwand wert!

Betrachten wir einen derartigen Auftritt als Phase der Völlerei, auf die – dem *Yin/Yang* entsprechend – eine Phase der Askese folgen muss. Diese Phase wird allerdings schwierig, da bekanntermaßen der Geist willig und das Fleisch schwach ist.

Da wir gerade vom Fleisch reden – am Fleisch verdaut der Körper verhältnismäßig lange. Deshalb sollten Sie eine Weile nichts mehr essen oder Vitaminhaltiges – das allerdings leider meistens appetitanregend ist –, um Ihr verdauungsmäßiges *Yin/Yang* in Harmonie zu halten und sich *maßvoll* zu ernähren. Aber das steht in anderen dicken Büchern, geschrieben von klügeren Leuten als mir – mir geht es nur darum, maß- und lustvoll weniger zu essen.

Das ist natürlich nicht so einfach, und es ist ganz angebracht, den Start auf einen psychologisch günstigen Zeitpunkt zu verlegen – wenn die Scheidungsmodalitäten zu Ihren Gunsten erledigt sind oder Sie eine geglückte Steuerhinterziehung feiern, um nur einige Beispiele zu nennen. Auf alle Fälle sollten Sie keine depressive Phase haben. Es kann auch nicht schaden, sich ein wenig mit dem Bio-Rhythmus zu befassen. Jedenfalls sollten Sie ›gut drauf sein‹, und dann essen Sie so, wie es für Sie gut ist. Und nun kommt der Trick, denn in der Liebe, im Krieg und während der Schlankheitskur ist alles erlaubt:

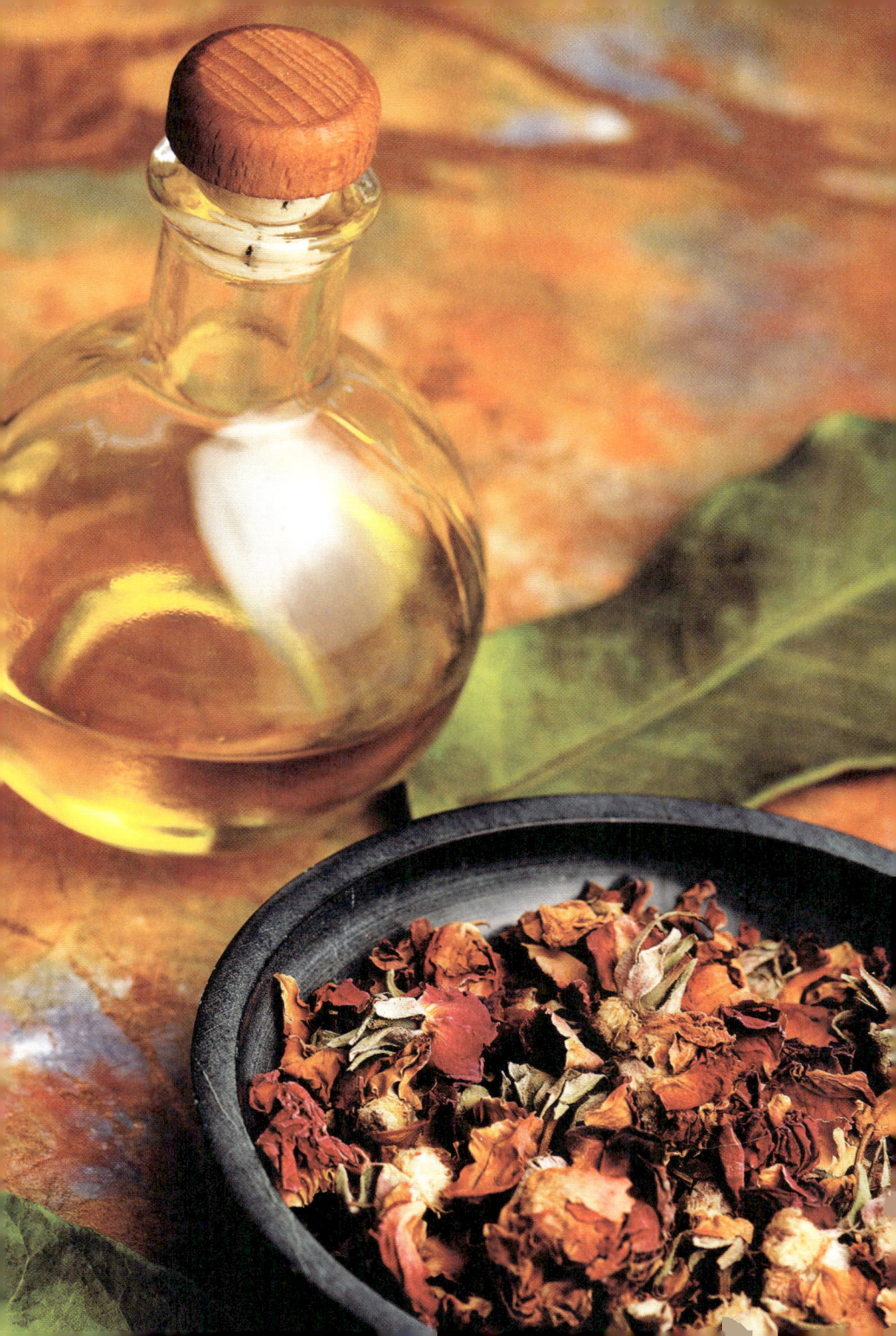

Immer wenn Sie maßvoll gesättigt sind, schnuppern Sie den Duft einer Mischung ätherischer Öle.

Anschließend geben Sie einige Tropfen davon in ein Glas Wasser, verschütteln sie gut und trinken die Mischung. Seriös ausgedrückt nennt sich so etwas *Aquarom*.

Erinnern Sie sich noch an die Tatsache, dass Düfte Gefühle auslösen können? Genauso können Sie auch Gefühle unterdrücken, z. B. das Hungergefühl oder den Appetit auf irgendwas Exotisches.

Sie nehmen also einen Duft, der Ihnen gefällt und bei dem die Wahrscheinlichkeit gering ist, dass er Ihnen hin und wieder begegnet. Und dann lassen Sie Körper und Geist ›lernen‹. Aber immer, wenn Ihr Magen die Botschaft ›Ich bin satt‹ meldet, schnuppern Sie. Nehmen Sie Ihr Aquarom ungefähr eine Woche lang. Ihr Körper ›lernt‹ somit, ›sich satt zu fühlen‹, wenn dieser Duft, dieses Aquarom kommt. Auf diese Weise lässt sich auch verhältnismäßig leicht ›dem kleinen Hunger zwischendurch‹ Paroli bieten.

Die Mischung, Ihr persönliches Aquarom, fertigen Sie sich dann selbst, allerdings nur dann, wenn Sie gut drauf sind, damit Sie keine unangenehmen Assoziationen mit Ihrer ganz persönlichen Kreation verbinden.

Der Clou dabei ist der, dass Sie selbst handeln und entscheiden. Niemand anders, weder der Hersteller einer speziellen Schlankheitskost noch der Aufsteller eines Diätplans denkt und handelt für Sie – zum Arzt gehen und sich Pillen oder eine Diät verschreiben lassen, das kann jeder – einer der Gründe, weshalb derartige Schlankheitskuren so selten funktionieren.

In diesem Fall handeln Sie selbst, Sie besorgen sich die ätherischen Öle und vielleicht noch ein geschmackvolles Fläschchen, in das Sie Ihre persönliche Mischung füllen. Je mehr eigenen Aufwand Sie treiben, umso besser, umso intensiver rückt Ihnen das Ziel vor Augen, und nun geht es an Ihre eigene Mischung:

1. Sie sollten Ihre Mischung nur für diesen einen Zweck kreieren, der Duft sollte ›unverkennbar‹ sein.

37. Schlankheitskur mit ätherischen Ölen

2. Sie sollten den Duft mögen, so dass Sie ihn gerne anwenden und nicht unterschwellig den Gedanken: ›Ach, verflucht, ich muss ja noch mein Aquarom nehmen!‹ hegen. Zudem ist in diesem Fall die Gefahr nicht so groß, dass Sie Ihr Fläschen ›vergessen‹.

3. Sie sollten auf appetitanregende Öle verzichten – und nun wird's schwierig, aber nicht hoffnungslos.

Wie sagte schon der große Paracelsus:

Alle Wiesen und Matten, alle Berge und Hügel sind Apotheken ...
In der Natur ist die ganze Welt eine Apotheke.
Und nur einer führt den Mörser.

Klar, dass Paracelsus nicht Sie gemeint hat, als er den Mörser erwähnte, aber wenn Sie abnehmen wollen, dann ist es ganz angebracht, wenn Sie ›den Mörser führen‹, denn niemand anders kann es für Sie tun.

Gustav Adolf von Schweden erkannte diese Komponente bereits und formulierte: »Was du nicht selbst tust, das wird nicht recht getan!« Und Adenauer sagte seinerzeit: »Man muss alles selbst machen!«

So, und nun kommt endlich die Liste der ätherischen Öle, die für Ihre Kreation infrage kommen, sowie deren Wirkung bei *innerer* Anwendung:

Arnika anregend, harntreibend, auflösend, entzündungshemmend und krampflösend; bei Übelkeit, Blutstau, Gehirnerschütterung, Lähmungen, Herzerkrankungen, Leber- und Milzschwellungen

Baldrian beruhigend, krampflösend, leicht betäubend, balsamisch und nervenstärkend; bei Schlaflosigkeit, Nervosität, Nervenschwäche, Epilepsie, Magen- und Darmkrämpfen

Basilikum magenstärkend, krampflösend, beruhigend, durchwärmend, menstruationsfördernd, hustenlindernd, schweißtreibend, nervenstärkend, darmreinigend und Nebenniere anregend; bei Überarbeitung, Stress, Depressionen, Schlafstörungen, Migräne, Verdauungsschwäche, Darminfektion, Nierenträgheit, Fieber, Keuchhusten und Bronchitis

Benzoe stimulierend, keimtötend, durchwärmend, balsamisch, schleimlösend, harntreibend und kreislaufanregend; bei Stress und Erschöpfungszuständen, Asthma, Grippe, Bronchitis, Blasenkatarrh, Harnwegsinfekten, Rheuma, Arthritis, Gicht, Hautentzündung, Dermatitis und Ekzemen

Bohnenkraut krampflösend, schleimlösend, verdauungsfördernd, wundheilend, sexuell anregend, Nebennieren anregend und antiseptisch; bei Magen- und Darminfektionen, Krämpfen, Durchfall, Bronchitis, geistiger Überarbeitung und sexueller Schwäche

Cajeput antiseptisch, krampflösend, schmerzlindernd, wurmtreibend, auswurffördernd, fiebersenkend und blutstillend; bei Darm- und Blasenentzündung, Bronchitis, Tuberkulose, Mund- und Halsentzündungen, Magenkrämpfen, Asthma, Menstruationsbeschwerden, Rheuma, Gicht, Epilepsie und Harnwegsinfektionen

Citronella anregend, erfrischend, blutreinigend, pilztötend und antibakteriell; bei Stirnhöhlenkatarrh, Schnupfen, Kopfschmerzen und Abgeschlagenheit

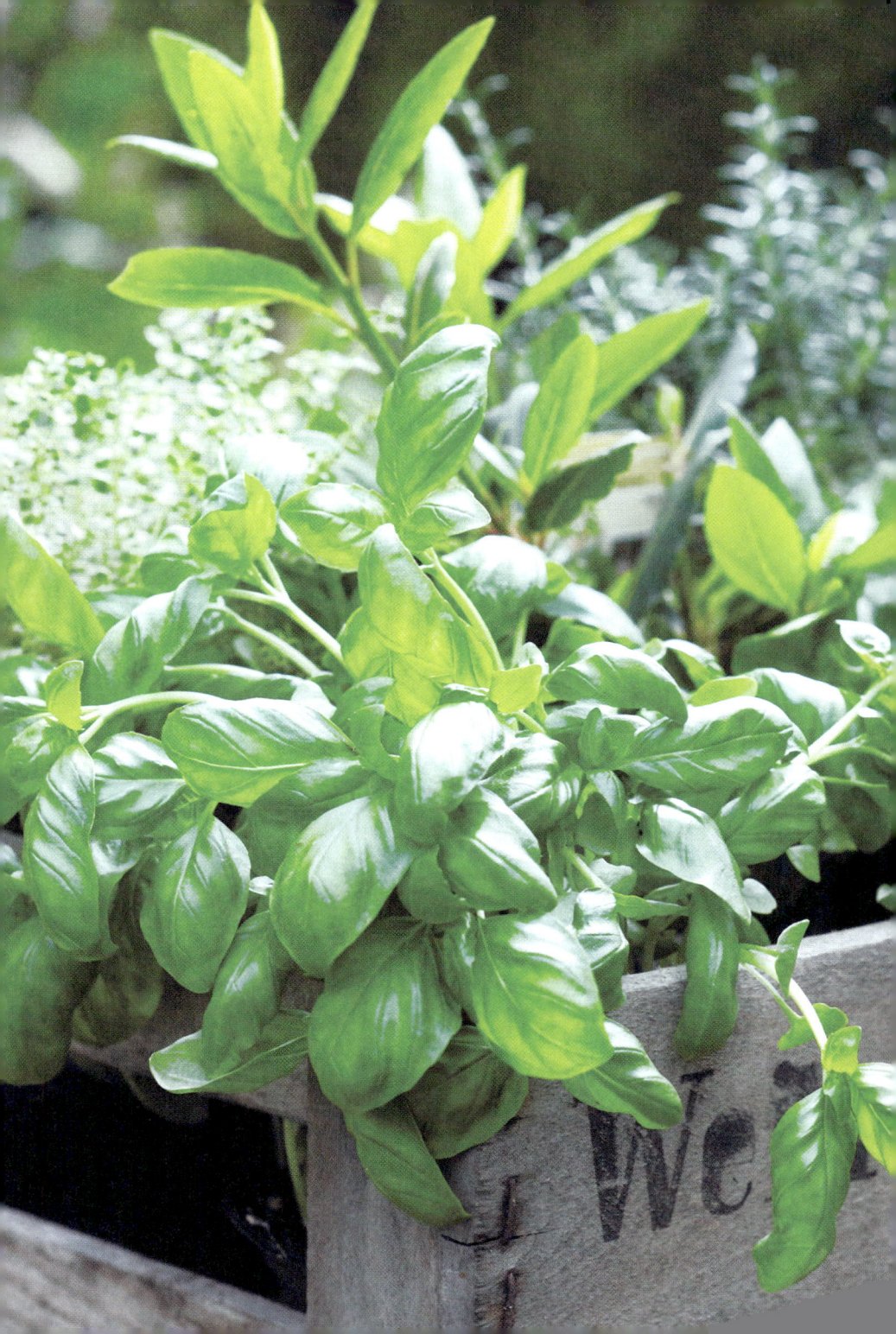

Dill antiseptisch, krampflösend, blähungstreibend, verdauungsfördernd, erwärmend, schleimlösend und milchbildend; bei Koliken, Verdauungsbeschwerden, Blähungen, Magen- und Darmerkrankungen

Eukalyptus keimtötend, fiebersenkend, auswurffördernd, schmerzstillend, harntreibend, den Blutzucker senkend, stimulierend, wundheilend, hustenstillend, blutstillend, krampflösend und konzentrationsfördernd; bei Bronchitis, Erkältung, Fieber, Harnwegsinfektion, Diabetis, Rheuma, Blasen- und Niereninfektion

Fichte antiseptisch, tonisierend, schweißhemmend, beruhigend, kräftigend, Nebennieren anregend und auswurffördernd; bei Leberbeschwerden, Harnwegsinfekten, Bronchitis und Grippe

Immortelle blutreinigend, Drüsen anregend, Giftstoffe ausscheidend, den Lymphfluss anregend, entzündungshemmend, verdauungsfördernd, schleimlösend, menstruationsfördernd und krampflösend; bei Magen- und Darmentzündung, Leberschwäche, Diabetes, Erkältung, Bronchitis und Husten

Ingwer antiseptisch, durchwärmend, verdauungsfördernd, wurmtreibend, blutdrucksteigernd und fiebersenkend; bei Erkältungen, Rheuma, Kopfschmerzen, Verspannungen, Koliken, Blähungen und Impotenz

Kamille entzündungshemmend, schmerzstillend, krampflösend, beruhigend, schweißtreibend, stärkend, fiebersenkend, wundheilend, verdauungsfördernd, Gallenfluss fördernd, wurmtreibend und menstruationsfördernd; bei Migräne, Magen- und Darmentzündung, Leber- und Gallebeschwerden, Schlaflosigkeit, Husten und Heiserkeit, Menstruationsbeschwerden und Kopfschmerzen

37. Schlankheitskur mit ätherischen Ölen

Kardamom verdauungsfördernd, durchwärmend, krampflösend, harntreibend, blutdrucksteigernd und sexuell anregend; bei Ischias, Husten, Verdauungsbeschwerden und Sodbrennen

Lavendel antiseptisch, krampflösend, schmerzstillend, Gallenfluss fördernd, entgiftend, harntreibend, schweißtreibend, blutdrucksenkend, herzstärkend, verdauungsfördernd, magensaftanregend, wurmtreibend und menstruationsfördernd; bei Nervosität, Schlaflosigkeit, Schwindelgefühl, Erkältung, Melancholie, Atemwegserkrankung, Harnverhalten, Magen- und Darmschwäche, Migräne und Bluthochdruck

Lemongras blutreinigend, nervenberuhigend, antiseptisch, verdauungsfördernd, den Lymphfluss anregend, fiebersenkend und milchbildend; bei Bindegewebsschwäche, Nervosität, Stirnhöhlenkatarrh, Schnupfen, Verdauungsbeschwerden, Blähungen, Blasen- und Nierenbeschwerden

Lorbeer desinfizierend, durchwärmend, verdauungsfördernd, magenstärkend, krampflösend und durchblutungsfördernd; bei Atemwegsinfektionen, Magen- und Darmbeschwerden und Koliken

Mandarine stimmungsaufhellend, erfrischend, blutreinigend, antidepressiv, anregend für Magen, Darm und Galle; bei Erschöpfungszuständen, Nervosität und Verspannungen

Muskatellersalbei antiseptisch, krampflösend, verdauungsfördernd, menstruationsfördernd, blutdrucksenkend, schweißhemmend, tonisierend und abwehrstärkend; bei Bronchialkatarrh, Verdauungsbeschwerden, Koliken und Halsentzündung

Narde magenstärkend, verdauungsfördernd, krampflösend, herzschlag- und kreislauf**verlangsamend**, beruhigend, einschlaffördernd und nervenstärkend; bei Magen- und Darmschwäche, Koliken, Krämpfen und nervösen Störungen

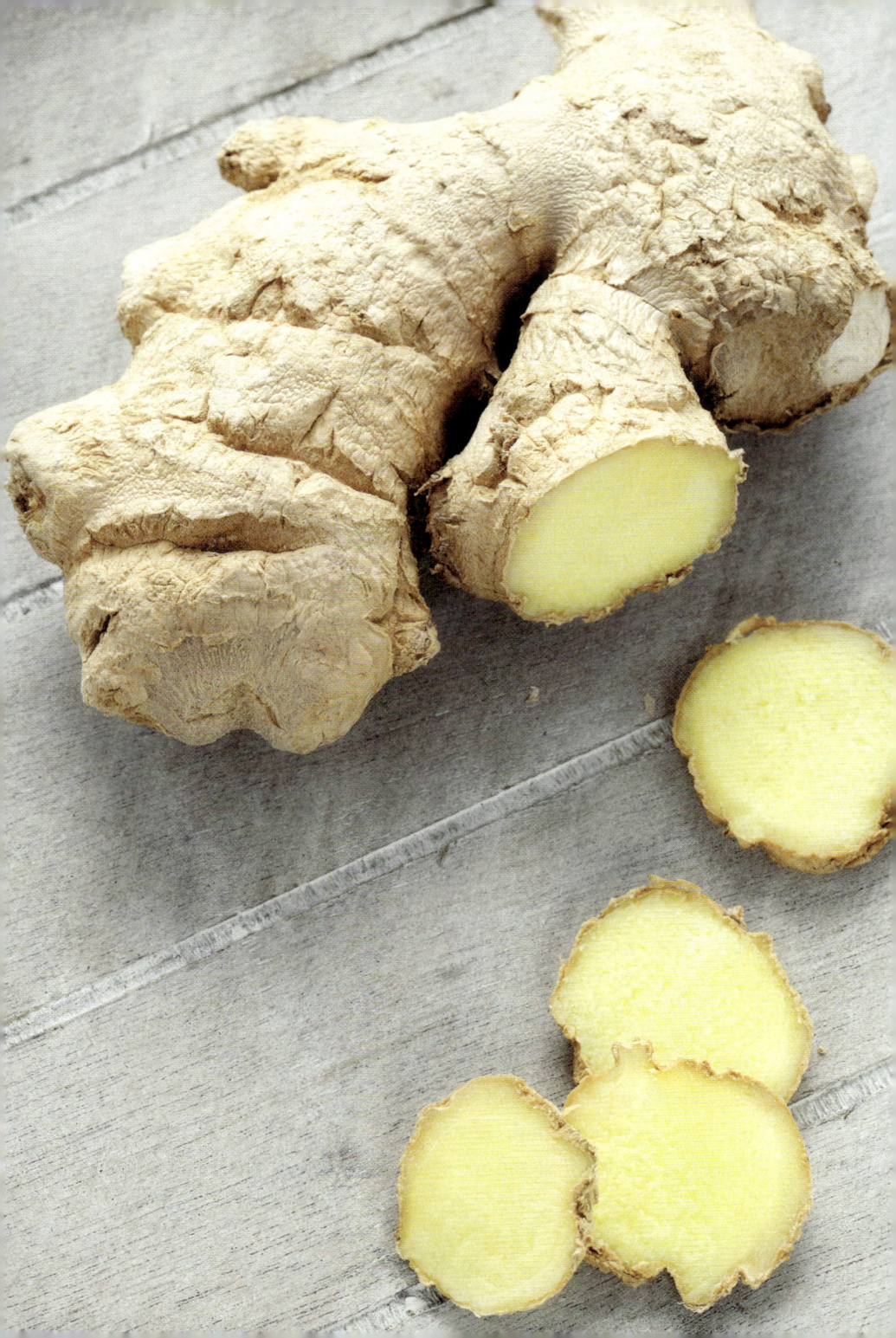

Nelke keimtötend, schmerzstillend, magenstärkend, krampflösend, verdauungsfördernd, auswurffördernd, tonisierend, blähungswidrig und wundheilend; bei Magen- und Darmbeschwerden, Infektionskrankheiten, Durchfall und Schwächezuständen

Vetiver schweißtreibend, antiseptisch, verdauungsfördernd und nervenstärkend; bei Nervosität und Depression

Diese 22 äherischen Öle haben alle eins gemeinsam – in irgendeiner Form wirken sie positiv auf unsere Verdauung, und sie sind **nicht** appetitanregend.

Wenn Sie sich nun Ihre eigene Mischung kreieren, sollten Sie allerdings noch einige Punkte beachten: Einige dieser Öle haben eine beruhigende Wirkung, während andere anregend wirken. Bitte mischen Sie diese nicht miteinander, denn Ihr limbisches System ›weiß‹ ja nicht, dass es Ihnen nicht auf diese Wirkung ankommt. Das Gleiche bezieht sich auf die Sache mit dem Blutdruck. Achten Sie bitte darauf, dass keine ›hebenden‹ und ›senkenden‹ Öle gegeneinander wirken.

Als ich mir meine anregende Mischung zusammenbraute, ging ich nach einem Signalflussplan vor – der Techniker in mir ging mit mir durch –, den Sie sicherlich nachvollziehen können. Nach der Anwendung dieses Plans sah meine persönliche Kreation folgendermaßen aus:

Zur Verfügung standen folgende Öle:

Arnika, Baldrian, Basilikum, Benzoe, Bohnenkraut, Cajeput, Citronella, Dill, Eukalyptus, Fichte, Immortelle, Ingwer, Kamille, Kardamom, Lavendel, Lemongras, Lorbeer, Mandarine, Muskatellersalbei, Narde, Nelke und Vetiver.

Nach der ersten Vorauswahl nach Sympathie oder Antipathie blieben folgende Öle übrig:

Basilikum, Benzoe, Bohnenkraut, Eukalyptus, Immortelle, Ingwer, Kamille, Kardamom, Lavendel, Lemongras, Lorbeer, Muskatellersalbei, Narde und Vetiver.

Da ich eine anregende Mischung zusammenstellen wollte, fielen die ›beruhigenden Öle‹ heraus, und es blieben folgende Düfte übrig: Benzoe, Bohnenkraut, Eukalyptus, Immortelle, Ingwer, Kardamom, Lavendel, Lemongras, Lorbeer, Muskatellersalbei, Narde und Vetiver.

Immer noch recht viele, und unter dem Sympathieaspekt sonderte ich einige weitere Öle aus, die nicht unbedingt anregend wirken. Übrig blieben Folgende:

Eukalyptus, Immortelle, Kardamom, Lavendel, Lemongras, Muskatellersalbei und Vetiver. Die verbliebenen sieben Öle nahm ich mir noch einmal gesondert vor und sortierte sie nach ihren weiteren Wirksamkeiten.

Als Erstes ließ ich den Muskatellersalbei wegen seiner schweißhemmenden Wirkung weg, denn Vetiver und Lavendel haben eine gegenteilige Wirkung. Als Nächstes opferte ich den Eukalyptus, denn meine Sympathie gilt allgemein den Yin-Ölen – von wenigen Ausnahmen abgesehen. Zudem kamen unter den verbliebenen Ölen einige Wirkungen doppelt vor (fiebersenkend, auswurffördernd, harntreibend). Da Eukalyptus den Blutzucker senken kann, finde ich den Verzicht darauf ganz gut, schade allerdings um die konzentrationsfördernde Wirkung. Aber der spezifische Eukalyptusduft dominiert in Mischungen sowieso zu sehr. Übrig blieben:

Immortelle, Kardamom, Lavendel, Lemongras und Vetiver.

Mit diesen habe ich nun eine Duftbilanz aufgestellt:

Öl	Charakter	Intensität	Menge	Summe
Immortelle	Yin	4	5	- 9
Kardamom	Yang	9	10	19
Lavendel	Yin	4	20	- 24
Lemongras	Yang	8	3	11
Vetiver	Yang	4	5	9
				6

Das ist ›meine‹ Kreation, Kardamom dominiert und der Lemongras- und Lavendelcharakter lässt sich nicht verleugnen; Vetiver spielt mehr unterschwellig mit, und die Immortelle verleiht der Mischung mit ihrem Yin-Charakter und ihren zahlreichen positiven innerlich wirkenden Eigenschaften eine exquisite Note. Ich denke, Sie schaffen es auch, Ihre ganz persönliche Kreation zum Abnehmen herzustellen.

Und hiermit bin ich am Ende meines Buches über ätherische Öle angelangt. Mir ging es nicht nur darum zu beschreiben, wie die ätherischen Öle wirken, sondern transparent zu machen, warum das so ist. Ich hoffe, es ist mir gelungen und Sie schreiben mir mal.

Die meiste Zeit hat's mir Spaß gemacht – ich hoffe, Ihnen auch.

Das Schlusswort überlasse ich Paracelsus:

> Aus dem Licht der Natur der wachsenden Dinge
> müsst ihr sehen der wachsenden Dinge Eigenschaft,
> nicht durch eure Phantasie oder Spekulation,
> sondern aus dem Licht,
> das euch aus den wachsenden Dingen entspringt.
> Also geht die Theorica der Arznei her
> im Erkennen der natürlichen Kräfte,
> die Arcana geheißen werden,
> und sie sind die Mysteria,
> aus denen der Arzt wachsen soll.

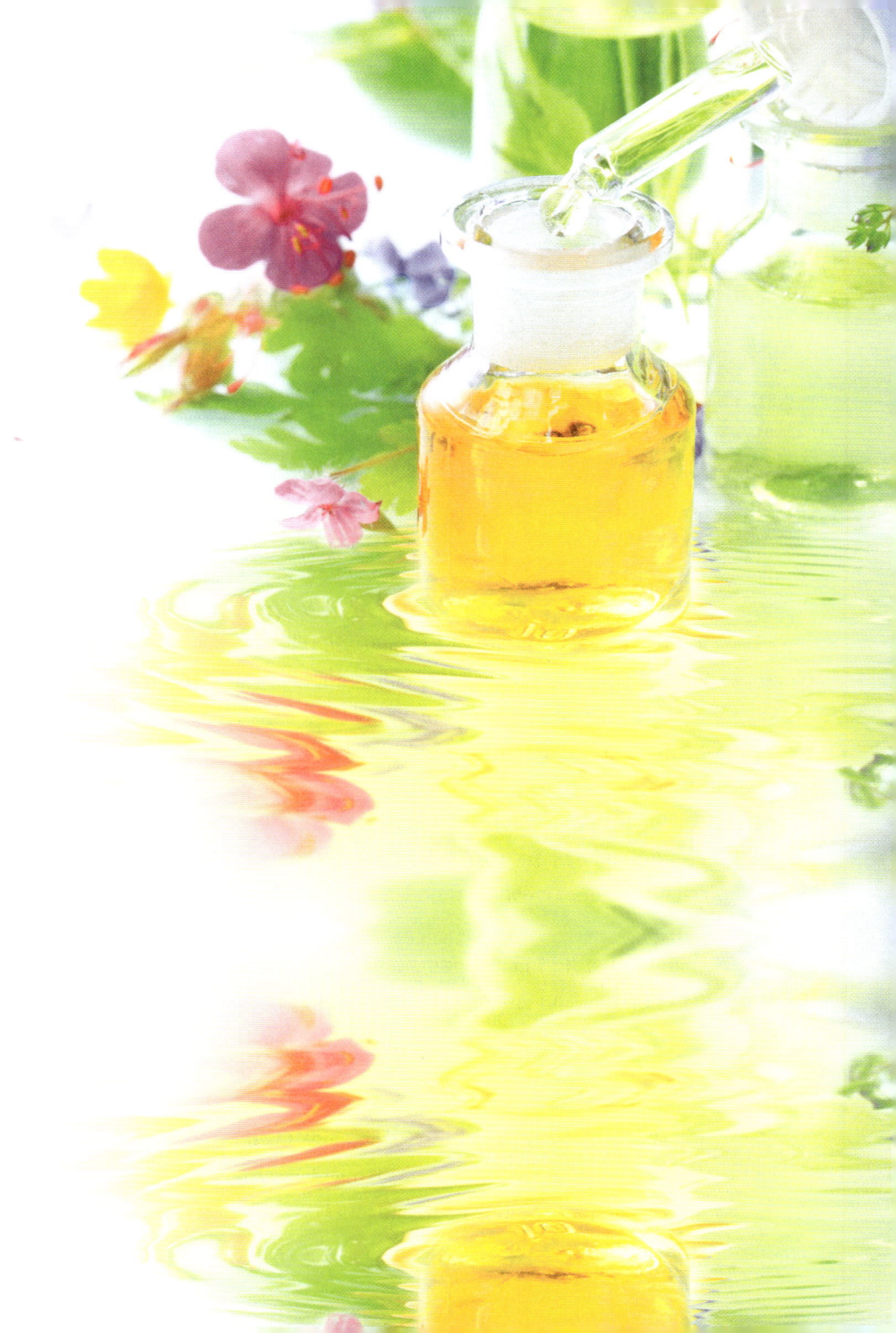

Anmerkungen

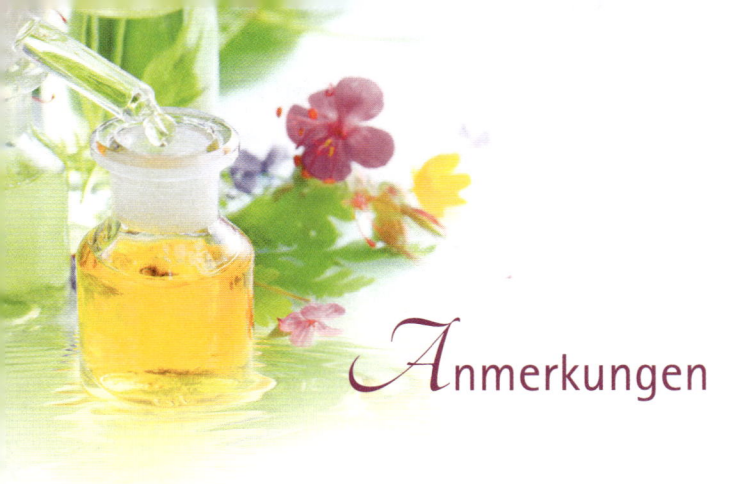

1) W. Treibs *Zur Biochemie und Biogenese der Inhaltsstoffe ätherischer Öle*, Sitzungsber. Dtsch. Akad. Wiss. Berlin 1953, No. 6

2) »Flucht aus Laos« von Dieter Dengler Augenzeuge NAM

3) »Das schöpferische Universum«, »Das Gedächtnis der Natur«, »Die Wiedergeburt der Natur« von Rupert Sheldrake, Scherz Verlag

4) Genau wie bei der *Limette* gehen bei der *Bergamotte* einige Banausen her und extrahieren oder destillieren Teile oder gar die ganzen Früchte. Diese Verfahren sind zwar ergiebiger, aber die ›Spitzen‹, die den wunderbaren Charakter dieser Essenzen ausmachen, gehen verloren – das Ergebnis liegt oft irgendwo zwischen Aromastoff und Rattengift.

5) Es gibt allerdings auch Tarotkundige, die der Ansicht sind, dass die fünfblättrige Blume auf der schwarzen Fahne des Todes eine Cistrose sein müsse, das Blümlein am Wege der Rosenkreuzer.

6) Plinius »Naturgeschichte«, Buch XII, Kap. 26

7) Edward Bach, *Die heilende Natur. Die Gedanken des Begründers der »Bach-Blüten-Therapie« zum Wesen von Krankheit und Gesundheit.* Heyne Bücher – Esoterisches Wissen.

8) Der Zibet ist eine fettige Absonderung aus der Afterdrüse der Zibetkatze mit moschusartigem Geruch. Diesen ›Duftstoff‹ findet man in Parfüms und auch in Weinen.

9) J. G. Toonder und J. A. West: »The Case for Astrology« Penguin Books Ltd. Harmondsworth, Middlesessex, England

Literaturhinweise

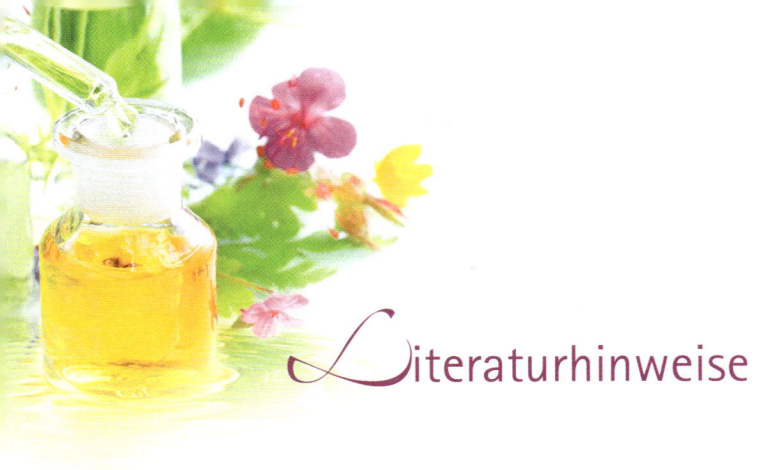

Faller, Adolf: Der Körper des Menschen, Thieme Verlag

Fischer Rizzi, Susanne: Himmlische Düfte, AT Verlag

Keller, Erich: Aroma-Therapie, Allegria Verlag

Meyer, Axel: Das kleine Lexikon der Düfte, Taoasis

Price, Shirley: Aromatherapie, Huber Verlag

... und wenn es auch mal ein Roman sein soll:

Süskind, Patrick: Das Parfum, Diogenes Verlag

Bildnachweise

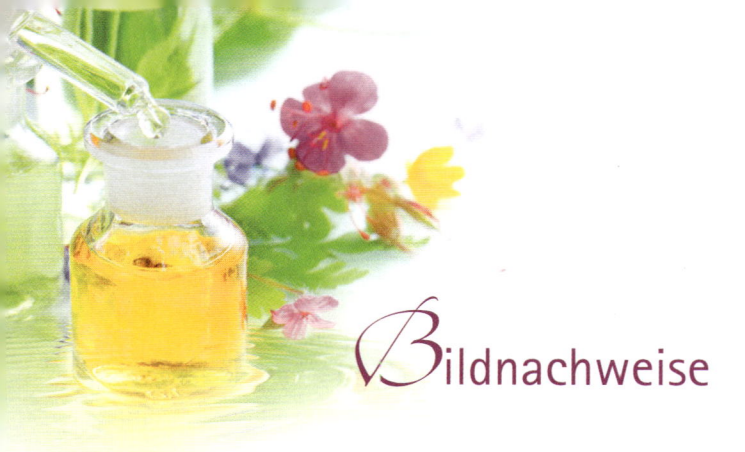

© RomainQuéré - Fotolia.com
© Beboy - Fotolia.com
© S.John - Fotolia.com
© Antonio Gravante - Fotolia.com
© Joachim Opelka - Fotolia.com
© Viktor Pravdica - Fotolia.com
© Carly Hennigan - Fotolia.com
© PhotoSG - Fotolia.com
© dalaprod - Fotolia.com
© Corinna Gissemann - Fotolia.com
© JPC-PROD - Fotolia.com
© Marianne Mayer - Fotolia.com
© deepvalley - Fotolia.com
© udra11 - Fotolia.com
© victoria p. - Fotolia.com
© SG- design - Fotolia.com
© felinda - Fotolia.com
© sergey89rus - Fotolia.com
© Rozmarina - Fotolia.com
© beerfan - Fotolia.com
© ARTENS - Fotolia.com
© Syda Productions - Fotolia.com

© unpict - Fotolia.com
© unpict - Fotolia.com
© Nongnuch Leelaphasuk - Fotolia.com
© pressmaster - Fotolia.com
© enzodebernardo - Fotolia.com
© Hetizia - Fotolia.com
© victoria p. - Fotolia.com
© chartcameraman - Fotolia.com
© tycoon101 - Fotolia.com
© slast20 - Fotolia.com
© Quade - Fotolia.com
© Viktor Pravdica - Fotolia.com
© frenta - Fotolia.com
© rebvt - Fotolia.com
© stockcreations - Fotolia.com
© Elenathewise - Fotolia.com
© zimmytws - Fotolia.com
© Floydine - Fotolia.com
© marilyn barbone - shutterstock.com
© motorolka - shutterstock.com

Über den Autor

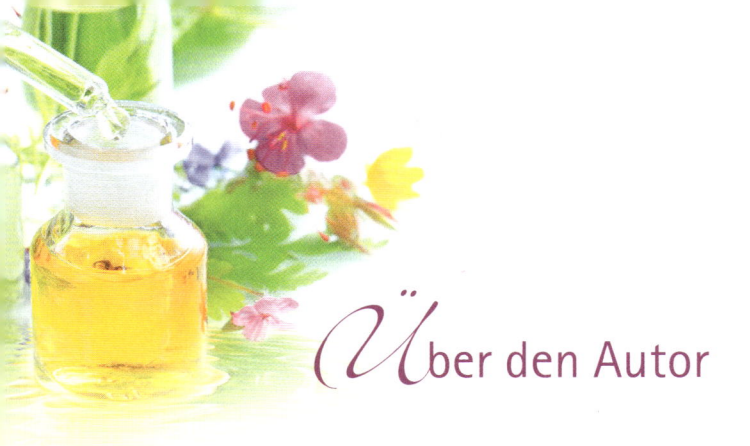

Hagen van Beeck (*1948) beschäftigt sich seit langem mit der Natur, dem »Sein« und »Werden« und den großen Gesetzen des Schöpfungsplans. Sein besonderes Interesse gilt den Pflanzendüften und ihrer sinnlichen Wirkung auf den Menschen.

Der Autor lebt in Bremen.

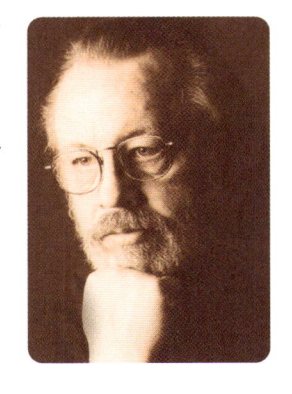

Weiterführende Informationen zu
Büchern, Autoren und den Aktivitäten
des Silberschnur Verlages erhalten Sie unter:
www.silberschnur.de

Natürlich können Sie uns auch gerne den
Antwort-Coupon aus dem beiliegenden
Lesezeichenflyer zusenden.

Ihr Interesse wird belohnt!

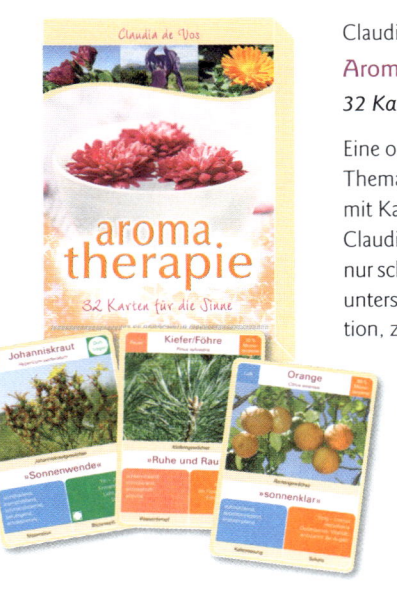

Claudia de Vos

Aromatherapie

32 Karten für die Sinne

Eine originelle Idee: Statt zu einem der unzähligen Bücher zum Thema Aromatherapie zu greifen, versuchen Sie es doch einmal mit Karten.
Claudia de Vos legt mit diesem neuen Aromakartenspiel nicht nur schöne, sondern auch informative Karten vor, die zudem auf unterschiedliche Weise eingesetzt werden können: zur Meditation, zur Inspiration oder als Spiel.

32 farbige Karten plus 5 Erklärungskarten in Box, Format 9 x 12 cm
ISBN 978-3-89845-239-7 · € [D] 14,90

Axel Ruth

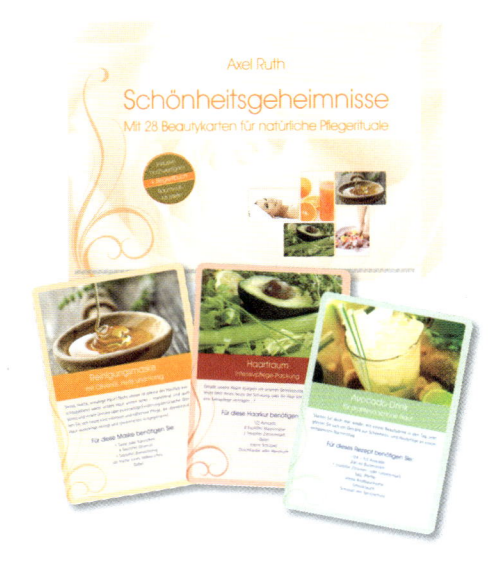

Schönheitsgeheimnisse

28 Beautykarten für natürliche Pflegerituale

Der Moderator und Beauty-Experte Axel Ruth lüftet in diesem Buch die Geheimnisse der Schönheitspflege. Er stellt neben Kleopatras Schönheitsritualen auch die von zahlreichen Prominenten vor. Die 28 Karten ermöglichen eine intuitive Wahl sowie eine schnelle Zubereitung wertvoller Pflegerezepte.
Althergebrachtes – neu interpretiert und zelebriert. »Einfach und unkompliziert eben«, so hat Axel Ruth das Set gestaltet für schönheits- und naturbewusste Menschen, die sich einfach auch einmal Zeit für sich und besondere Beauty-Rituale nehmen möchten ...

28 Rezeptkarten mit Begleitbuch, 96 Seiten broschiert,
inkl. Musselintuch in Box
ISBN 978-3-89845-271-7 · € [D] 19,90

Zoé Kertesz

Face Gym
Jünger aussehen durch einfache und natürliche Gesichtsgymnastik

Doppelkinn, Krähenfüße, Hängebacken ... verschwinden.
Sie brauchen nur Ihr Gesicht richtig in die Hand zu nehmen! Haben Sie noch Zweifel? Verziehen Sie das Gesicht, und rümpfen Sie die Nase? Dann sind Sie schon mitten im Training.
Dieses Buch zeigt Ihnen mit einfachen und wirkungsvollen Übungen, wie Sie ohne Schönheitschirurgie die Elastizität, die Besonderheiten und die Form Ihres Gesichts bewahren können. Behandeln Sie Ihr Gesicht nicht schlechter als den Rest Ihres Körpers. Soll es doch ruhig auch ein bisschen Face Gym machen, um seine natürliche Ausdruckskraft und jugendliche Frische zu bewahren!

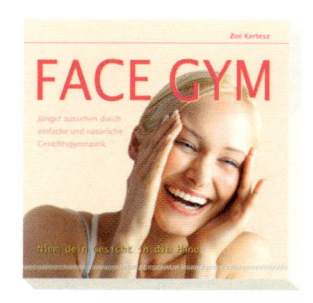

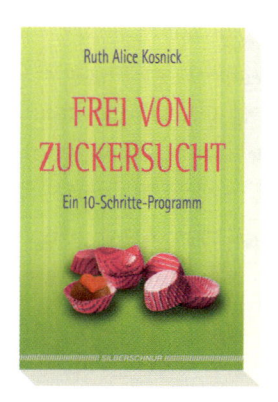

136 Seiten, Klappenbr.
ISBN 978-3-89845-240-3
€ [D] 17,90

Ruth Alice Kosnick

Frei von Zuckersucht
Ein 10-Schritte-Programm

Worin besteht der Unterschied zwischen Naschen und zwanghaftem Essverhalten? Wann fängt die Sucht an, und wie lernt man, aus diesem Teufelskreis auszusteigen?
Mithilfe des inneren Mentors und durch ein geführtes Programm, bei dem Selbsterfahrung und Bewusstwerdung im Mittelpunkt stehen, hat die Autorin einen Weg der Selbstheilung entwickelt, der essenziell ist für alle, die sich von psychisch-seelischen Abhängigkeiten befreien wollen. Dieser neue Ansatz beleuchtet das Thema Kontrollverlust zum ersten Mal aus ganzheitlicher Perspektive.

336 Seiten, broschiert
ISBN 978-3-89845-327-1
€ [D] 16,90

Peter Aziz

Pointholding – Die neue Heilmethode
Akupressur zur Selbstheilung

Pointholding transformiert das Bewusstsein und steigert die Vitalkraft des Körpers. Diese wahre Heilung umfasst von der physischen bis zur unbewussten alle Ebenen des Seins. Die leicht zu erlernende Technik Pointholding hat der Autor nach jahrelangem Studium der Quantenphysik, der Endokrinologie und vieler spiritueller und magischer Traditionen entwickelt. So verbindet diese Technik schamanische Erfahrung mit wissenschaftlicher Forschungsarbeit. Sie geht auf eine sehr alte Methode der Kahunas zurück, in der alle Ebenen optimal zusammenwirken.

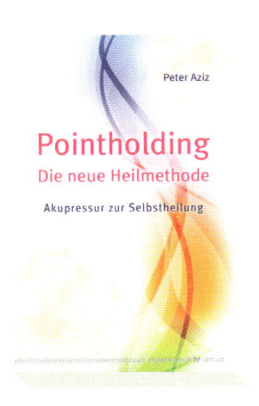

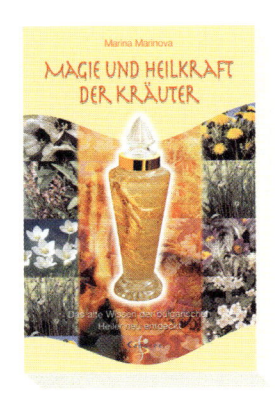

160 Seiten, mit Abbildungen,
Klappenbroschur
ISBN 978-3-89845-351-6
€ [D] 16.95

Marina Marinova

Magie und Heilkraft der Kräuter
Das alte Wissen der bulgarischen Heiler neu entdeckt

Viele Kräuterkundige kennen die Pflanzen von außen und wissen etwas über ihre Anwendung zu berichten. Doch Marina Marinova hat die Gabe, unter die Oberfläche der materiellen Welt zu blicken und die verborgenen Kräfte der Pflanzen beim Namen nennen zu können. An ihrem umfangreichen Wissen über die Heilmethoden mit Kräutern, das über Generationen hinweg in ihrer Familie weitergetragen wurde, lässt sie uns in diesem Buch in anschaulicher Weise teilhaben.
Den Kern des Buches bilden die zahlreichen, leicht selbst herzustellenden Rezepturen für nahezu alle bekannten Krankheitsbilder.

212 Seiten, broschiert
ISBN 978-3-937464-10-7
€ [D] 9,90